Henry Ferguson und Lynn Procter
TATTOO – Ritual • Kunst • Mode

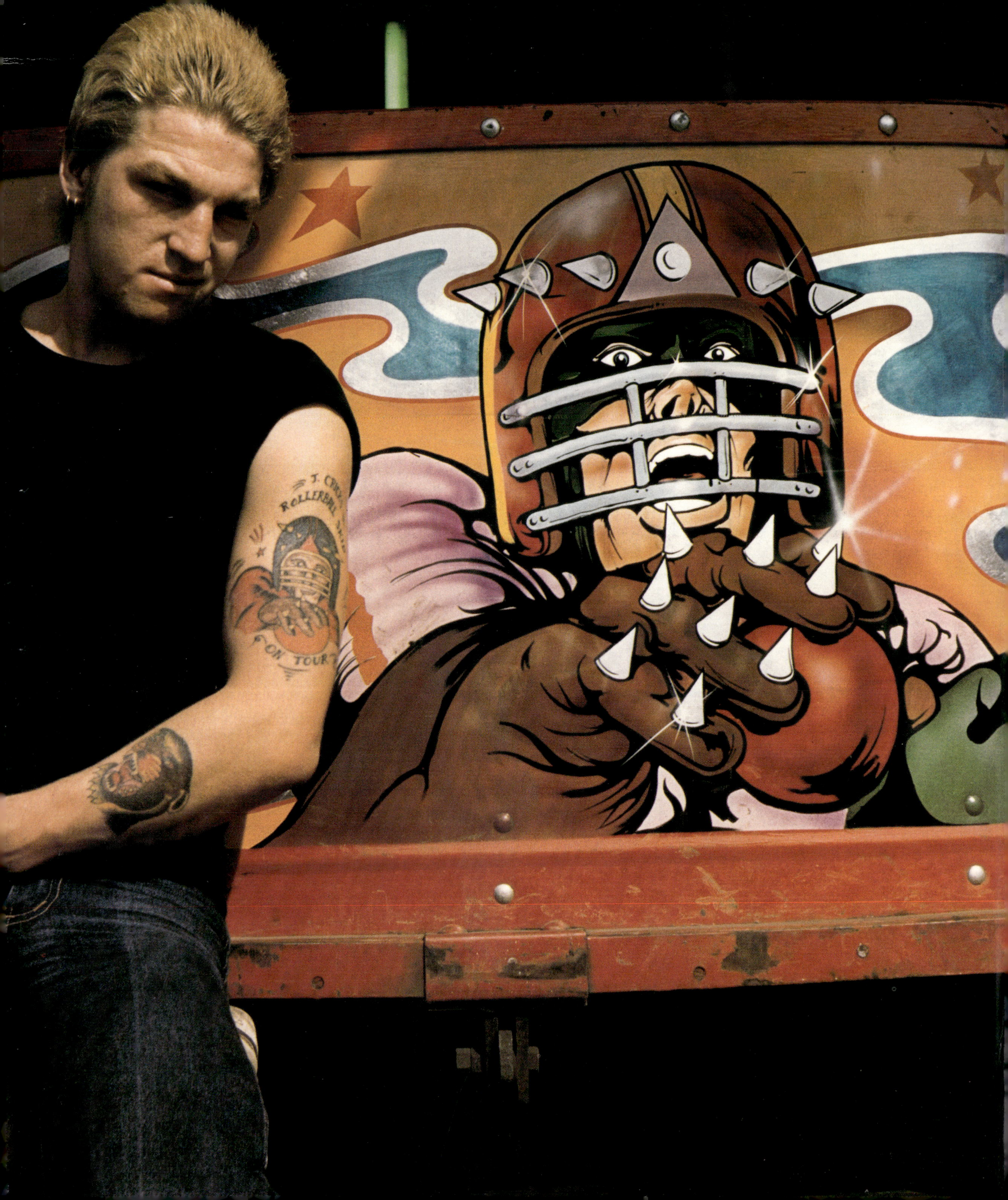
ON TOUR

TATTOO

Ritual • Kunst • Mode

Von Henry Ferguson und Lynn Procter,
Herausgeber des Magazins **body art**

MOEWIG

Titel der Originalausgabe: *The Art of the Tattoo*

Layout: Fiona Roberts, The Design Revolution, Brighton, UK

Aus dem Englischen von Dieter Burmann

Koordination und Produktion der deutschsprachigen Ausgabe: Gaile & Partner, Wiesbaden

Printed in Spain 1998

ISBN 3-8118-1475-3

Widmung

Bücher und Zeitschriften, in denen Tattoos zu sehen sind, stellen ein vergleichsweise neues Phänomen dar. Als wir 1987 mit dem Magazin **body art** anfingen, waren die einzigen erhältlichen Tattoo-Magazine für Motorradfahrer geschrieben, und nur wenige Buchhandlungen führten die Bücher über Tattoos von Don Ed Hardy und dem Fotografen Chris Wroblewski. Tattoo-Anhänger waren von Fotos mit Tätowierungen freilich schon immer fasziniert.

Der englische Tattoo-Künstler Bill Skuse hatte das schon zu Beginn der 1970er Jahre erkannt und fand damals einen offenen Markt für seine Sammlung von Tattoo-Fotografien. Teils verkaufte er seine Bilder, teils tauschte er sie mit anderen Künstlern und Tattoo-Anhängern auf der ganzen Welt. Solche Motive wurden kopiert, weitergegeben und wiederum kopiert. Viele der älteren Fotos in diesem Buch stammen von The Skuse Collection; sie zeigen die ganz normalen und die außergewöhnlichen Männer und Frauen, die sich zum einen oder anderen Zeitpunkt für Tätowierungen entscheiden mochten.

Dieses Buch ist den vielen Tattoo-Anhängern, -Künstlern und Fotografen gewidmet, die es ermöglichten, daß ihre Motive vervielfältigt und so einer interessierten Öffentlichkeit zugänglich gemacht wurden. Dabei gilt unser besonderer Dank Bill Skuse und Don Ed Hardy (der herausragende amerikanische Sammler und Herausgeber von Tattoo-Kunst). Sie ließen sich von der Einsicht leiten, ihre Motive zu sammeln und – jeder auf seine ganz eigene Art – in Umlauf zu bringen, damit sie erhalten bleiben mögen.

Inhalt

Vorwort

In den frühen 1970er Jahren habe ich erstmals ein Tattoo-Studio besucht – als Junge in einer Welt der Männer, voller Farben, Magie und Geheimnisse. Als ich mit 14 Jahren den ersten Nadelstich im rechten Unterarm spürte, war ich fasziniert. Meine große Liebe galt einer blaugrün gefiederten Schwalbe mit einer Blume und zwei Schriftrollen: Auf einer stand mein Name, die andere war meinen Eltern gewidmet – meiner Mutter, die mir das Leben geschenkt hat, und meinem Vater, von dem ich diese Leidenschaft geerbt habe. Es waren die Tätowierungen meines Vaters, die mich eines Tages veranlaßten, Rob Robinsons Tattoo-Studio aufzusuchen.

Diese Leidenschaft wurde schon nach kurzer Zeit zur Besessenheit. Sie veranlaßte mich, um die Welt zu reisen und einige der bekanntesten Persönlichkeiten dieser Kultur-Szene zu treffen sowie ein Leben zu führen, das sich dieser Philosophie gänzlich verschrieben hatte. Heute bin ich Direktor des British Tattoo History Museum in Oxford und Vizepräsident des Tattoo Club of Great Britain. Gerufen als Sachverständiger und Preisrichter, war ich auch bei bedeutenden Tattoo-Conventions zugegen, unter anderem in den USA, in Australien, Schweden, Deutschland, Belgien, Großbritannien und Nordirland.

Die Kunst des Tätowierens ist Veränderungen unterworfen, auch im Urteil der öffentlichen Meinung. Diese betrachtet das „Phänomen" nicht mehr ausschließlich als Lebensäußerung einer sozialen Randgruppe, was bedeutet, daß auch die Medien zusehends vorurteilsfrei darüber berichten. Inzwischen haben sich zahlreiche talentierte Künstler dieser Profession verschrieben und beachtliche Kunstwerke geschaffen.

Im Januar 1976 fand in Houston (Texas) die erste Tattoo-Convention statt; vorher gab es freilich schon zahlreiche Tattoo-Treffen – in den 50er Jahren beispielsweise die „Les Skuse's parties" des Bristol Tattoo Club in Bristol (England). Heutzutage ziehen solche Zusammenkünfte weltweit jedes Jahr Hunderttausende an.

In den Tattoo-Studios wird inzwischen verstärkt auf Hygiene geachtet, auch wurde das künstlerische Niveau gehoben, und man arbeitet mit besseren Werkzeugen. So konnte sich in der Öffentlichkeit eine vorurteilsfreiere Einstellung zu dieser Kunstform durchsetzen.

Dieses Buch möchte Ihnen nicht nur alles Wissenswerte über Tätowierungen vermitteln, es will zugleich auch für mehr Verständnis werben – übrigens für eines der ältesten Kunsthandwerke in unserem Kulturkreis. Meiner Meinung nach ist das vorliegende Buch zur Zeit eines der unterhaltsamsten und umfassendsten Werke zum Thema Tätowierung. Ich bin sicher, daß der Leser es für so einzigartig halten wird wie die Kunst des Tätowierens selbst.

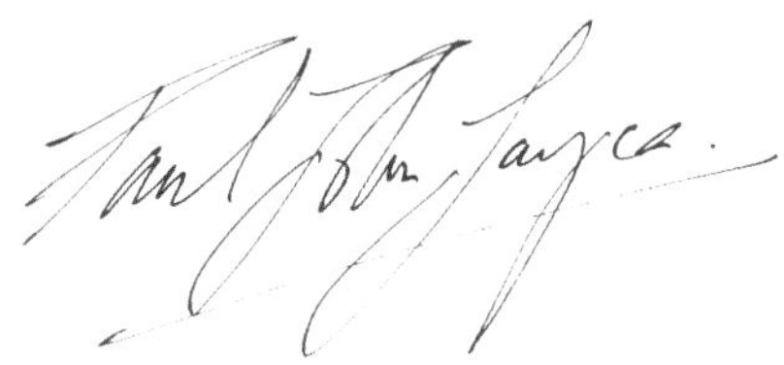

PAUL SAYCE

Tattoo-Autor, Experte und Fan

Fotografie auf Seite 2: Kirmesarbeiter in Jaywick (England) in den späten 1970er Jahren.

DICK PARSONS

Einführung

In den letzten zehn Jahren, seit wir das Body Art Magazine herausgeben, hat sich die Welt des Tätowierens grundlegend verändert. Neue Künstler traten in Erscheinung und ließen aufhorchen. Doch noch Mitte der 80er Jahre war es schwer, den Buch- und Zeitschriftenhandel sowie auch Sponsoren davon zu überzeugen, daß Tätowierungen im Trend liegen und schnell große Popularität erlangen würden.

Heute werden Tätowierungen von Menschen akzeptiert, die sich früher nicht im Traum vorstellen mochten, sich jemals tätowieren zu lassen. Zahllos sind die Künstler und Studios, die sich inzwischen etabliert haben. Neue Stilrichtungen wurden entwickelt, und ein neues Selbstbewußtsein beflügelt die Anhänger. Diese erfreuliche Wende hat die künstlerische Ausdrucksform und handwerkliche Perfektion des Tätowierens zu neuen Höhen geführt.

Wer von Tätowierungen redet, hat es mit einem vielschichtigen Thema zu tun. Es ist schier unmöglich, in einem Buch erschöpfend abzuhandeln, was die Menschen wann und in welchem Kulturraum jeweils beflügelt hat und weiter beflügelt, sich dieser künstlerischen Ausdrucksform zu verschreiben. Ebenso unmöglich ist es, die unübersehbare Vielfalt an Arbeiten der namhaften und namenlosen Künstler aufzuzeigen, die ihre Profession in allen Ländern der Alten und der Neuen Welt ausüben. Es war unser Ziel, in diesem Buch Hintergrundinformationen zu geben und anhand von 200 Fotografien die zeitgenössische Kunst durch ihre weltweit großartigsten Werke zu dokumentieren.

Die Kunst des Tätowierens vereint die Schönheit alter Kulturen mit der Individualität der modernen Welt. Eine Tätowierung erlaubt, unserem Körper die Ausdrucksform zu geben, die wir beabsichtigen. Einzigartig und schwierig ist dieses Bemühen allemal, weil unser Körper steten Veränderungen unterworfen ist. Doch kreiert diese Kunst den ursprünglichsten Körperschmuck, den man sich vorstellen kann.

HENRY FERGUSON UND
LYNN PROCTER

Der Chefredakteur des Body Art Magazine und seine Stellvertreterin

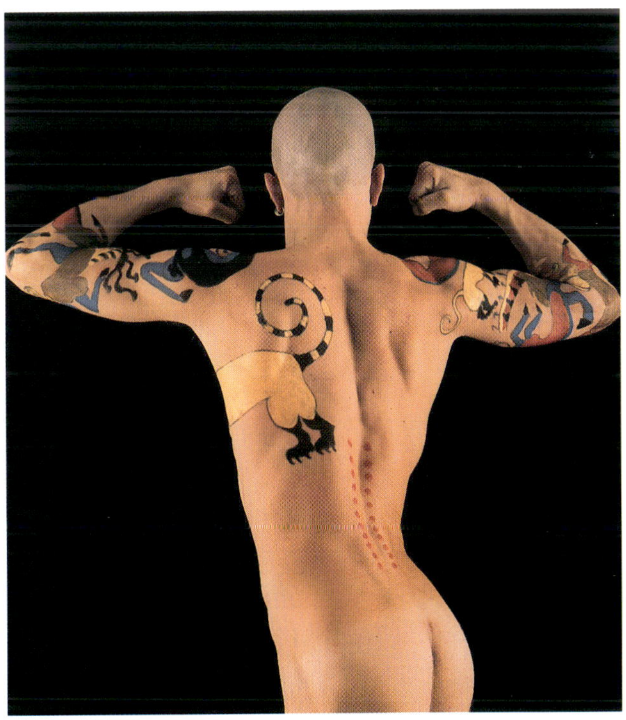

Oben: Körpermalerei von Chris Going (*Siehe auch Seite 11*).

HENRY FERGUSON

„Wir sind die einzigen Geschöpfe auf diesem Planeten, die auf ihr Aussehen achten und es verändern." Ted Polhemus (1)

Abschnitt 1: Geschichte des Tätowierens

Unser Trachten nach Körperschmuck ist eine elementare Lebensäußerung, die den Menschen vom Tier unterscheidet. Tätowierungen gehören zu den ältesten und universal verbreiteten Ausdrucksformen dieser Art – sie können einen spirituellen Hintergrund haben, als Zeichen der Zugehörigkeit oder als Statussymbol dienen, sollen vielleicht erotisch stimulierend wirken oder ganz einfach die Schönheit des

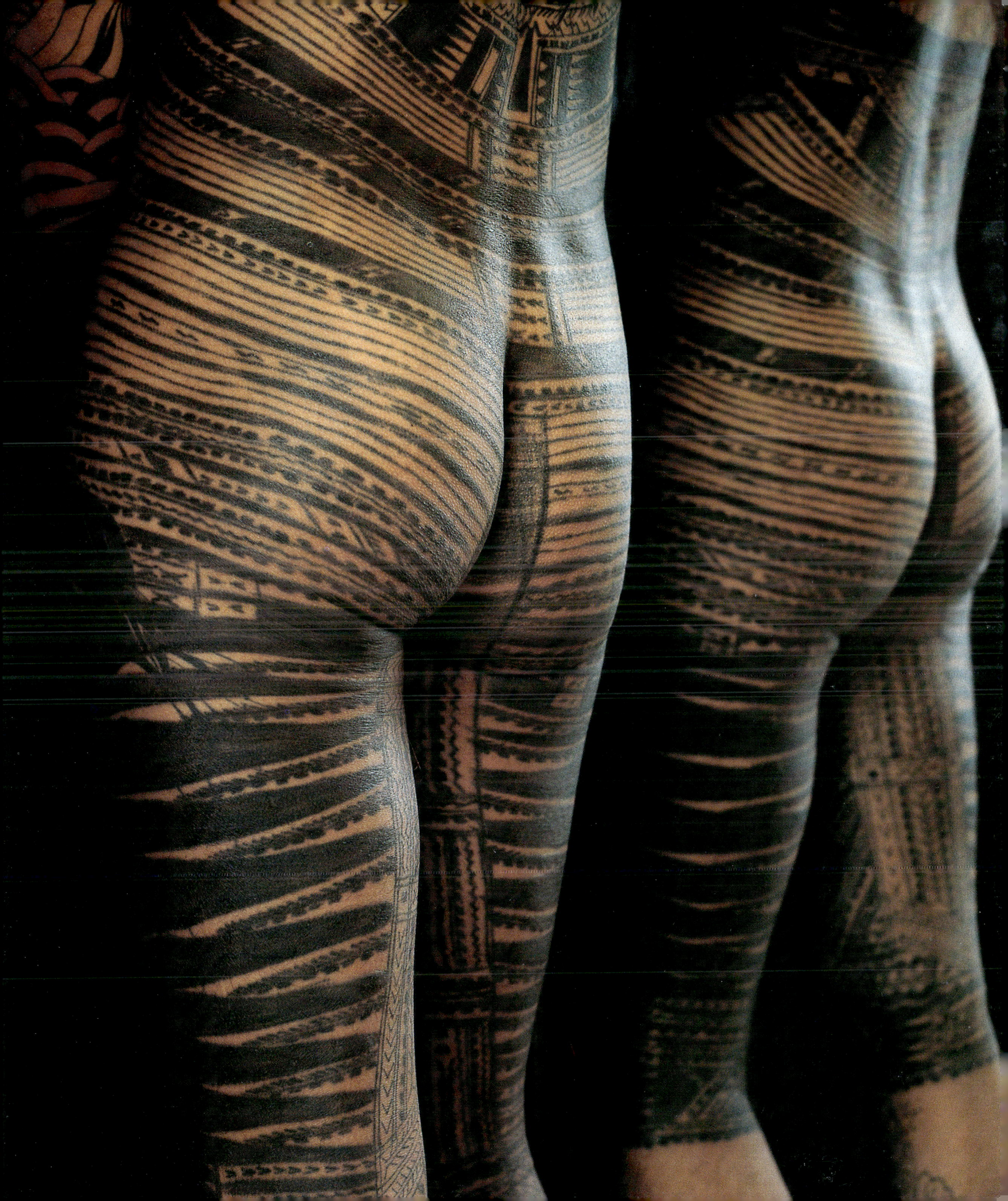

In alter Zeit

Vieles spricht für die Annahme, daß Tätowieren zu den ältesten Künsten in der Geschichte der Menschheit gehört.

Anthropologen und Ethnologen sagen: Je universaler eine menschliche Verhaltensform nachweisbar ist, desto älter ist sie auch. Die Kunst des Tätowierens wird von Alaska bis Japan praktiziert, von Sibirien bis Polynesien und von Indien bis Nordafrika. Dabei werden ganz unterschiedliche Techniken angewandt, um Farbstoffe in die Haut einzubringen. So liegt die Vermutung nahe, daß die Kunst des Tätowierens nicht von einem Kulturraum ihren Ausgang genommen hat und von dort um die Welt ging, sondern daß es sich dabei um unser elementares Grundbedürfnis handelt, den Körper zu schmücken. Die Techniken und Ausdrucksformen des Tätowierens dürften zu verschiedener Zeit und in verschiedenen Kulturen ganz unabhängig voneinander entwickelt worden sein.

Vermutlich war die Kunst des Tätowierens schon bekannt, als unsere Vorfahren sich im Zuge der Evolution ihrer selbst bewußt wurden, soziale Gruppen bildeten und begannen, Werkzeuge zu benutzen. Viele Gelehrte vertreten die Auffassung, daß schon die Fels- und Höhlenmalerei sowie die Skulpturen der Vor- und Frühgeschichte auf diese Kunst schließen lassen. Aber ohne Beweise können wir nicht sicher sein, ob es sich dabei um eine einfache Körperbemalung handelte, um Hautritzungen oder um eine uns nicht überlieferte Signierung des Künstlers.

Die Schwierigkeit liegt darin, daß die Weichteile des Körpers, also auch die menschliche Haut, schnell zerfallen. Unsere Fortschritte in der Kenntnis über alte Techniken der Konservierung von Körpern haben bei jüngsten Funden allerdings die Vermutung erhärtet, daß viele unserer Vorfahren die Kunst des Tätowierens bereits beherrschten.

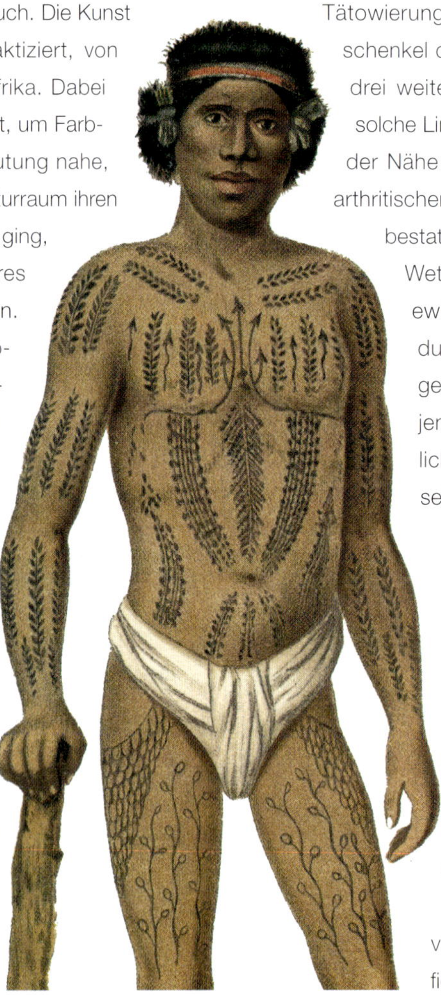

Oben: Ein Eingeborener von den Karolinen (die Karolinen sind eine Inselgruppe im westlichen Pazifik nördlich des Äquators. Sie gehören zu Mikronesien).

BIBLIOGRAPHISCHES INSTITUT, LEIPZIG

Die älteste uns bekannte Tätowierung wurde am Körper eines 5 300 Jahre alten Mannes entdeckt; der Fund stammt aus den Ötztaler Alpen. Dieser „Ötzi" war zum Zeitpunkt seines Todes etwa 45 Jahre alt; sein Körper wies an den verschiedensten Körperpartien insgesamt 57 Tätowierungen auf. Zum Beispiel zeigt sein rechter Unterschenkel drei zueinander angewinkelte Linien, etwas höher drei weitere; auch die linke Seite seines Rückens weist solche Linien auf. Alle diese Tätowierungen befinden sich in der Nähe bestimmter Gelenke. Offenbar litt der Mann an arthritischen Beschwerden. Der Körper des Mannes ist nicht bestattet worden. Man vermutet, daß er bei schlechtem Wetter im Hochgebirge ums Leben kam und dort im ewigen Eis begraben lag, bis sein Leichnam 1991 durch ungewöhnliche Wetterbedingungen freigegeben wurde. Es ist deshalb anzunehmen, daß zu jener Zeit Tätowierungen als Heilmittel bei körperlichen Gebrechen verbreitet waren, zumindest in seinem Kulturkreis.

Es war ein ungewöhnlicher Zufall, der Ötzi über die Jahrtausende erhalten hat und so für seine Unsterblichkeit sorgte. Der nur wenig jüngere Beleg für eine Tätowierung stammt von einer ägyptischen Mumie; sie weist ein Alter von etwa 4 000 Jahren auf. Die Entdeckung dieses Körpers war nur möglich, weil diesem Leichnam ein feierliches Begräbnis zuteil wurde und er nach altägyptischer Kunstfertigkeit einbalsamiert worden ist.

Überliefert sind auch wesentlich ältere, auf das vierte vorchristliche Jahrtausend datierte Frauenfigurinen aus Ton, die auf Tätowierungen schließen lassen. Doch war die Kunst der Mumifizierung erst ab etwa 2600 v. Chr. voll entwickelt, so daß uns diese Figurinen keine gesicherten Beweise liefern. Darum wissen wir nicht, ob Frauen in damaliger Zeit tatsächlich tätowiert wurden.

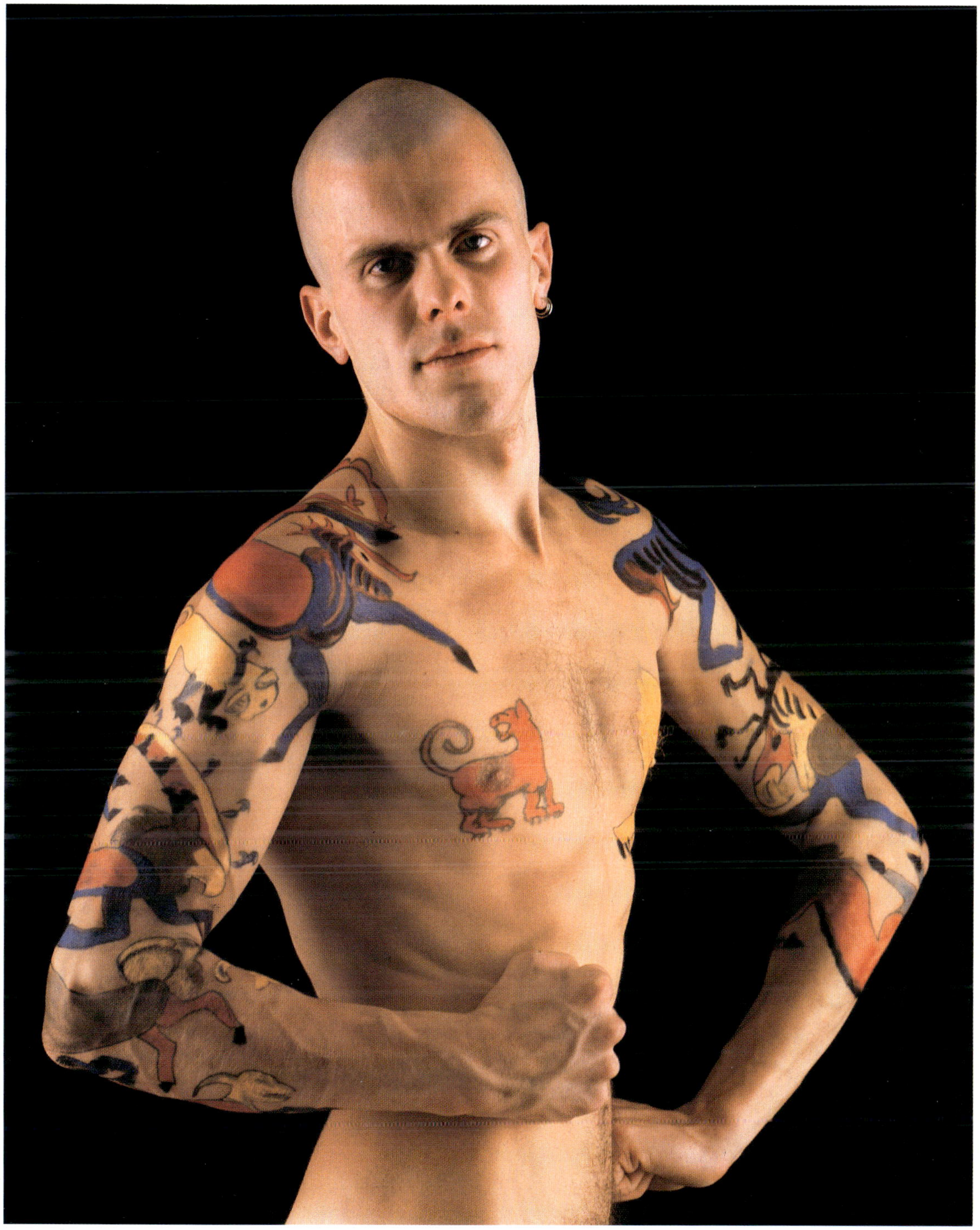

Oben: Tätowierung von Chris Going. HENRY FERGUSON

„Mit Sicherheit ist die Körperbemalung so alt und so universal verbreitet wie der Mensch selbst, und vielleicht gehört dieses Tun zu den frühesten Zeugnissen, durch die er sich vom Tier unterschied.“ Christopher Gotch [2]

Eines der beeindruckendsten frühen Zeugnisse für Tätowierungen belegt ein Fund aus dem Jahre 1947. Es handelt sich hierbei um einen Krieger aus dem 5. Jahrhundert v. Chr., der in einem Grabhügel bei Pasyryk im östlichen Altaigebirge (Südsibirien) gefunden wurde.

Sein Körper und seine Grabbeigaben waren durch die Jahrtausende ewigem Dauerfrost ausgesetzt, so daß alle organischen Substanzen, inklusive Leder, Holz, Filz etc., erhalten geblieben sind. **Die Fundteile aus diesem Grabhügel belegen, daß die Menschen in dieser Region schon damals weitreichende Verbindungen nach China, Persien und zum Schwarzen Meer unterhalten haben müssen. Mit den Skythen der Schwarzmeerregion verband sie ein unverwechselbarer Kunststil. Die skythischen Bestattungsrituale, über die wir von dem griechische Historiker Herodot informiert sind, gleichen denen im Altaigebirge. Das gilt auch für ihre ganz spezifische Technik des Tätowierens.** [3]

Schultern, Brust, Rücken und wahrscheinlich auch beide Beine des Kriegers sind mit Tiersymbolen fast vollständig tätowiert. Die ursprünglich ein farbigen Tätowierungen wurden mit Farbstoffen wie Ruß koloriert. Bei dieser Nachbildung *(siehe auch Seite 7)* wurden nur Farbstoffe eingesetzt, die den Menschen auch damals schon zur Verfügung standen (mit denen sie im übrigen auch andere Gegenstände kunstvoll verzierten).

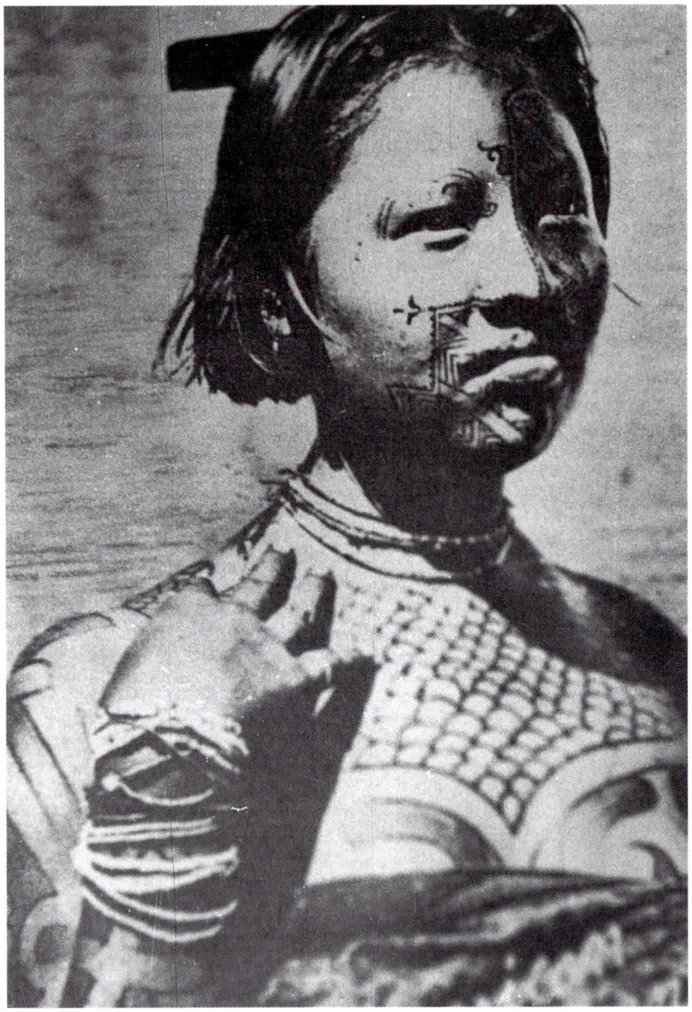

Oben: Eine Indianerfrau vom Stamm der Parana. Sie ist auf Brust, Schulter, Kinn, Nase, Wangen und Stirn tätowiert.

THE SKUSE COLLECTION

Aus Altägypten (Mittleres Reich) stammen die ersten gesicherten Zeugnisse für Tätowierungen. Vorzüglich erhalten fand man die tätowierte Mumie einer Frau mit Namen Amunet. Sie war eine Priesterin der Göttin Hathor und lebte während der XI. Dynastie (etwa 2160-1994 v. Chr.). ... Ihre Tätowierungen zeigen eine Reihe abstrakter Punkt- und Strichmuster, die wie willkürlich und ohne Scham auf ihren Körperpartien verteilt erscheinen. ... In der Nähe ihres Bauchnabels ist ein elliptisches Muster zu erkennen. Ihre Schenkel und Arme weisen parallele Linien mit demselben Muster auf. Bei einer anderen Mumie, wohl die einer Tänzerin aus derselben Zeit, sind an den Oberarmen und auf der Brust verschiedene diamantförmige Punktmuster auszumachen. ... Amunet, die Priesterin, wie auch die aufgefundenen Figurinen dieser Zeit, werden sämtlich mit Hathor in Verbindung gebracht. Sie war als die laszivste aller altägyptischen Göttinnen bekannt. ... Folglich weisen diese Tätowierungen einen deutlichen sinnlich-erotischen Hintergrund auf, denen die Archäologen früher aber wahrscheinlich aus Gründen der Prüderie nur wenig Beachtung schenken mochten. [4]

Viele Wissenschaftler vertreten heute die Meinung, daß die Kunst des Tätowierens von Nubien aus nach Ägypten gelangte. Dort im Nubischen wurde die etwa 4 000 Jahre alte Mumie einer Frau gefunden (etwa aus der Zeit der Priesterin Amunet), deren Tätowierung eine Verwandtschaft mit der ägyptischen Tradition aufweist. Noch etwa bis zur Zeitenwende dürfte diese Form des Tätowierens in Nubien gebräuchlich gewesen sein. Das bezeugen Frauenmumien aus dem vierten Jahrhundert v. Chr., die den nubischen Stil zeigen. Auch die Malerei auf einem nubischen Trinkbecher aus der Zeit um etwa 1 000 v. Chr. deutet darauf hin.

Auch in Ägypten hatte die Kunst des Tätowierens lange Bestand. Doch der Stil änderte sich: Die abstrakten Punkt- und Strichmuster wichen in der Zeit des Neuen Reiches (seit 1550 v. Chr.) bildhaften Darstellungen des Schutzgottes Bes, der die bösen Mächte abwehrte, den Frohsinn förderte, ein Geburtshelfer war und die Geschlechtskraft spendete. Wegen dieses Bezuges auf Fortpflanzung und Sexualität tätowierten die altägyptischen Künstler das Bild ihres Schutzgottes Bes auf die Oberschenkel von Tänzerinen und Musikerinnen.

Jüngeren Datums ist der stark tätowierte Körper eines Kriegers aus dem 5. Jahrhundert v. Chr., den man 1947 in einer Region des ewigen Dauerfrosts bei Pasyryk im östlichen Altaigebirge (Südsibirien) gefundet hat *(siehe Seite 11).* In jüngerer Zeit wurde in derselben

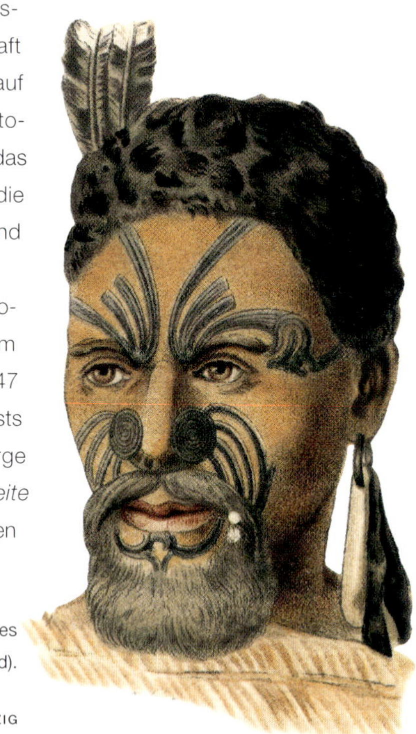

Rechts: Tätowierungen im Gesicht eines Maori-Häuptlings (Neuseeland).

BIBLIOGRAPHISCHES INSTITUT, LEIPZIG

„Das Neue Reich war die Blütezeit altägyptischer Tätowierkunst. Tätowierungen, die den Frauen vorbehalten blieben, konnten eine religiöse, gleichzeitig aber auch eine profane Bedeutung haben. Diese vielschichtige Sinngebung der Alten mag uns modernen Menschen zur Errinnerung gemahnen, daß Tattoos auch in unserer pluralistischen Gesellschaft ganz unterschiedliche Bedeutung haben können und vielerlei Bedürfnissen Rechnung tragen." Robert S. Bianchi (5)

Gegend der tätowierte Körper einer einbalsamierten und rituell bestatteten Frau entdeckt. Diese „Eisdame", von hohem gesellschaftlichen Rang (wahrscheinlich erzählte und deutete sie die Mythen ihres Stammes), war außergewöhnlich groß und starb im Alter von etwa 25 Jahren. Ihr Körper (wie der des Kriegers) weist hübsche Tätowierungen von Tiersymbolen auf. Zu erkennen sind u. a. Gänse, Wölfe, Katzen und vor allem Rotwild. Die Tätowierungen wurden mit Ruß vorgenommen, wobei ein spitzes Knochenteil als Tätowiernadel diente. Wissenschaftler nehmen an, daß diese Tätowierungen eine mythisch-religiöse Bedeutung hatten und nicht nur als einfacher Körperschmuck dienen sollten.

Es ist nicht einfach, Tätowierungen aus ferner Frühzeit zu deuten. Uns bleibt darum nur, in alten Texten und Überlieferungen nach Erklärungen zu suchen. Im alten Griechenland, so glaubt man, dienten Tätowierungen zur Kennzeichnung von Sklaven und Kriminellen. Freilich ist auch überliefert, daß sich in manchen griechischen Stadtstaaten die Söhne wohlhabender Familien selbst tätowierten. Anderswo galten Tätowierungen als ein Zeichen von Tapferkeit; in Thrakien sollen besonders die Frauen Tätowierungen getragen haben.

Auch im Nahen Osten dürfte diese Kunst verbreitet gewesen sein; anders lassen sich entsprechende Verbote im Koran, dem heiligen Buch der Moslems, und in den Büchern Moses kaum begreifen.

Tätowierungen waren auch in der europäischen Eisenzeit verbreitet, beispielsweise bei den Britanniern, den Iberern, Galliern, Goten, Teutonen, Kelten und Schotten. Im dritten nachchristlichen Jahrhundert wurde über die Britannier wie folgt berichtet:

„...[sie] stechen Bilder von Tieren in ihre Haut, worauf sie sehr stolz sind ..." Und ein Zitat des Isodor von Sevilla belegt: „Die Schotten leiten ihren Namen von ihren bemalten Körpern ab, die sie mit vielerlei Mustern schmücken, wobei sie ihre Haut mittels einer mit Tinte versehenen Eisennadel einritzen ... auch der Name der Kelten soll von den absonderlichen Zeichen herrühren, die sie mit winzigen Nadelstichen und dem Gebrauch verschiedener Farben aus einheimischen Pflanzen auf ihre Körper auftragen." (6)

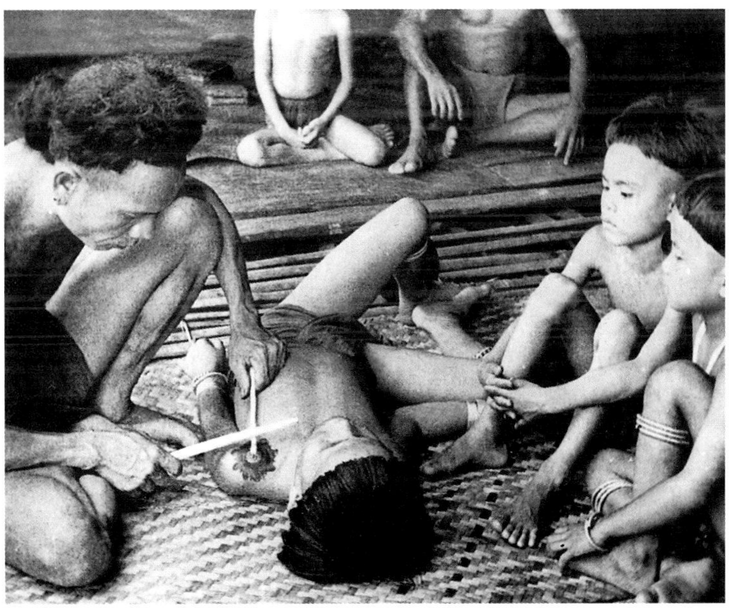

Oben: Traditionelles Tätowieren bei den Iban auf Borneo (etwa 1930). Zunächst trägt der Künstler seine geschnitzte Holzschablone auf die Haut auf. Mit einem Holzhämmerchen schlägt er seine an einem Holzgriff befestigte Tätowiernadel dann unter die Haut und führt so die Einstiche aus. Als Farbe dient ihm dabei Ruß.

THE SKUSE COLLECTION

Bei den Römern, die sich im Zuge der Ausbreitung ihres Weltreiches alle diese Völkerstämme unterwarfen, war die Kunst des Tätowierens zunächst nicht verbreitet. Manche Römer haben sie aber dennoch übernommen. Erst mit beginnender Christianisierung des Römischen Reiches im vierten Jahrhundert n. Chr. wurde das Tätowieren durch Kaiser Konstantin verboten. Denn der Kaiser und seine Berater hielten diesen Brauch für unzivilisiert, barbarisch und unchristlich. In der einen oder anderen Weise scheint diese Meinung später dann die gesamte weitere Tradition des Abendlandes überdauert zu haben.

Dennoch hat der Brauch durch die Zeitläufte hindurch ungeachtet aller Verbote und Vorurteile überlebt. Man darf dies als ein Zeugnis des elementaren Wunsches betrachten, den Körper auf je eigene Weise zu verzieren – und zwar auf eine Art, die uns niemand wieder nehmen kann und getreu einer Überlieferung, die die Jahrtausende überlebt hat.

Tätowierungen in anderen Kulturkreisen

Erst allmählich beginnen die Menschen der westlichen Welt die Kunst des Tätowierens in fremden Kulturkreisen vorurteilsfrei zu würdigen und nicht mehr als „primitiv" oder „heidnisch" abzutun oder gar als Eingriff in das göttliche Schöpfungswerk. So werden wir in die Lage versetzt, die Schönheit dieser künstlerischen Lebensäußerungen zu achten und zu bewundern.

Tätowierungen sind weltweit verbreitet. Nur in den Teilen Afrikas, wo die Haut der Menschen so dunkel ist, daß eine Farbe nicht mehr zu erkennen wäre, ist dieser Brauch unbekannt. Statt dessen werden anstelle von Tätowierungen dort Hautritzungen vorgenommen. Es handelt sich dabei um Körperschmuck durch Muster aus dreidimensionalem Narbengewebe (im Gegensatz zu den zweidimensionalen Farbmustern bei Tätowierungen).

Japan ist vielleicht das bekannteste Land mit einer traditionellen Kultur des Tätowierens. Der japanische Stil, dem wir heute begegnen, entstammt freilich erst dem frühen 19. Jahrhundert *(siehe Seiten 30–31)* und verfügt kaum über gesellschaftliche Anerkennung: **Die meisten Japaner neigen zu dem Urteil, daß nur die Gangster (die Yakuza) und deren Helfer tätowiert seien. Doch es bedarf kaum einer genauen Untersuchung, um zu sehen, daß sich die Kundschaft der Tattoo-Künstler zum größten Teil aus ehrenwerten Handwerkern und Arbeitern rekrutiert.** [7]

Vorurteile dieser Art gibt es also nicht nur in der westlichen Welt. Aber man lasse sich nicht beirren: Weltweit ist die Kunst des Tätowierens dort zumeist hochgeschätzt, wo sie zum Brauchtum zählt. Bei den neuseeländischen Maori, um nur ein Beispiel zu nennen, genießt sie auch bei den meisten hochgestellten Persönlichkeiten großes Ansehen und ist schon seit Anbeginn ihrer Kultur gebräuchlich. Das belegen unter anderem archäologische Funde von Tätowierwerkzeugen aus Knochen. Dasselbe gilt übrigens für ganz Polynesien. Die Maori kennen zwei unterschiedliche Arten von Tätowierungen: die gewöhnliche Körpertätowierung, die mit Nadelkämmen vorgenommen wird (wie fast überall in diesem Großraum), und *moko,* eine bestimmte Form der Gesichtstätowierung, bei der mit einem feinen meißelartigen Werkzeug Linien in die Haut geritzt werden.

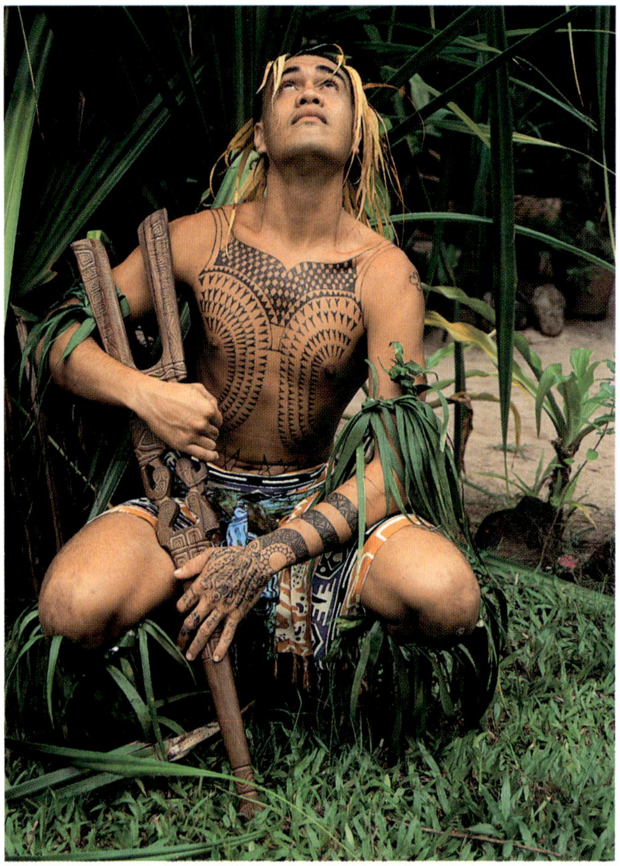

Oben: Teina Toromonas zeitgenössische traditionelle Tätowierungen von Tavita (Tiki Village, Tahiti, Französisch Polynesien).

CHRIS WROBLEWSKI/SKIN SHOWS

Die Tatoo-Kunst bei den Maori war eine männliche Domäne. Der Mann ließ sich üblicherweise von der Hüfte bis zu den Knien schmücken, die Frau an den Lippen und am Kinn. Aber auch Ganzkörpertätowierungen, solche der Zunge und an den Genitalien sind belegt. Typisch für die Kunst des *moko* sind die geschwungenen Linien und Kreise, was andere, ganz individuell gehaltene Muster aber nicht ausschloß. Diese konnten so unverwechselbar sein, daß manche Häuptlinge mit ihrer *moko*-Schablone Beurkundungen vornahmen.

Moko kam bei den Männern in der zweiten Hälfte des 19. Jahrhunderts zusehends aus der Mode, gewann damals aber an Beliebtheit bei den Frauen. Die Maori assoziierten die Gesichtstätowie-

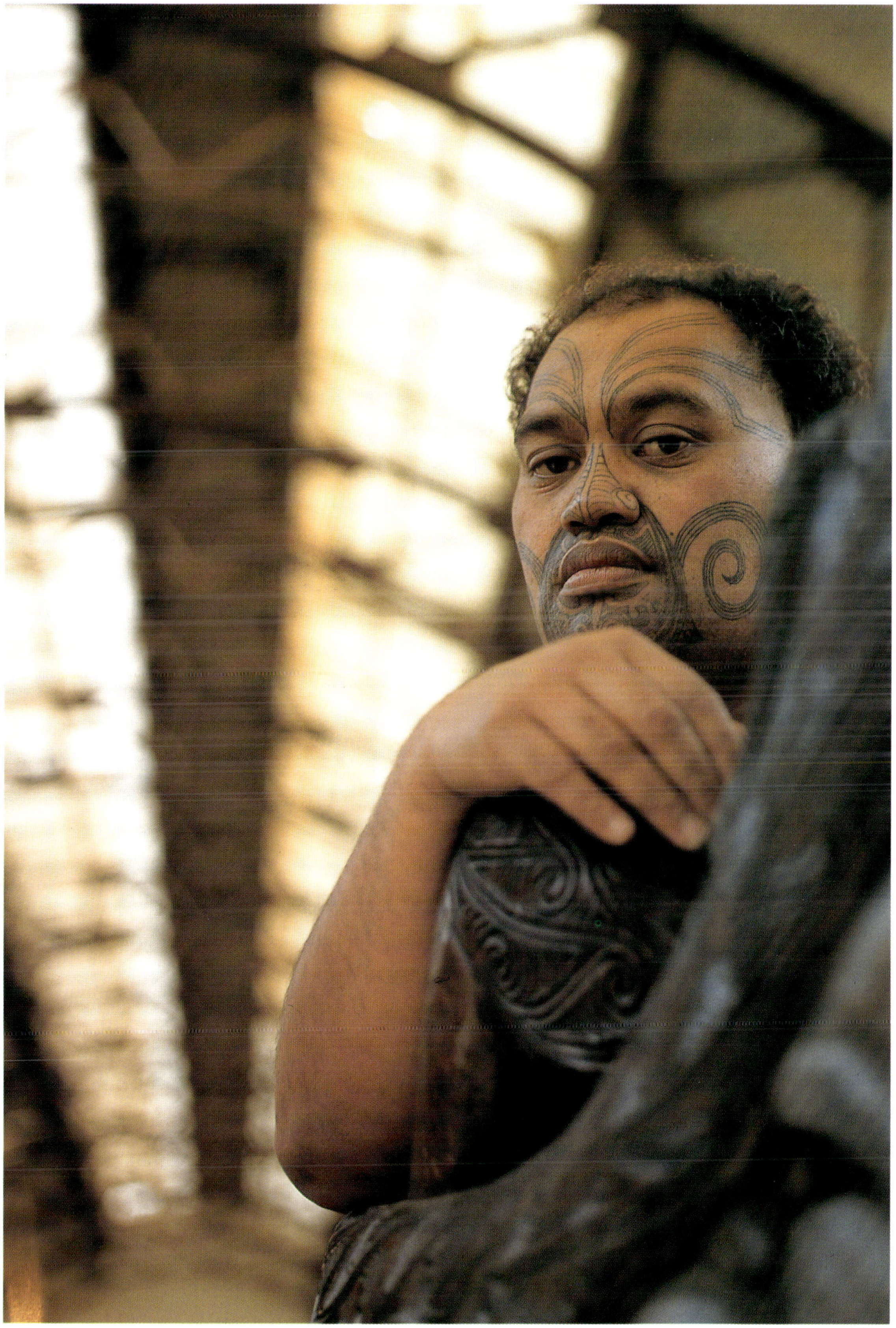

Links: Moko im Gesicht von Herbie, ausgeführt von Graham Cavanagh aus Neuseeland.

JAN SEEGER

„In Kriegszeiten diente Moko *als natürliche Tarnung. Ein solches Tattoo gab dem Krieger ein furchteinflößendes Aussehen und wirkte einschüchternd. Es symbolisierte auch die Tugend der Ausdauer, kündete von der Fähigkeit, Schmerz ertragen zu können, und erhöhte die erotische Anziehungskraft seines Trägers."*

Ngahuia Te Awekotuku (8)

rung traditionell mit hohem sozialen Ansehen. Doch während der Stammesfehden der 1820er Jahre wurden auch die Köpfe von Gefangenen stark tätowiert, um deren Wert beim Verkauf an Europäer zu steigern. Der mythisch-religiöse Hintergrund von *moko* läßt sich heute nicht mehr genau erhellen, aber immer galten diese Tattoos als starkes Symbol für die kulturelle Identität der Maori. Heute entscheiden sich junge Maori wieder für diesen ganz eigenen Körperschmuck. Sie wollen sich auf diese Weise zurückbesinnen auf ihre Tradition und so ihr wiedererlangtes Selbstbewußtsein unterstreichen.

In ganz Polynesien war die Tattoo-Kunst einst weit verbreitet – beispielsweise auf den Marquesa- und Salomoninseln, auf Tahiti, Samoa sowie Hawaii. Aber als die Europäer kamen, wurden die traditonellen Kulturen durch die christliche Mission sowie viele andere Eingriffe stark zurückgedrängt, und mit diesen Veränderungen auch die Bräuche des Tätowierens. Im 20. Jahrhundert ist davon nicht mehr viel erhalten geblieben. Die wunderschönen Zeichnungen, die die frühen Seefahrer und Entdecker einst nach Europa brachten, sind nur noch beredte Zeugnisse von Vergangenem. Dennoch versuchen sich auch auf diesen Inseln viele einheimische junge Leute auf ihre jeweilige Stammestradition zu besinnen und beleben so das alte Kunsthandwerk des Tätowierens neu.

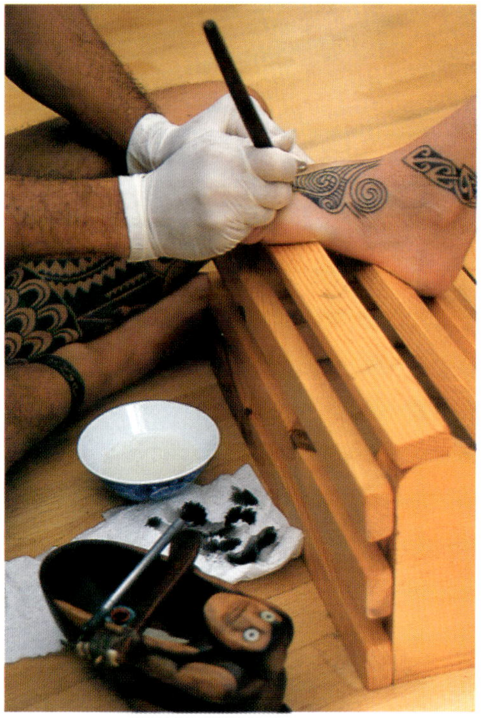

Oben: Tom Pico tätowiert auf Hawaii Patricia Lindley Shema.

CHRIS WROBLEWSKI/SKIN SHOWS

„Nach polynesischer Überlieferung lernten die Menschen das Tätowieren von ihren Göttern. Deshalb blieb diese Fertigkeit bei feierlichen Zeremonien einem verehrten Meister vorbehalten."

Dr. Hanns Peter (9)

Auf Hawaii ließen Männer und Frauen an fast allen Körperteilen Tätowierungen vornehmen, die Zunge dabei eingeschlossen, was äußerst schmerzhaft ist:

Ein wichtiges Motiv für Tätowierungen bei Männern war der Schutz im Kampf ... während der Prozedur stimmte man rituelle Gesänge an, die vor allem die ranghohen Krieger der besonderen Obhut einer Gottheit unterstellte. Gebetsriten dieser Art während des Einstechens der Haut verhießen dauerhaften Schutz.

Tattoos konnten auch Ausdruck des Ahnenkultes sein. Verstorbene Verwandte von hohem Ansehen wurden auf diese Weise geehrt. Es war in Polynesien weit verbreitet, beim Tod eines Häuptlings seiner Trauer dauerhaft Ausdruck zu verleihen. Auf Tonga beispielsweise pflegte man den Brauch, bei diesem Anlaß ein Fingergelenk abzutrennen. Auf Hawaii ... ließ man sich die Zunge tätowieren ... Im 19. Jahrhundert entstand daraus der Brauch, sich Name und Todestag des Häuptlings auf einen Arm tätowieren zu lassen. ... Später dienten Tätowierungen vornehmlich dekorativen Zwecken. Ziegen stellten dabei ein besonders beliebtes Motiv dar. (10)

Mit Hawaii verbinden wir heute bestimmte geradlinige geometrische Designs, für die schachbrettartige Muster und Dreiecke typisch sind. Als die europäischen Entdecker diese Inseln erreichten, waren dort aber auch Abbildungen von Menschen und Tieren gebräuchlich. Überrascht zeigten sich die Europäer über die vielen asymetrischen Tattoo-Muster, von denen sie annahmen, daß es sich dabei um unvollendete Arbeiten handeln würde. Doch sie irrten:

Die Asymmetrie, so ist zu vermuten, war bedeutungsvoll, als Tätowierungen noch eine kultische Schutzfunktion ausdrücken sollten. Später überwog die Absicht, mit den Tattoos den Körper zu schmücken. Erst zu diesem Zeitpunkt dürfte sich die symmetrische Formgebung durchgesetzt haben. (11)

Zeichnungen der Europäer aus dem späten 18. und frühen 19. Jahrhundert zeigen einige hübsche Beispiele; sie gelten heute als echte

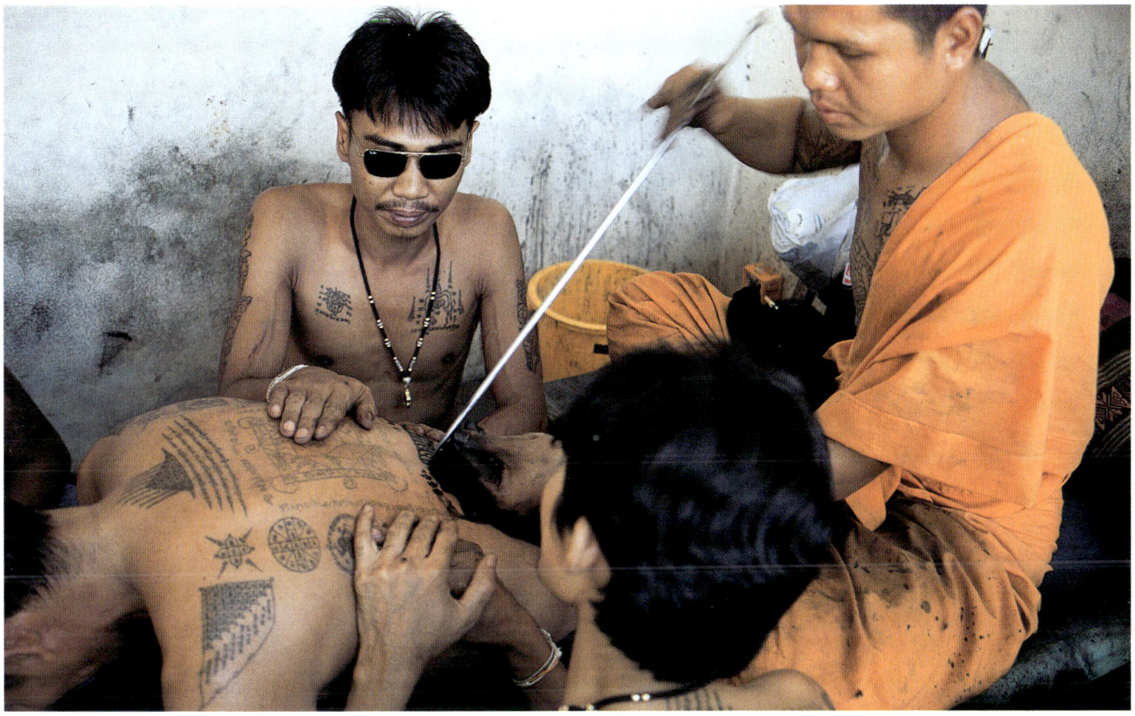

Links: Tätowierung in einem buddhistischen Kloster bei Bangkok (Thailand): **Tätowierungen werden [in Thailand] als ein magisches Ritual angesehen. Der Mönch spendet den Zauber der Tätowierung – in der Hoffnung, daß sie den Menschen auf seiner Reise durch dieses Leben gut geleitet und ihn beschützt. Wenn der geeignete Talisman gewählt ist, wird Ruß auf das Muster gegeben und bei Gebeten und Opfergaben in die Haut gebracht.** (12)

CHRIS WROBLEWSKI/ SKIN SHOWS

Raritäten. Doch die hohe Kunst des Tätowierens auf Hawaii war damals schon im Niedergang begriffen. Um die Mitte des 19. Jahrhunderts ist sie nahezu ausgestorben.

Auch bei den Iban und See-Dayak, die auf Borneo leben, hat das Tätowieren eine uralte Tradition, und auch hier ist es schwierig, den mythologischen Hintergrund ihrer Tattoos zu erfassen. Es scheint ein Zusammenhang mit Mut und Kampfessinn zu bestehen – manche Tätowierungen der Nackenpartie attestieren Mannhaftigkeit, andere auf den Händen waren erfolgreichen Kopfjägern vorbehalten.

Die Tätowierungen befinden sich an ganz unterschiedlichen Körperteilen – am Rumpf, an den Beinen, Füßen, Armen und Händen. Jeder Stamm setzt dabei eigene Schwerpunkte. Die Muster erscheinen abstrakt, doch die Motive sind in Wahrheit gegenständlich, wenn auch stark stilisiert. Bevorzugt wird die Darstellung von Hunden, Blumen, Vögeln, Schiffen und des Mondes. Auch menschliche Gesichter kommen vor. Anders als in vielen Teilen der Welt ist die Kunst des Tätowierens auf Borneo bei der immer noch abgeschieden lebenden Urbevölkerung bis heute lebendig geblieben.

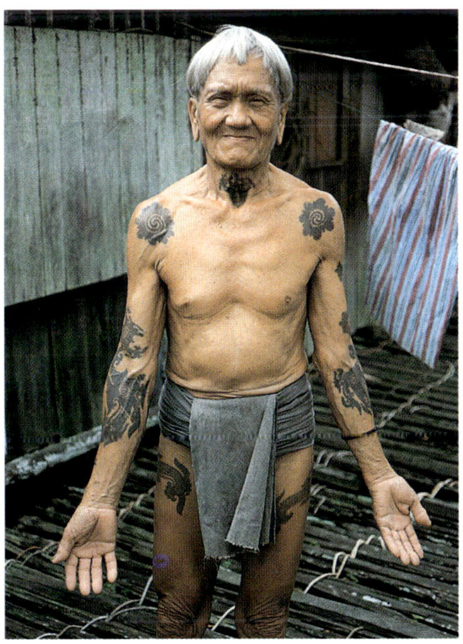

Oben: Traditionelle Tätowierung der Iban in Sarawak (Malaysia).

CHRIS WROBLEWSKI/SKIN SHOWS

Aber es gibt gegenwärtig noch mehr Überlebensnischen der Tattoo-Kultur als man denkt. Sie lassen sich zum Beispiel in Südamerika, in Nordafrika, auf dem indischen Subkontinent und in Birma aufspüren. Eine weite Verbreitung dieser Tradition findet man auch bei den nepalesischen Newar südöstlich von Katmandu. Beliebt ist bei ihnen u. a. die Darstellung von Hindugottheiten, Vögeln und Blumen; auch bestimmte Gittermuster werden besonders geschätzt:

Eine Frau, die gefragt wird, warum sie tätowiert ist, antwortet: „Es ist schön und wichtig, in diesem Leben eine Wunde zu erhalten, weil das gut für das nächste Leben ist. Eine Tätowierung bleibt mir erhalten, denn sie verblaßt nicht.“ (13)

Im indischen Bundesstaat Gujarat ist die Tattoo-Kultur unter der Landbevölkerung bis heute weit verbreitet. Allerdings werden die tradierten Darstellungsmuster zusehends als altmodisch empfunden, besonders solche, mit denen sich Frauen gegenseitig zu schmücken pflegten. Gleichzeitig werden aber die modernen, in kommerziellen Studios vorgenommenen Tattoos bei den Männern immer beliebter.

Eines der traurigsten Kapitel ist der Niedergang der Tribal-Kultur bei den nordamerikanischen

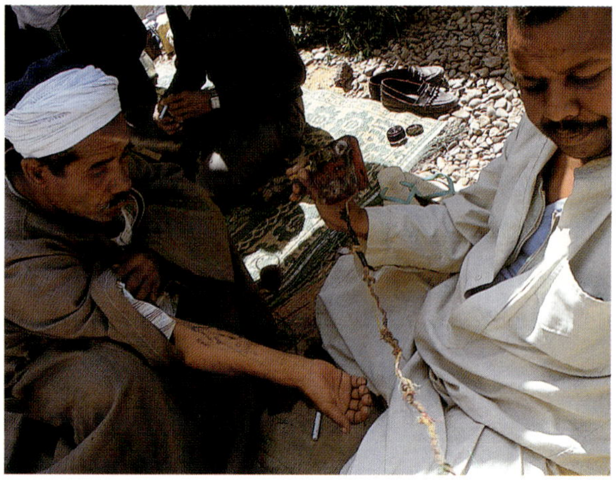

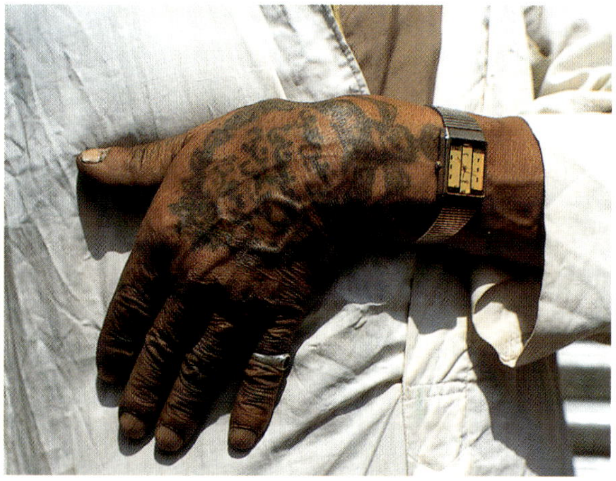

Indianern. So war auch ihre reiche Tattoo-Kunst dem Untergang geweiht.

Im westlichen Nordamerika zeigten tätowierte Linien im Kinnbereich bei den Frauen gewöhnlich die Klanzugehörigkeit und/oder den Familienstand an. Die ersten weißen Ankömmlinge in Virginia, Carolina, auch im Norden bei den Irokesen in Ontario, berichteten von überaus kunstvollen Tätowierungen am Körper der Frauen, die mit diesem Schmuck ihren hohen sozialen Status zum Ausdruck brachten. In der Küstenregion des Nordwestens waren die Tattoos vorwiegend nur einfacher Art und wirkten wie zufällig kreiert. Doch junge Menschen von hoher Rangstufe im Klan trugen fein ausgearbeitete Tattoos im Federbusch-Design. Sie hatten eine zeremonielle Bedeutung und waren besonders bei den Haida (Britisch-Kolumbien) verbreitet. ... Bei den Indianern des Südostens sprachen Tätowierungen vorwiegend eine kriegerische Symbolik an. In Louisiana durfte ein Krieger, der sich besonders auszeichnen konnte, auf der Schulter ein Kriegsbeil-Tattoo tragen. Es befand sich über einem Symbol des feindlichen Stammesverbands, gegen den er gekämpft und seine Ruhmestat vollbracht hatte. [14]

Es ist nicht ohne bittere Ironie, daß eine lange vergessene Tradition heute wiederbelebt wird, und zwar nicht nur von den späten Nachfahren jener Siedler, die diese Tradition einst zerstört hatten, sondern auch in Europa, Australien und Neuseeland sowie in anderen Zentren unserer übermächtigen westlichen Kultur.

Es ist schon viel darüber debattiert worden, warum so viele Menschen der westlichen Zivilisation durch die tiefgreifenden Veränderungen der modernen Welt ein unterschiedlich ausgeprägtes Unbehagen empfinden. Und viele Anhänger der Tattoo-Kunst sagen heute: Modeerscheinungen kommen und gehen, Tattoos aber bleiben. Wir wollen nicht Kunstwerke besitzen, sondern selbst ein Kunstwerk sein.

Diese Seite und gegenüber: Mohamed ist ein Straßentätowierer in Kairo. Er hat seinen Stand seit 40 Jahren nahe einer der Hauptstraßen der Stadt. Den elektrischen Strom für seine selbstgefertigten Instrumente bekommt er aus dem Haus eines Freundes. Sterilität und Hygiene werden bei ihm vernachlässigt. Aber Mohamed und seine Kunden teilen die in dieser Region weit verbreitete Überzeugung, daß AIDS „von Gott gesandt wurde, um die Ungläubigen zu strafen". Darum ist ihnen Hygiene nicht so wichtig.

Die meisten Ägypter lehnen Tätowierungen ab, teils, weil der Koran sie verbietet, teils, weil sie mit den untersten sozialen Schichten in Verbindung gebracht werden.

Deshalb findet Mohamed seine Kunden ausschließlich bei den zehn Prozent der Bevölkerung, die koptische Christen sind. Die Kopten lassen schon ihren Kindern nach altem Brauch ein kleines Kreuz auf die Innenseite des Handgelenks tätowieren. Viele von Mohameds Mustern beruhen auf religiösen Motiven. Eines der beliebtesten stammt aus einer alten Legende. Es stellt einen Löwen dar, der ein Schwert trägt; dieses Muster wird bevorzugt für den Handrücken gewählt. Doch die Tätowierung hat oftmals auch einen ganz profanen Sinn:

Bei kleinen Jungen wird der Name, das Geburtsdatum und manchmal auch die Adresse auf die Innenseite der Arme tätowiert. Alles, was der kleine Kerl tun muß, wenn er sich in den Gassen von Kairo verirrt, ist deshalb, einen Erwachsenen zu finden und seinen Ärmel aufzurollen. [15]

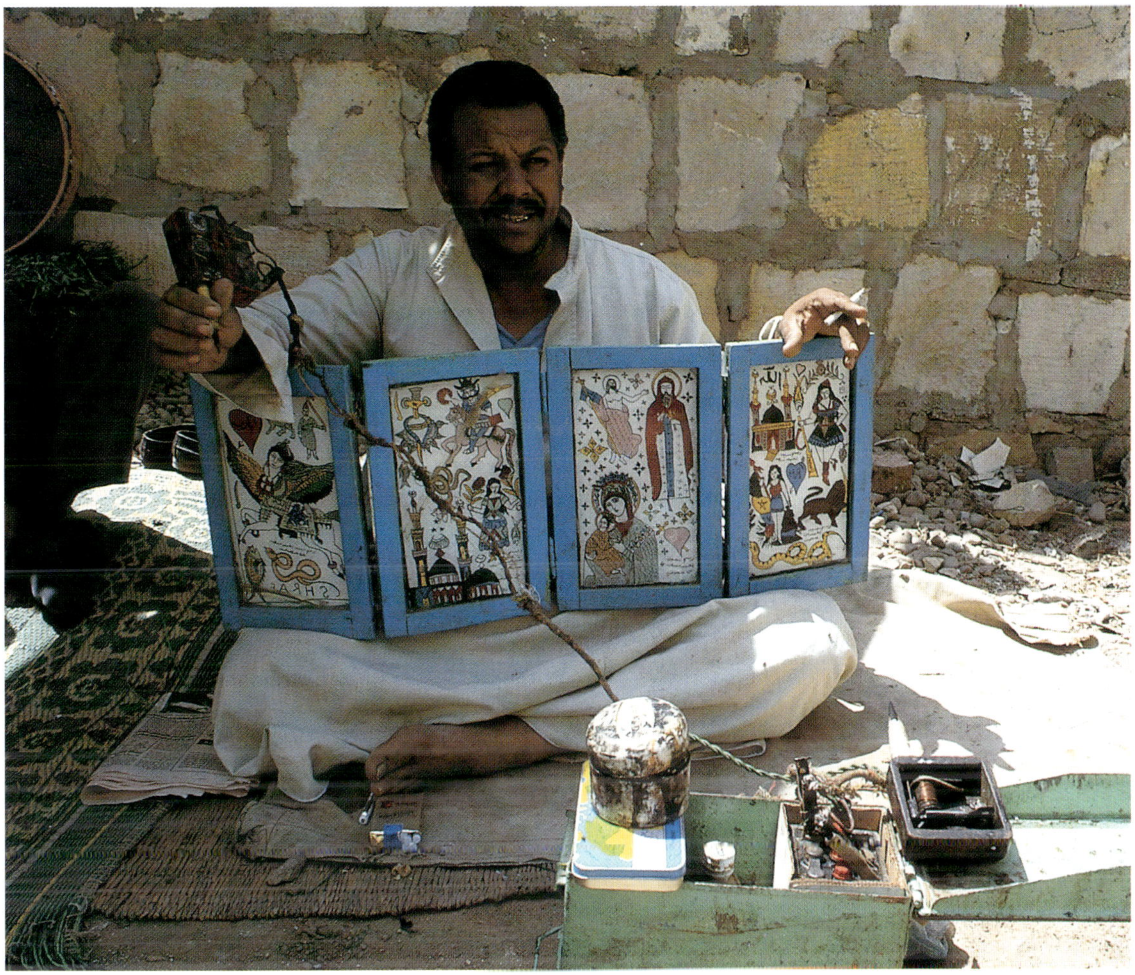

Mohamed bringt seine Tattoos niemals auf dem Rücken an, „Davon hat der Kunde nichts, weil er sie nicht sehen kann", sagt er. Die größeren, prächtigen Motive tätowiert er statt dessen auf die Brust.

Für diese allerdings recht private und ein bißchen verborgene Körperpartie bevorzugt seine Kundschaft oft auch erotische Motive – zum Beispiel eine laszive Schöne mit unschuldigem Augenaufschlag. Solche anzüglichen Tattoos sind aber streng tabu – anders als beispielsweise der schwarze Vogel auf den Schläfen eines alten Mannes: **... nachdem er, über Kopfschmerzen klagend, einen heilkundigen Tätowierer aufgesucht hatte. Schließlich grinste der alte Mann, wies auf den Vogel und sagte „Es geht mir jetzt viel besser; die Kopfschmerzen sind davongeflogen".** (16)

ALLE FOTOGRAFIEN VON TIM COLEMAN

Mohameds Straßengewerbe stirbt langsam aus. Während des Zweiten Weltkriegs hatte sein Vater britische Soldaten tätowiert (und sein Großvater eine Generation früher türkische). Nun finden keine Armeeangehörigen mehr den Weg zu ihm. Die jungen Leute wollen sich kaum noch tätowieren lassen, um nicht als Angehörige der Unterschichten gekennzeichnet zu werden. Heute stehen Mohamed nur noch drei Farben zur Verfügung, und er hat keine Hoffnung, neue zu bekommen.

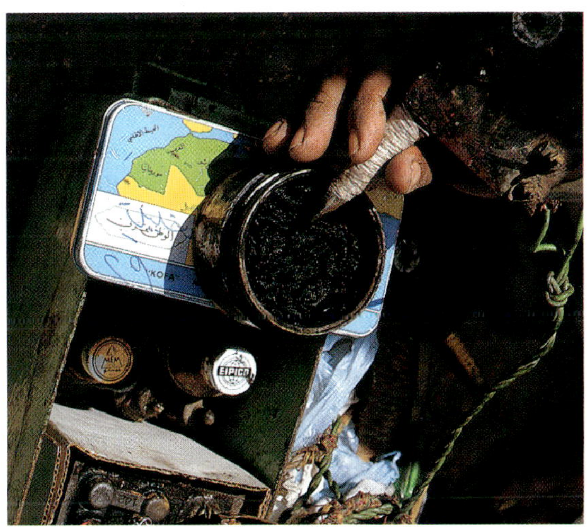

Die neuere Zeit

Als Kaiser Konstantin im Römischen Reich 325 n. Chr. Tätowierungen verbieten ließ, sollte er so nicht nur ein weit verbreitetes Vorurteil sanktionieren; er hatte damit auch einen Präzedenzfall geschaffen, dem andere Gesetzgeber später folgten – zum Beispiel Papst Hadrian I. im Jahr 787 n. Chr. Was war der Hintergrund dieser Vorurteile? Vor allem zwei Argumente wurden gegen Tätowierungen vorgebracht: Zum einen verwies man auf das Alte Testament. Im dritten Buch Moses steht geschrieben: „Ihr sollt um eines Toten Willen an eurem Leibe keine Einschnitte machen noch euch Zeichen einätzen; ich bin der Herr" (Kap. 19, Vers 28). Zum zweiten wurde geltend gemacht, Gott habe den Menschen nach seinem Ebenbilde geschaffen. Veränderungen durch Menschenhand würden darum bedeuten, Gott zu freveln und sein Ebenbild zu verstümmeln. Aber seltsamerweise scherte sich niemand darum, daß die Christenheit fortfuhr, allerlei Eingriffe am Ebenbild Gottes vorzunehmen, um sich der Mode zu unterwerfen: Bärte wurden gestutzt oder abrasiert, Perücken getragen, das Haupthaar geschnitten, gekämmt und gebunden, Schmuck angelegt, kurz, es wurde nichts unterlassen, das Aussehen entsprechend dem jeweiligen Schönheitsideal zu verändern.

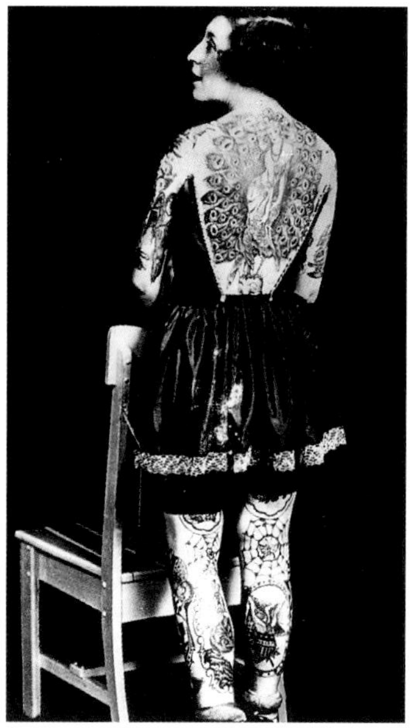

Oben: In den 1920er und 30er Jahren traten viele tätowierte Frauen auf Jahrmärkten auf oder arbeiteten im Zirkus. Ihre Künstlernamen waren so herrlich beziehungsreich – z. B. „Lotte, die tätowierte Puppe" oder „Das Bilderengelchen".

THE SKUSE COLLECTION

Zäh hielt das Abendland fest an diesen Vorurteilen gegenüber Tätowierungen. Es hat die Kreuzritter des 12. und 13. Jahrhunderts gleichwohl nicht daran gehindert, sich bei ihren Zügen ins Heilige Land dort im Gedenken an ihre Kreuzfahrt tätowieren zu lassen und diese alte Kunst in den europäischen Ländern auf diese Weise neu zu beleben. Aber schon früher dürfte dieser Brauch von christlichen Pilgern ins Morgenland geschätzt worden zu sein.

Eine solche Spur führt uns zurück ins 11. Jahrhundert: Nach der Schlacht bei Hastings (Südengland) im Jahre 1066 konnte der englische König Harald unter den vielen Toten und Verwundeten nicht aufgefunden werden. So führte man Edith, eine frühere Geliebte des Königs (die deshalb seinen Körper genauer kennen sollte), auf das Schlachtfeld. Sie identifizierte den Leichnam schließlich anhand seiner ganz einzigartigen Tätowierung:

Auf seiner Brust, gleich oberhalb seines verstummten Herzens, war in altsächsischen Lettern das Wort „Edith" eingestochen; und darunter, von frischeren Einstichen herrührend, stand das Wort „England" geschrieben. [17]

Der Brauch der frühen Pilgerfahrer überlebte die Jahrhunderte und wurde von den Soldaten, Abenteurern und Handelsleuten der Neuzeit, die der Weg nach Palästina führte, übernommen. Ein frühes Zeugnis dafür stammt von einem gewissen William Lithgow, der das Heilige Land im Jahre 1612 erreichte:

„Früh am Morgen kam ein Mann namens Elias Areacheros zu uns, ein Christ aus Bethlehem, ... der auf unseren Wunsch hin unsere Arme mit den Zeichen unseres Herrn Jesus Christus tätowierte ... Ich wollte darunter noch das Vier-Kronen-Symbol meines Königs Jakob eingeritzt haben, im unteren Kreis mit der Inschrift: 'Vivat Jacobus Rex', wofür ich zwei Piaster zu bezahlen hatte." [18]

Der Brauch lebte auch im 18. und 19. Jahrhundert fort; viele Motive standen zur Auswahl, zum Beispiel:

. . . ein Plan der Via Dolorosa, Christus, das Kreuz tragend, das Heilige Grab, Christi Himmelfahrt und das Wappen von Jerusalem, jeweils mit verschiedenen Inschriften. [19]

Tatsächlich waren diese Tätowierungen zur Mitte des 19. Jahrhunderts noch so beliebt, daß selbst das britische Königshaus davor nicht haltmachte:

Edward VII. ließ sich als Prince of Wales erstmals im Jahre 1862 gelegentlich eines Besuches in Jerusalem tätowieren. In seiner Begleitung befand sich damals auch Oberstleutnant Charles Keppel. Man ließ für den 20jährigen Prinzen den berühmten levantinischen Tätowierer Francois Souwan rufen: „Der Prinz wählte ein Muster mit dem Bild des Kreuzes von Jerusalem, das Souwan auf seinen Unterarm tätowierte. Der Meister erkannte seinen

Rechts: Der Amerikaner Danny Styron vor seinem Zirkuswagen.

THE SKUSE COLLECTION

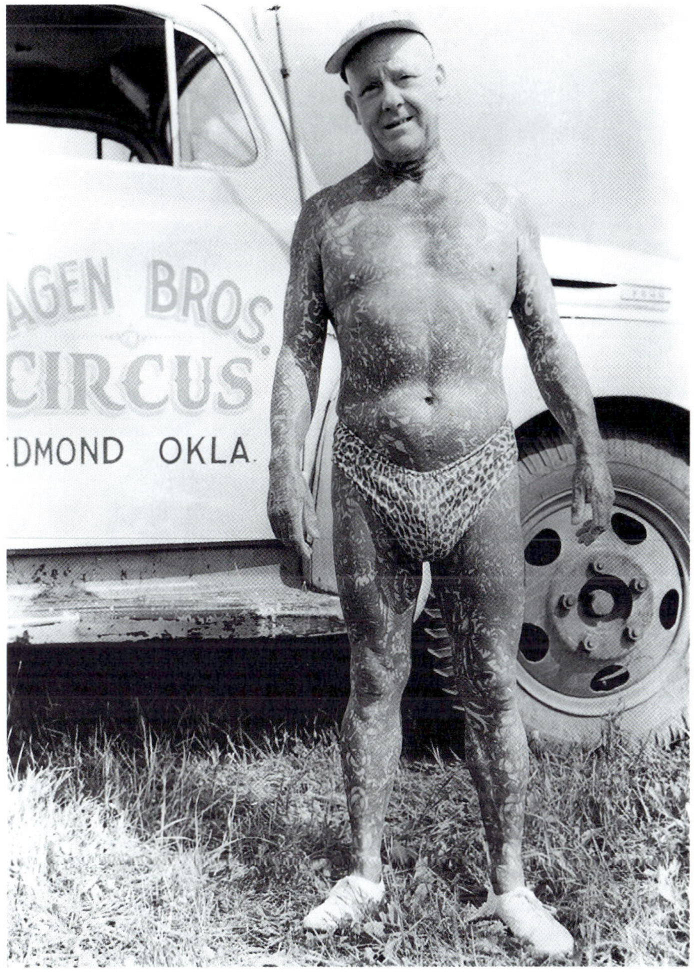

Kunden als Angehörigen der britischen Krone, bat ihn deshalb darum, seine Arbeit als Zeichen seiner großen Hochachtung zu nehmen, und wünschte keine Bezahlung.“ (20)

Das Andenken an ferne Reisen und das Erleben in fremden Kulturkreisen hat sich in der westlichen Welt bis heute als wichtiger Beweggrund für Tätowierungen gehalten. Neue Kunde über diese Kunst erreichte Europa 1771, als Captain Cook, der berühmte Weltumsegler und Forschungsreisende des 18. Jahrhunderts, von seiner ersten Reise in die Südsee zurückkehrte. Seine Begleiter, unter ihnen der Historiker und Naturforscher Joseph Banks, brachten wunderbar detaillierte Beschreibungen von den Körperbemalungen der Eingeborenen mit, auch das neue Wort „Tattoo“ für diese exotische Kunst. Einige Mitglieder der Besatzung kehrten sogar mit eigenen Tätowierungen zurück:

Mit den Worten von Sidney Parkinson: „Mr Stainsby, ich selbst und einige andere von uns unterzogen sich der Prozedur. Also ließen wir unsere Arme schmücken: Die Farbstiche, die sich nicht mehr entfernen lassen, ohne die Haut zu zerstören, sind von einem lebhaft bläulichen Purpur – vergleichbar der Tönung, die eine Verletzung durch Schießpulver auf der Haut hinterläßt.“ (21)

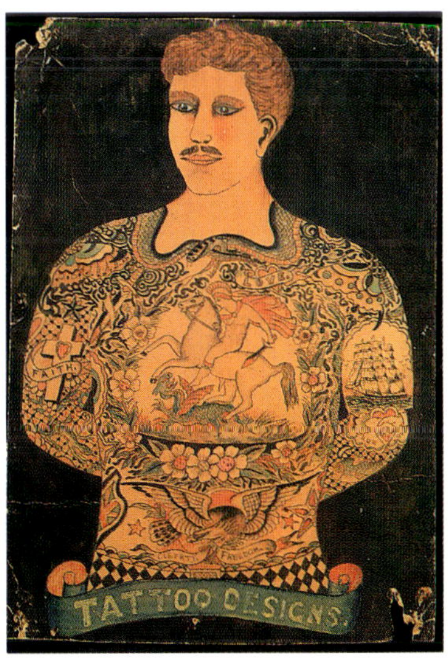

Links: Selbstporträt von William Henry Thomas, geboren 1872 in London. Er arbeitete von 1902 bis 1966 als Tattoo-Künstler. Häufig war er mit Schaustellern unterwegs und arbeitete vor seinem Zelt.

CHRIS WROBLEWSKI/SKIN SHOWS

Solche Berichte aus fernen Ländern regte die Seeleute an. Bald wurden Tätowierungen zur Mode, dann verband sich mit ihnen Aberglaube, schließlich wurden sie zur Gewohnheit mit Tradition. Gegen Ende des 18. Jahrhunderts waren Tätowierungen bereits so verbreitet, daß einige der Muster von der britischen Marine registriert wurden. Ein Auszug daraus: Fletcher Christian trägt einen Stern auf der linken Brust und Tätowierungen auf dem Rücken; George Stewart hat einen Stern auf der linken Brust, ein Herz sowie Pfeile auf dem linken Arm und weitere Tätowierungen auf dem Rücken ...

Ursprünglich wurden diese Tätowierungen der Seeleute von den Eingeborenen ausgeführt. Doch manche lernten die Fertigkeiten, wandten sie an und gaben sie weiter. Später setzte es sich dann durch, professionelle „Tattoo-shops“ aufzusuchen, die es bald in allen Hafenstädten der Welt gab. Viele Ladeninhaber fuhren vormals selbst zur See. Tätowiert zu sein, das war nun ein Teil der Lebensphilosophie des Seemanns. Gegen Ende des 19. Jahrhunderts sollen etwa 90 Prozent der Angehörigen der US-Navy tätowiert gewesen sein:

Mit den Worten eines US-Hafentätowierers zu Beginn des 20. Jahrhunderts Jahrhunderts gesagt: ein Seemann ohne Tätowierung war „wie ein Schiff ohne Grog – nicht seetauglich!“ (22)

Zu den häufigsten Tattoo-Motiven der Seeleute gehörten Anker, Schiffe unter vollen Segeln, die Hoheitszeichen des Heimatlandes etc., aber auch der Aberglaube der Seeleute und ihre eigenen Traditionen beeinflußten die Wünsche. Es gab auch einen überaus praktischen Grund für Tätowierungen: Sie erleichterten die Identifizierung, wenn man über Bord ging. Bald dachte man noch einen Schritt weiter – ein Kreuz oder eine andere Symbolik des Glaubens nährte die Hoffnung auf ein christliches Begräbnis, sollte ein Katastrophenfall eintreten. Auch ging der Glaube um, ein großes Tattoo auf dem Rücken, das eine Szene aus dem Leben und Wirken Jesu darstellt, würde eine strafende Hand bannen, die zum Peitschenhieb ausholen will. Solche Züchtigungen waren an Bord früher durchaus üblich.

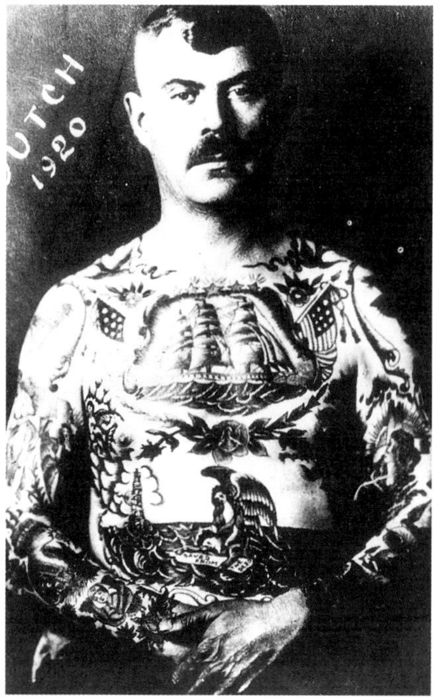

Oben: Ein aus dem Jahr 1920 stammendes Porträt von „Dutch", einem Amerikaner, der sich von Percy Waters aus Detroit mit traditionellen, meist patriotischen Motiven tätowieren ließ.

THE SKUSE COLLECTION

Andere Abbildungen bezogen sich auf wichtige Etappen im Leben eines Seemanns und seine Wünsche:

Hattest Du den Äquator überquert, bekamst Du Neptun auf Dein Bein. Ein Schwein auf einem Fuß und einen Hahn auf dem anderen sollten vor Ertrinken schützen. Schraubenzieher am Heck (an der Schiffsschraube) sollten helfen, die Küste zu erreichen, wenn man über Bord gespült wurde ... Ein Drache war das Zeichen, daß Du die Datumsgrenze überquert hattest; jeder Seemann, der in Honolulu war, oder Dich das glauben machen wollte, trug auf seinem Arm ein Hula-Mädchen, das er tanzen lassen konnte. (23)

Viele meinen, daß Tätowierungen lediglich die Vorliebe der einfachen Seeleute war und ist. Weit gefehlt! Selbst Berühmtheiten wußten die Tattoo-Kunst zu schätzen, zum Beispiel der britische Admiral Lord Charles Beresford aus viktorianischer Zeit, dessen riesige Tätowierung „Die Jagd" seinen ganzen Rücken zierte. Noch höherstehend waren Prinz George, Herzog von York, der spätere König George V., und sein Bruder Prinz Albert, Herzog von Clarence; beide ließen sich 1881 in Tokio als Mitglieder der Besatzung der *HMS Bacchante* Drachen auf die Unterarme tätowieren. Prinz George hat diesem Schmuck später weitere Tattoos hinzugefügt, u. a. sechs Monate später auf einer Reise ins Heilige Land. Dafür ließ er Meister Souwan rufen, der 1862 schon seinen Vater tätowiert hatte, und entschied sich für dasselbe Motiv.

Die jungen Prinzen waren nicht die einzigen Mitglieder der gehobenen Gesellschaft, die sich an Tätowierungen erfreuten. Auch Earls und Lords fanden Gefallen daran und ließen sich tätowieren. Die *New York World* berichtete im August 1897, daß 75 Prozent der Amerikanerinnen der High Society Tätowierungen tragen würden. Lady Randolph Churchill (die amerikanische Mutter von Sir Winston) konnte an ihrem Handgelenk eine Schlange vorweisen. Die Herzogin von Marlborough – eine Vanderbilt – soll mindestens eine Tätowierung gehabt haben, ebenso eine Dupont und eine Rothschild. Dorothy Parker prahlte mit einem Herz-Tattoo; ihr Mann, Alan Campbell, wählte einen Elefanten. In der gehobenen Gesellschaft hielt diese Mode bis nach dem Ersten Weltkrieg an, war in den 20er Jahren aber im Niedergang begriffen. Auch unter den Seeleuten verloren Tattoos an Beliebtheit; neue Anhänger bekamen sie mit Ausbruch des Zweiten Weltkriegs.

Die christliche Seefahrt brachte nicht nur die Kunde über Tätowierungen aus fernen Ländern nach Europa und sorgte für die Entwicklung, wie wir sie beschrieben haben. Manche hatten von Anbeginn viel mehr im Sinn: Bereits 1691 kaufte der Entdeckungsreisende William Dampier „Prince Giolo" und brachte ihn nach London, wo er ihn einem erstaunten Publikum präsentierte, zu dem auch König Wilhelm von Oranien und seine Gemahlin gehörten. Die Öffentlichkeit glaubte damals, der „Prince" sei mit Farbstoffen angemalt, die ihn vor dem Gift einer Natter oder eines anderen Tieres schützen sollten. Aber Dampier hatte erkannt, daß all das Zierwerk seines Sklaven durch Stiche unter die Haut hervorgerufen worden war. Dampier hoffte, einen guten Gewinn erzielen zu können, indem er seinen „Prinzen" ausstellte, wurde aber enttäuscht, als dieser an den Pocken erkrankte und starb.

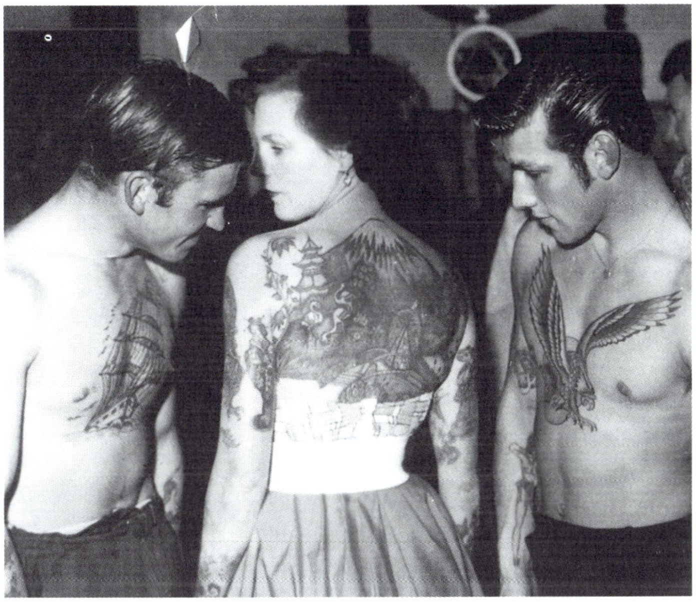

Links: Mitglieder des Bristol Tattoo Club (England) bewundern die umfangreiche Tätowierung auf dem Rücken von Pam Nash (etwa 1958).

THE SKUSE COLLECTION

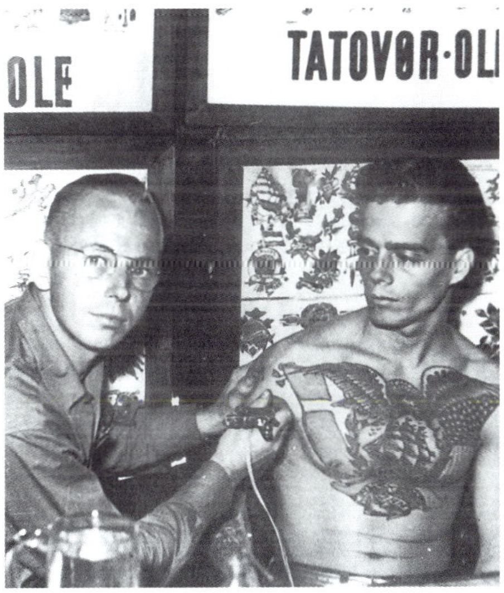

Rechts: Ole aus Kopenhagen bei der Arbeit. Die tätowierte Brust zeigt ein patriotisches Motiv. Solche Tattoos waren während des Zweiten Weltkriegs sehr beliebt.

THE SKUSE COLLECTION

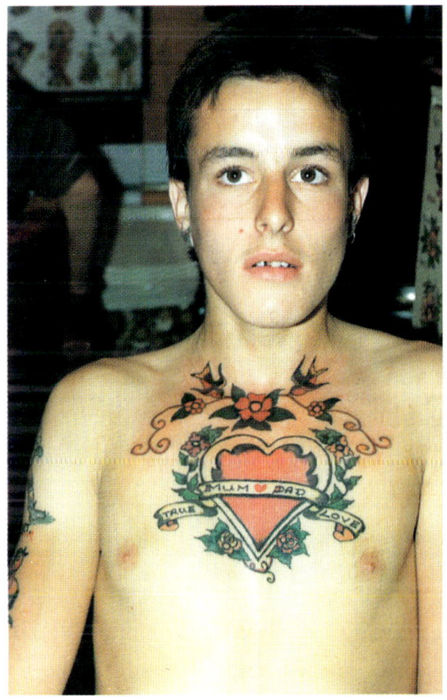

Links: Ein junger Tattoo-Anhänger zu Beginn der 1970er Jahre mit True Love-, Mum & Dad- und Herz-Tattoos von Rusty Skuse, sowie mit Blumen und Drosseln von Bill Skuse.

THE SKUSE COLLECTION

Viele andere folgten bald Dampiers Beispiel:

1723 wurden zwei Indianer auf Jahrmärkten ausgestellt. Dann brachte Captain Cook 1775 von seiner zweiten Reise aus der Südsee Omai mit. Dieser Eingeborene war nicht besonders stark tätowiert; doch wie Sir John Cullum bei einem Dinner der Royal Society berichtete, „wiesen seine Handrücken diagonale Linien ... mit ausgeprägt bläulichen Farbstichen auf; ansonsten war nur sein Gesäß tätowiert". Der Mann aus der Südsee erschien immerhin wichtig genug, um ihn von Sir Joshua Reynolds porträtieren zu lassen; Reynolds Gemälde wurde 1776 in der Akademie ausgestellt. Boswell hat auch Johnsons Begegnung mit dem Eingeborenen erwähnt und auf Johnsons Bemerkungen zu Omais „distinguiertem Benehmen" verwiesen. Er schrieb es der Tatsache zu, daß „Omai seine Zeit in England nur in der allerbesten Gesellschaft verbracht hat; unser Mann aus der Südsee lernte von uns nur gutes Benehmen". (24)

1804 erreichte der russische Entdeckungsreisende George H. von Langsdorff die Marquesainseln, wo er Jean Baptiste Cabri traf, einen französischen Deserteur, der dort seit vielen Jahren lebte, mit einer Eingeborenen verheiratet war und Tattoos am ganzen Körper trug. Cabri kehrte mit dem Russen zurück in die Zivilisation, begann eine Theaterkarriere und bereiste mehrere europäische Länder, wo er von seinen Erlebnissen unter den Eingeborenen erzählte. Er starb 1818 in Frankreich. Die Umstände seines Todes blieben ungeklärt.

Das erste englische „Tattoo-Wunder" der Zeit war John Rutherford, ein Seemann, der 1828 in seine Heimatstadt Bristol zurückkehrte. Zwölf Jahre zuvor hatten ihn in Neuseeland die Maori gefangengenommen. Er erzählte die abenteuerliche Geschichte seiner Gefangenschaft, während der er von zwei Maori-Priestern wider seinen Willen tätowiert wurde,

Rechts: George Davis im Alter von 80 Jahren. George entschied sich für das Tätowieren erst im Alter von 62 Jahren. Inzwischen ruft sein umfassender Körperschmuck Respekt und Bewunderung hervor, und aus seinen Augen spricht der Stolz über die vielen Tattoos. Seine Arme ließ er erst tätowieren, als er in den Ruhestand ging. Zuvor führte er ein Delikatessengeschäft und dachte, Tattoos auf diesen Körperpartien würden seine Kundschaft verschrecken. Alle seine Tattoos führte Harry Potter aus Wickford (England) aus.

HENRY FERGUSON

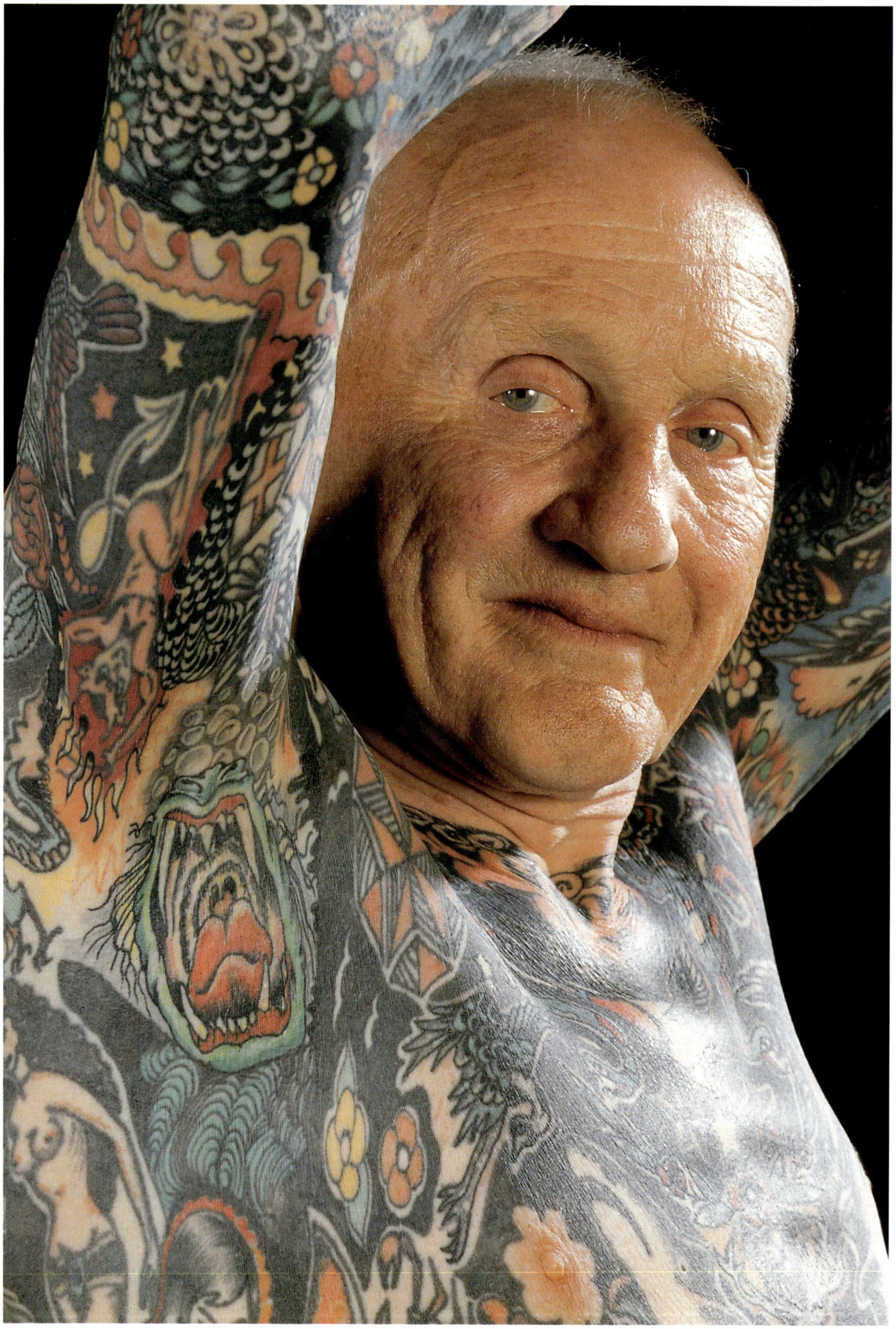

schließlich aber Aufnahme in der Stammesgemeinschaft fand und in die Position eines Häuptlings aufrückte. So konnte er sein Wahl aus über 60 Mädchen des Stammes treffen und heirate zwei Töchter des Oberhäuptlings. Nach einem Leben entsprechend der Stammesbräuche, wozu auch die Kopfjagd zählte, wurde er 1826 gerettet und nach Hawaii gebracht. Dort verbrachte er ein Jahr und heiratete wieder eine eingeborene Prinzessin. Dann kehrte er schließlich nach England zurück und verdiente seinen Lebensunterhalt damit, daß er die bewegte Geschichte seines Lebens erzählte und seinen Körperschmuck auf Jahrmärkten zur Schau stellte. Nicht alles von dem, was er zum besten gab, entsprach auch tatsächlich der Wahrheit, aber seine Tattoos, die waren authentisch.

Es bleibt fraglich, wer in den USA als erster einen tätowierten Mann zur Schau stellte: vielleicht war es Dan Rice oder der legendäre Schausteller Phineas T. Barnum, der in New York 1842 sein „American Museum" eröffnete. Dort wurde Unterhaltsames wie Wissenswertes geboten, und man bekam ein Gespür dafür, was Barnum die „geheimnisvolle Abkehr vom natürlichen Lauf" nannte:

Eine der Attraktivitäten in Barnums American Museum stellte James F. O'Connel dar, der es genoß, als erster tätowierte Mann bestaunt zu werden, der in den USA öffentlich zur Schau stand. Er unterhielt seine Besucher mit spannenden Details seiner Abenteuer, wie es auch Cabri und Rutherford taten. In der Südsee wurde er gefangengenommen und gezwungen, sich von wollüstigen Jungfrauen des Stammes tätowieren zu lassen. Zu seinem Leidwesen erfuhr er, daß er dem Brauch folgend das letzte Mädchen heiraten mußte, das ihn tätowiert hatte. Doch natürlich handelte es sich dabei um eine Prinzessin. (25)

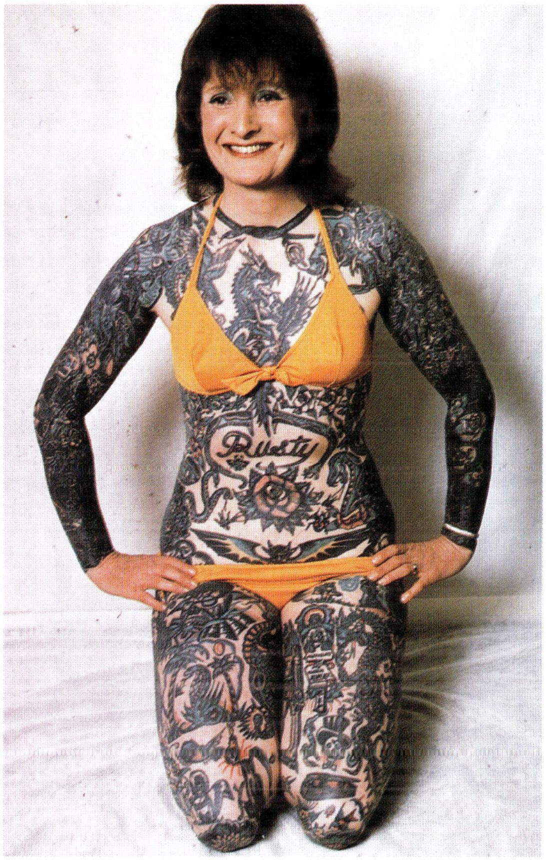

Oben: Rusty Skuse ist die Frau von Bill Skuse, dem Tattoo-Künstler und Sohn von Les Skuse. In den 1970er Jahren wurde sie als „meisttätowierte Frau der Welt" bekannt und erzielte sogar einen Eintrag im *Guinness Buch der Rekorde*. Sie ist selbst eine Tattoo-Künstlerin und eine populäre Persönlichkeit der Szene.

THE SKUSE COLLECTION

Im Jahre 1873 war der „Tattoo-Mann" in Barnums „Großer Wanderausstellung" (übrigens als größter Zirkus der Welt angepriesen) „Prinz Constantin", ein albanischer Grieche. Seine Geschichten, die er zum besten gab, glichen ganz erstaunlich denen von Cabri, Rutherford und O'Connel. Aber gerühmt wurde er vor allem wegen seiner ungewöhnlich eindrucksvollen Tätowierung:

. . . [Prinz Constantins Tattoos] bestanden aus 388 symmetrisch angeordneten und ineinandergreifenden Bildfolgen, die seinen ganzen Körper bedeckten, auch das Gesicht, die Augenlider, Ohren und den Penis. Die Motive waren „gekrönte Sphinxe, Drachen, Schlangen, Affen, Elefanten, Leoparden, Tiger, Löwen, Panther, Gazellen, Katzen, Krokodile, Eidechsen, Adler, Störche, Schwäne, Pfauen, Eulen, Fische, Salamander, auch Männer und Frauen, Früchte, Blätter und Blumen. Die meisten Zeichnungen waren nur klein, dabei aber überaus fein gezeichnet und detailgetreu." (26)

1870 wurde Prinz Constantin mit großem Erfolg in Wien zur Schau gestellt:

. . . Experten, die seine Tattoos begutachteten, urteilten, daß diese in bestem birmanischen Stil ausgeführt waren ... Da der Prinz viele Jahre in Südostasien verbracht hatte, wurde allgemein angenommen, daß er sich selbst tätowiert hat, um so ins Showgeschäft zu gelangen. (27)

Prinz Constantin war klug und vorausschauend: seine Wochengage bei Barnum betrug 1 000 Dollar. Nüchtern traf er seine Berufswahl und professionalisierte so das Geschäft. Seine Komplettätowierung mit zahllosen kleinen Bildchen prägte einen neuen Tattoo-Stil, der bis heute aktuell ist. Dem Beispiel des Griechen folgten Hunderte von Männern und Frauen. Ihre Bühne waren Zirkus und Jahrmarkt, und sie wurden dabei getragen von einer Woge der Begeisterung, die es für diese Art der

Rechts: Bianca aus Italien zeigt ihre „Sacred Heart"-Tätowierung von Fred Corbin. Auf dem rechten Arm trägt sie ein traditionelles japanisches Muster von Horiyoshi III. Viele Interpreten greifen heutzutage auf die alten Volkskunsttraditionen des Tätowierens zurück und haben diese neu belebt.

WILLIAM DEMICHELE

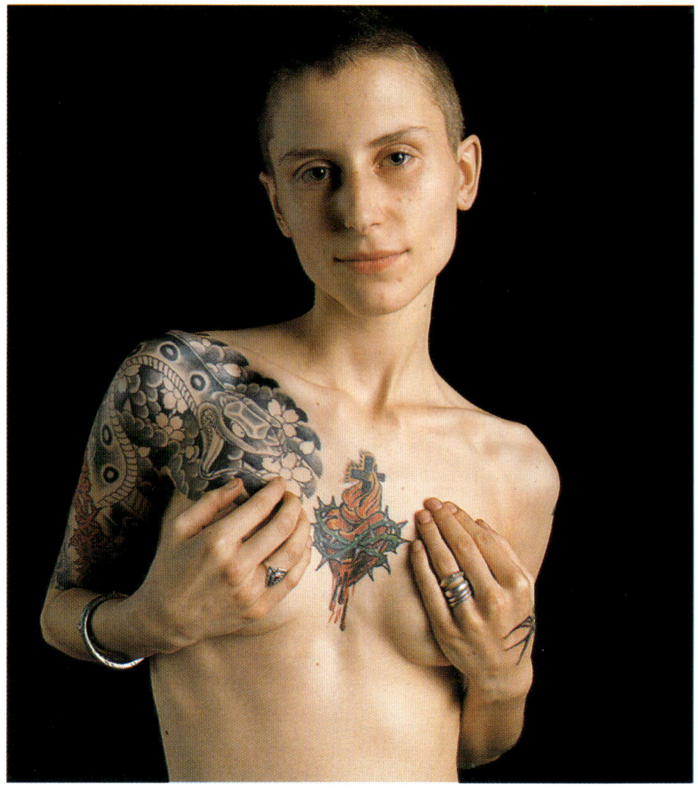

Schaustellung damals in ganz Europa gab. Den Gipfel der Popularität erreichten die Veranstaltungen in den 1920er Jahren, kamen dann aber aus der Mode. In den 50er Jahren stiegen die letzten Künstler aus dem Geschäft aus.

Wohl der eigenwilligste Kopf dieser Szene dürfte Major Horace Ridler gewesen sein, bekannt unter seinem Künstlernamen „The Great Omi". Von seiner Herkunft her aus begüterter Familie stammend und durch Privatunterricht unterwiesen, ging er später zur Armee. Im Ersten Weltkrieg wurde er mit der Tapferkeitsmedaille ausgezeichnet. Schließlich erhielt er seinen ehrenvollen Abschied im Range eines Majors. Nach einigen Jahren der Ziellosigkeit erkannte er, daß seine Zukunft nur beim Zirkus liegen könne. Er konnte dafür keine besonderen Fähigkeiten vorweisen, trug aber verschiedene Tätowierungen und hatte die Idee seines Lebens: Er überredete George Burchett, den bekanntesten Londoner Tattoo-Künstler, seinen ganzen Körper, auch den Kopf, mit zebraartigen schwarzen Streifen zu tätowieren. Der Meister eröffnete ihm, daß ihn dieses Vorhaben ins gesellschaftliche Abseits stoßen würde. Doch Ridler wußte nun genau, was er wollte. Die Tätowierung seines Körpers beanspruchte ein ganzes Jahr lang drei Sitzungen pro Woche. Anschließend feilte Ridler seine Zähne ab, ließ seine Nase durchbohren (um einen Stoßzahn tragen zu können), durchlöcherte und dehnte seine Ohrläppchen und nannte sich The Great Omi.

Ridlers Frau stand all das durch und hielt zu ihm. Wenn er auf eine seiner erfolgreichen Tourneen ging, kündigte sie ihn an und trat an seiner Seite unter dem Namen „Omette" auf. In den USA schloß er sich 1938 Ripleys „Believe It Or Not Show" an, arbeitete in New York und war einer der bestbezahlten Darsteller im Ringling Brothers Barnum and Bailey Circus. Zu Beginn des Zweiten Weltkriegs kehrte er nach Großbritannien zurück und meldete sich zu den Waffen. Doch da er abgewiesen wurde, setzte er seine Bühnenkarriere fort: Er trat vor Soldaten auf und bei Wohltätigkeitsveranstaltungen. 1969 ist er im Alter von 77 Jahren gestorben.

Noch immer gibt es tätowierte Zirkuskünstler, aber The Great Omi war die letzte große Persönlichkeit der älteren Show-Branche. Es wäre interessant, seine Meinung über die neue Generation der tätowierten Freaks einzuholen; was beispielsweise würde er zu „Enigma" sagen, dessen Ganzkörpertätowierung an ein riesengroßes Puzzlespiel erinnert. Er reiste mit dem Jim Rose Circus und verdiente seinen Unterhalt in den letzten Jahren mit der Performance „human curiosity".

Ende des 19. und Anfang des 20. Jahrhunderts, als die Schaustellung tätowierter Persönlichkeiten sich höchster Beliebtheit erfreute, hatte jeder Jahrmarkt und Zirkus gewöhnlich auch seinen eigenen Tätowierer. Sie schmückten das Schaustellerpersonal und erfüllten die Wünsche des Publikums. Auch Paul Rogers (von Spaulding and Rogers, dem renommiertesten US-Studio) arbeitete viele Jahre auf Jahrmärkten. Doch die meisten Tätowierer waren natürlich nach wie vor in den Hafenstädten zu finden, und ihre besten Kunden blieben die Seeleute.

Die Tätowierer aus den europäischen Ländern und Nordamerikas haben die Farbstiche ursprünglich nicht anders gesetzt als die exotischen Meister, von denen der Westen einst lernte. Doch der Siegeszug der Elektromechanik machte auch vor dem Tattoo-Gewerbe nicht Halt und revolutionierte es geradezu. 1891 wurde in den USA das erste elektrische Gerät zum Tätowieren patentiert. Dieses Gerät hatte den Vorteil, daß in den Studios nun viel schneller gearbeitet werden konnte. Es wird mit nur geringfügigen Veränderungen noch heute eingesetzt.

Alle Probleme löste diese Erfindung jedoch nicht. Gewöhnlich wurde die Farbe zum Tätowieren als pulverförmiges Pigment eingekauft, das für andere Zwecke hergestellt worden war. Die Künstler stellten dann ihre Mischungen zusammen, die in Farbechtheit, Haltbarkeit und Leuchtkraft von sehr unterschiedlicher Qualität sein konnten.

„Das klischeehafteste Tattoo im westlichen Kulturkreis dürfte (besonders für untätowierte Menschen) das Motiv 'Herz mit Mutter' sein. Es drückt für das zivilisiert und stets kontrolliert blickende Auge alles Unangenehme aus, das mit Tätowierungen assoziiert wird – den barbarischen Brauch, die Haut mit Nadel und Farbe zu bearbeiten und so nüchtern prosaisch auf die emotionalen Wurzeln unserer Gefühlswelt zu verweisen." Don Ed Hardy [28]

Seit Ende der 1980er Jahre haben sich Pigmente durchgesetzt, die dispergierte Kunststoffteilchen als Bindemittel enthalten. Mit diesen Farben arbeitet es sich wesentlich leichter. Noch zu Anfang der 70er Jahre umfaßte die Farbpalette nur Schwarz, Rot, Grün, Braun, Gelb und gelegentlich Weiß. Der Seemann Jerry Collins war in den 60er Jahren der erste, der ein qualitativ hochwertiges Blau und Purpur einzusetzen verstand. Aber diese Qualität stand nur wenigen Künstlern zur Verfügung. Inzwischen hat sich die Farbpalette so differenziert, daß nahezu jeder Farbton erhältlich ist. [29]

Tattoo-Studios waren früher meist winzig klein und oft auch Teil einer anderen Einrichtung, zum Beispiel eines Friseurladens etc. Sie befanden sich gewöhnlich an Orten mit reger Geschäftigkeit, im Hafen-, Amüsier- oder Marktviertel einer größeren Stadt, in Seebädern oder oftmals auch in der Nähe eines Truppenstandortes. Blinkende Leuchtreklamen und grelle Scheinwerfer sollten die Kundschaft anlocken, und im Inneren der Studios prangten von den Wänden große, in leuchtenden Farben gehaltene Flashs. Alles sollte zu sehen sein, was das Interesse des Kunden wecken könnte.

Umherreisende Tätowierer mußten sich provisorisch einrichten. Sie präsentierten ihrer Kundschaft gern einen Katalog, der Skizzen enthielt, aber auch exakt ausgearbeitete Motive, die heute als Raritäten gelten und unter Sammlern heiß begehrt sind. Das klassische Design früherer „Renner" (z. B. Herzen, Blumen, Pin-ups und Schriftbänder) wird heute neu entdeckt und gern in zeitgenössische Kompositionen eingearbeitet. So ehren die Liebhaber eine Tradition, die lange schon in Vergessenheit geraten war:

Zu jedem Motiv gehörte eine Schablone, mit der das Bild auf die Haut übertragen wurde. Anfang des 20. Jahrhunderts entstanden diese in der Kaltnadeltechnik auf Zelluloid, einem leicht entflammbaren Material. Später arbeitete man mit Acetaten. Die Herstellung dieser Schablonen war eine Kunst für sich und schulte das Auge des Tätowierers. Ging er ans Werk, rieb er zuerst Kohlenstaub in die Linien auf der Schablone, dann drückte er diese auf die rasierte und mit Vaseline eingeriebene Hautpartie. Die Ritzung auf der Schablone mußte eine gute, gleichmäßige Tiefe haben, damit die Linienführung auf der Haut exakt ausfiel und deutlich zu erkennen war. Mitte des 20. Jahrhunderts setzte sich zur Übertragung der Motive auf die Haut dann das Arbeiten mit Farbstiften auf Reispapier oder Pergament durch. So sparte man sich den Aufwand der Schablonenherstellung. ... Auch war so gewährleistet, daß das Motiv beim anschließenden Tätowieren nicht so leicht verwischen konnte wie beim Kohlenstaubabdruck mit Schablone. ... Beide Tattoo-Techniken sind inzwischen weitgehend überholt. Denn heute gibt es maschinelle Verfahren, mittels derer von einer Fotokopie ein haltbares farbige Abbild auf der Haut entsteht. Für den Tattoo-Künstler stellt dies einen enormen Fortschritt dar – nicht zuletzt deshalb, weil er nun auch komplexe Farbstrukturen übertragen kann. [30]

In der westlichen Welt entstanden und entstehen die meisten Tattoos nach Vorlagen, die auf die Haut gegeben werden. Aber schon immer verfügte eine kleine Minderheit unter den Künstlern über die Fertigkeit, freihändig arbeiten zu können. Manche Kunden schätzen diese Vorgehensweise. Sie nehmen den größeren Zeitaufwand und die höheren Kosten gern in Kauf, um auf ihrer Haut etwas ganz Individuelles tragen zu können.

Andererseits geht unter diesen Liebhabern auch der Frust um. Sie wollen natürlich „gesehen" und bewundert werden. Doch schnell greift eine Hand zur Kamera und hält fest, was eigentlich einzig bleiben soll. Solche Fotos machen dann die Runde in der Szene, erscheinen in Büchern oder Magazinen, und schnell finden sich überall umtriebige Liebhaber, denen Gleiches zu tun in den Sinn kommt. Also suchen sie ihre Tattoo-Künstler auf und lassen sich mittels Vorlage lauter neue „individuelle" Tattoos machen. Leider gibt es bis heute kein Urheberrecht auf Tätowierungen!

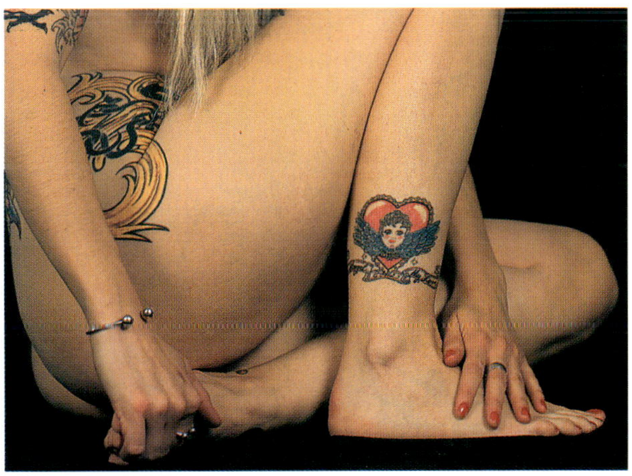

Oben: Am Bein von Bob Roberts; an der Hüfte von Louis Molloy.

JAN SEEGER

"Wenn Du Dich für das Tätowieren entscheidest,

wird der Tattoo-Gott zu Dir sprechen."

Suzi (1)

Abschnitt 2: Stilrichtungen und Einflüsse

Die westliche Tattoo-Kunst wird heute von den verschiedensten Stilrichtungen beeinflußt. Dazu gehören auch solche aus nichtwestlichen Kulturkreisen sowie aus anderen populären künstlerischen Ausdrucksformen des Westens. Natürlich lebt die Tattoo-Kunst auch (und vielleicht sogar in erster Linie) durch den Mythen- und Legendenstoff, der in unsere Kultur und unsere eigene Phantasiewelt eingegangen ist.

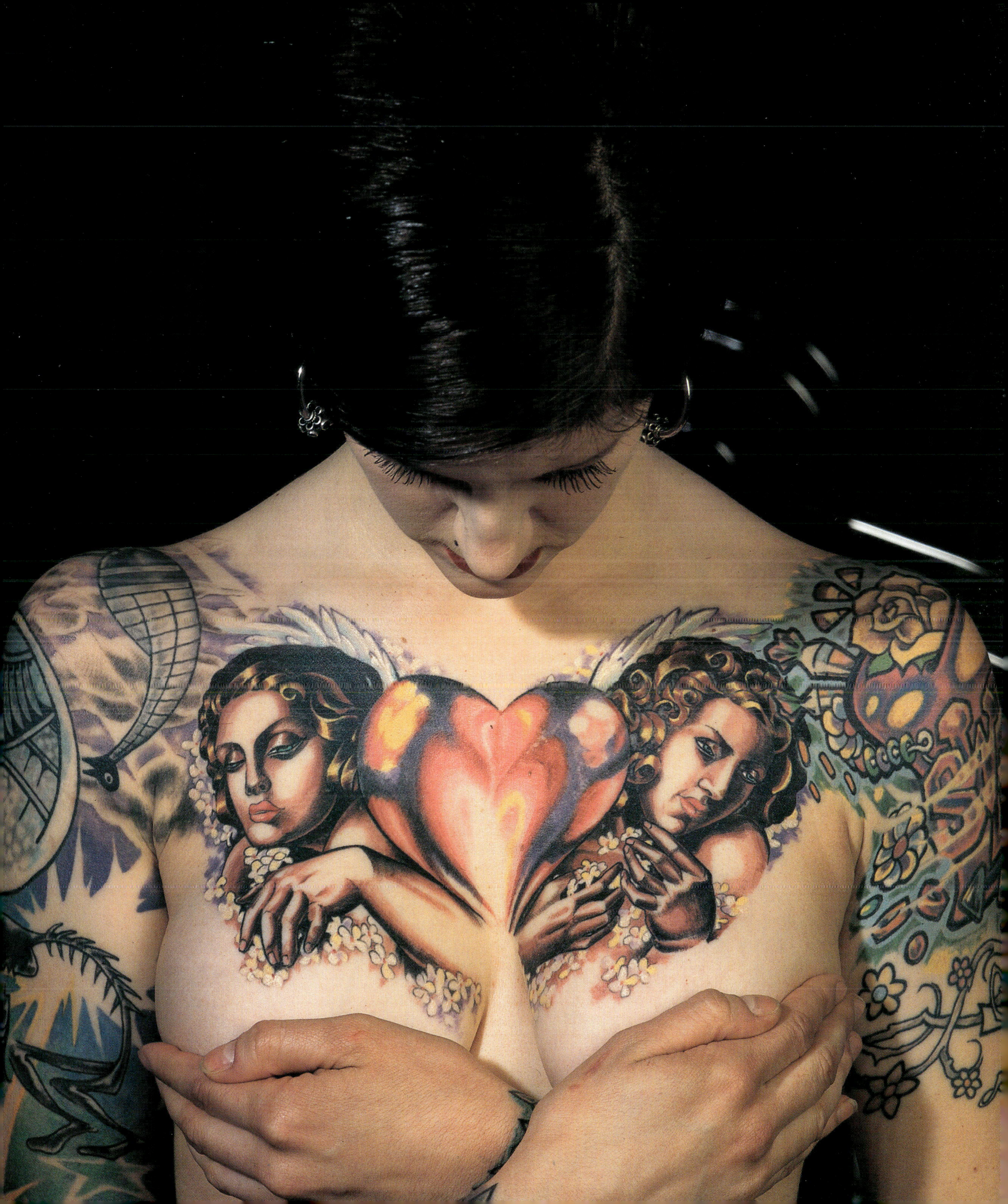

Japanisch
– die Kunst der Helden

In Japan sind Tätowierungen mindestens seit dem 5. Jahrhundert v. Chr. bekannt, und zwar als Zierde des Körpers, für spirituelle Zwecke, aber auch um Verbrecher zu stigmatisieren. Der feine Stil japanischer Tattoos, der uns heute bekannt ist, geht zurück auf eine chinesische Novelle, die um die Mitte des 18. Jahrhunderts ins Japanische übertragen wurde (*Suikoden*). Sie entstand im China des 14. Jahrhunderts und handelt von einer Bande Robin Hood vergleichbarer Gesetzloser. Anfang des 19. Jahrhunderts erfreute sich diese Novelle in Japan großer Beliebtheit und erschien in verschiedenen Ausgaben, die zum Teil mit Holzschnitten illustriert waren.

Einige der Helden aus der Novelle waren tätowiert – Shishin trug neun Drachen, Rochishin Blumen und Busho einen Tiger. Farbige Abbildungen dieser und anderer Helden mit ihren Tattoos sollten die Grundlage der japanischen Kunst des Tätowierens bilden, wie wir sie heute kennen.

Meist wurden die durch den Novellenstoff inspirierten Tattoos mit den Feuerbekämpfern von Edo, der Hauptstadt des Landes, in Verbindung gebracht: Die japanische Regierung rekrutierte in jener Zeit arbeitslose Männer und schuf so die erste Berufsfeuerwehr des Landes. Diese Männer identifizierten sich gern mit den Helden der Novelle und gaben ihrer Sympathie sichtbaren Ausdruck, indem sie sich am ganzen Körper (mit Ausnahme von Kopf, Händen und Füßen) tätowieren ließen. Dabei hatte jede Einheit dieser Feuerwehr ihre eigenen Motive.

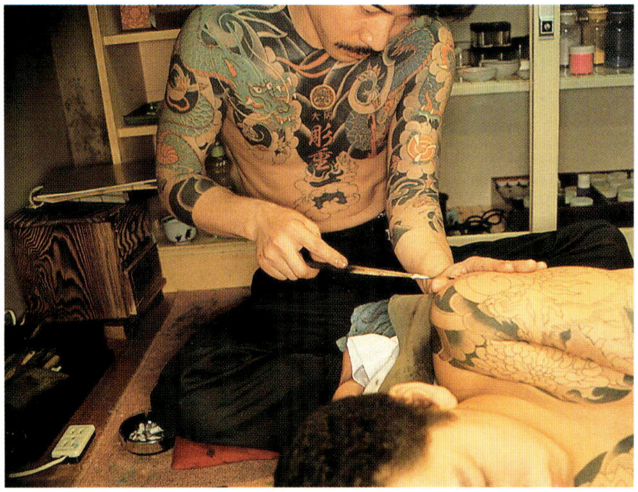

Oben: Horiwaka tätowiert in seinem Studio in Tokio auf traditionelle Weise. Japanische Meister nehmen meist einen Künstlernamen an, der mit „Hori" beginnt, was sich von *horishi*, der Gilde der Tattoo-Künstler im 19. Jahrhundert ableitet. Wenn sich ein Tätowierer zur Ruhe setzt, gehen sein Name und sein Geschäft auf seinen Gesellen über. Oft beerbt ihn sein Sohn oder ein anderer Verwandter.

CHRIS WROBLEWSKI/SKIN SHOWS

Als die Tattoo-Mode auch auf andere Gruppen der arbeitenden Bevölkerung von Edo übergriff, entwickelten sich die Motive weiter. Mitte des 19. Jahrhunderts hatten sich dann genaue Vorstellungen über die Motive und deren Plazierung auf dem Körper durchgesetzt. Jeder Tätowierte trug einen „Anzug" aus einer Folge von Mustern, die Rücken, Gesäß, Brust, Bauch sowie Lenden bedeckten und bis zur Mitte der Unterarme bzw. Oberschenkel reichten. Die wichtigste Weiterentwicklung dieser Tradition stellen die *kawa* (=Fluß)-Tattoos dar. Sie lassen in der Mitte von Brust, Bauch und Oberschenkeln einen Streifen untätowierter Haut frei.

Immer wieder wurde das Tätowieren in Japan auch verboten. Trotzdem hat der Brauch überlebt, obwohl ihm ironischerweise der größte Schaden zugefügt wurde, als Japan sich in der zweiten Hälfte des 19. Jahrhunderts dem Westen öffnete: Die Regierung sprach ein striktes Verbot aus, weil man meinte, die Europäer würden Tätowierungen verachten. Zum Glück fanden die arbeitslosen Tattoo-Künstler unter den westlichen Besuchern schnell einen neuen Kundenkreis. Dazu gehörte beispielsweise auch der spätere britische König George V., der sich als Herzog von York bei einem Besuch in Tokio einen Drachen auf den Unterarm tätowieren ließ.

Japanische Tattoos haben so manchen Künstler zu seinen besten Arbeiten angeregt, was angesichts der reichen Tradition dieses Landes mit ihren komplexen Mustern, leuchtenden Farben und ausdrucksstarken Bildern niemanden verwundern dürfte.

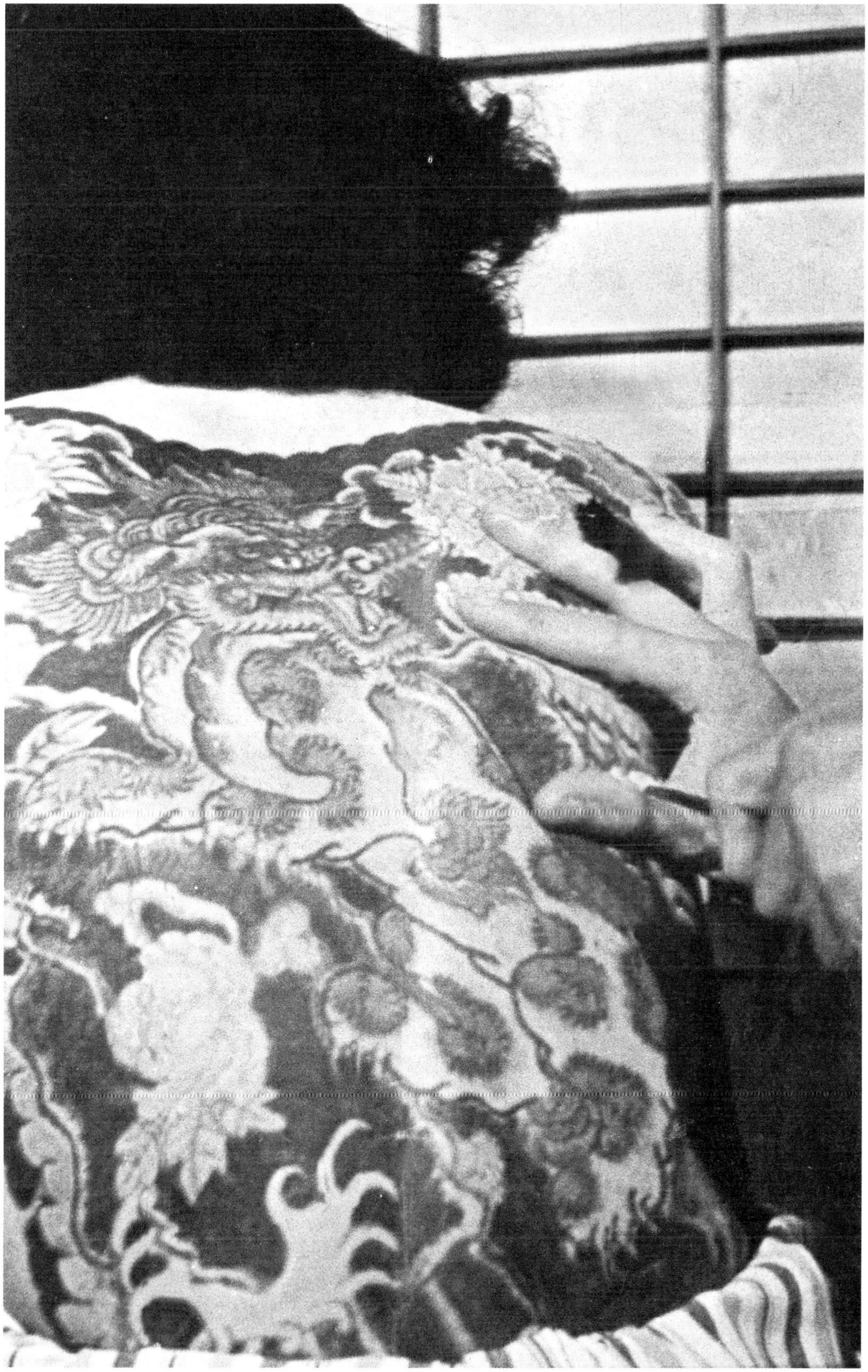

Links: Ein japanisches Mädchen mit einem Löwen-Tattoo.

Der mächtige, alles beschützende chinesische Löwe [ist das] ... Symbol für Mut und Stärke. (2)

Nach traditionellem japanischen Brauch beginnt das Tätowieren meist mit einem Besuch des Meisters durch den Kunden, der die Empfehlung eines anderen Kunden oder eines gemeinsamen Bekannten mitbringt.

Der Kunde trifft seine Auswahl unter den Motiven, die oft auf Kunstdrucken beruhen. Dann werden die Umrisse freihändig mit einem Leuchtstift auf die Haut aufgetragen (früher wurde dafür Tinte verwendet, heute dient dazu ein Leuchtstift; seine Farbe bleibt mehrere Tage auf der Haut sichtbar). Die Umrisse tätowiert der Meister anschließend in mehreren Sitzungen mit *sumi*, einer dicken, auf Holzkohle basierenden Farbe, wie man sie auch für Pinselstrichzeichnungen verwendet. Sein Instrument besteht aus vier Nadeln, die in ein Holzteil mit Griff eingepaßt sind:

Es befindet sich in der rechten Hand, während die linke die Haut spannt. Zwischen dem kleinen und dem Ringfinger der linken Hand hält der Meister einen mit *sumi* getränkten Pinsel. Die Nadeln werden gegen diesen Pinsel gestrichen, nehmen dabei Tinte auf und werden anschließend in einem bestimmten Winkel zur betreffenden Körperpartie direkt in die markierte Linie eingestochen. Dieser Vorgang wiederholt sich nun endlose Male – im harmonischen Rhythmus einer langsam arbeitenden Nähmaschine. So werden Farbpunkt für Farbpunkt unter die Haut gegeben. (3)

Wenn die Umrisse tätowiert sind, wird das Motiv eingefärbt. Ursprünglich standen nur Schwarz, Rot und gelegentlich Braun zur Verfügung; durch Mischung ließen sich aber weitere Farbtöne gewinnen. Mit einem Instrument mit bis zu zehn Nadeln lassen sich größere Flächen ohne Schattierungen ausfüllen.

THE SKUSE COLLECTION

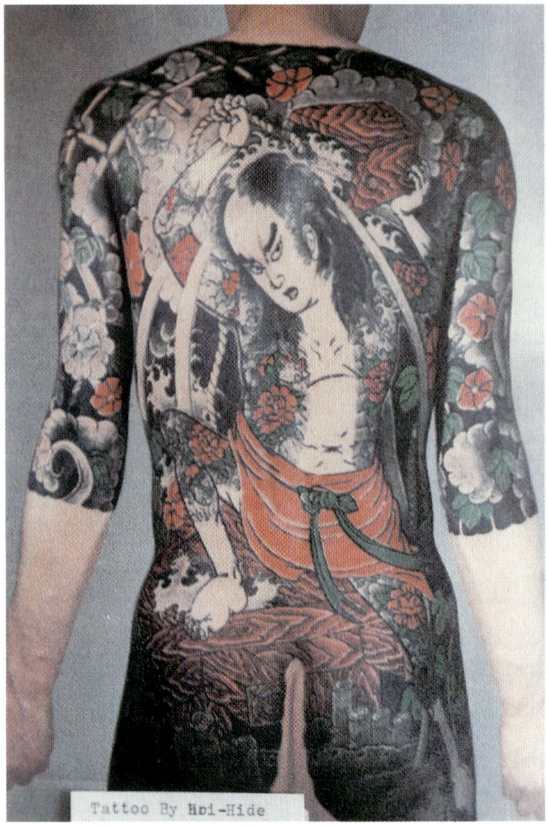

Oben: Fotografien der Arbeiten japanischer Tattoo-Künstler, so wie dieses Beispiel von Hori Hide, kursieren gern unter westlichen Tätowierern und in der gesamten Szene. Dieses Tattoo zeigt einen Mann, der selbst tätowiert ist – wahrscheinlich einer der Helden aus *Suikoden*.

Typisch für das heutige Japan ist eine Tätowierung, die den Rücken bis zu den Oberschenkeln und die Arme bis zu den Ellenbogen umfaßt. Sie läßt sich unter einem traditionellen *happi*-Gewand vollständig verbergen.

THE SKUSE COLLECTION

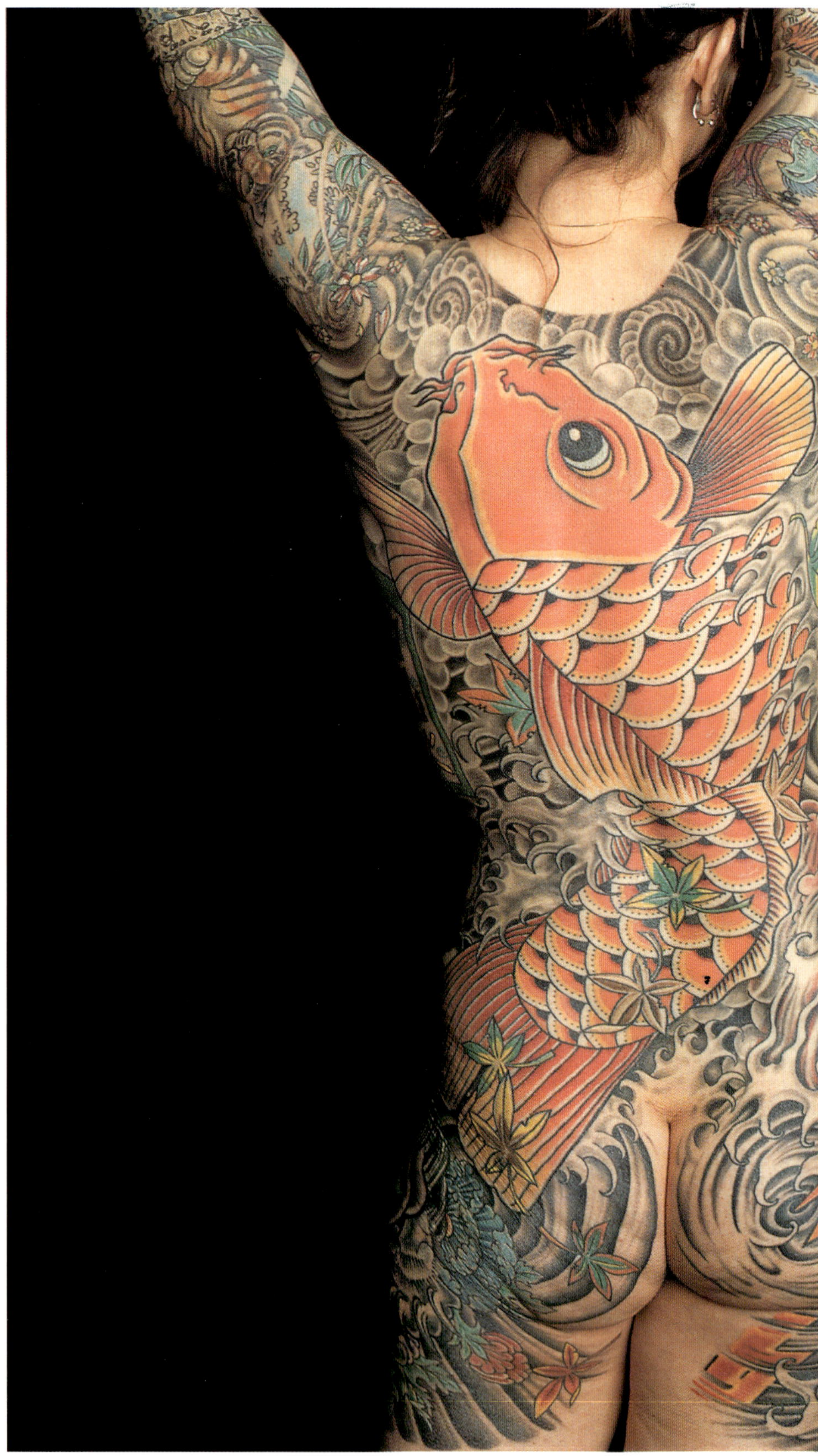

Rechts: Die traditionelle japanische Tätowierung ist immer die Sache eines Mannes; im Westen sind die Bräuche sehr unterschiedlich. Hier zeigt Neely aus Santa Monica eine Arbeit verschiedener Künstler. Der Koikarpfen, die Muster auf Schultern und Armen, links auf dem Oberschenkel, Gesäß und den Rippen stammen von Jesse Tuesday, das Band am Ellenbogen ist das Werk von Riley Baxter; die Motive rechts auf dem Oberschenkel, dem Gesäß und den Rippen hat Kevin Quinn geschaffen. Das graue Muster auf der Brust und alle verbindenden Flächen stammen von Pote Seyler.

WILLIAM DEMICHELE

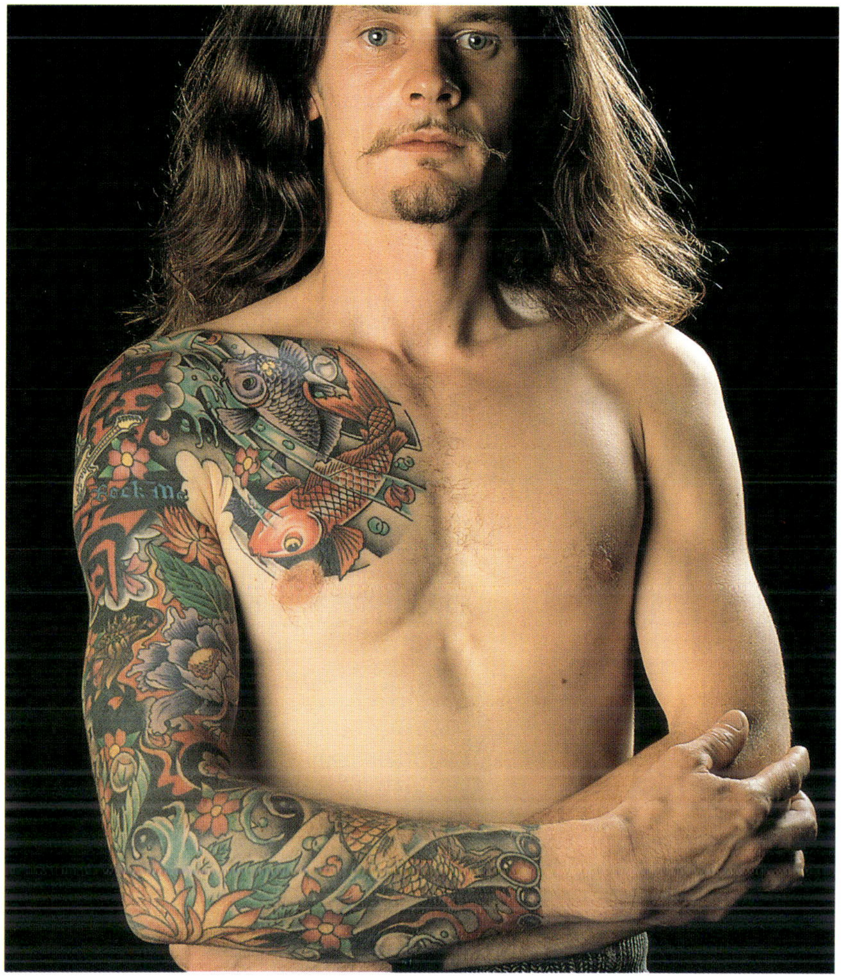

Links: Tattoo von Paul Snooks an Arm und Schulter, ausgeführt von Phil J. Bond aus Torquay (England). Motive, die mit dem Element Wasser assoziiert werden, sind den traditionellen Tattoos der Feuerbekämpfer von Edo entlehnt. Diese Tattoos begründeten den klassischen japanischen Stil:

Eines der beliebtesten Wassertiere ist der hübsche Koikarpfen. Ein Fisch gilt allgemein als Symbol für Gesundheit, Glück und gutes Auskommen. Der Karpfen speziell steht für Kraft, Mut und Ausdauer. Nach alter, aus China überkommener Spruchweisheit passiert der ausdauerndste und kräftigste Karpfen das Drachentor, verwandelt sich anschließend in einen Drachen und genießt so ewiges Glück. (4)

HENRY FERGUSON

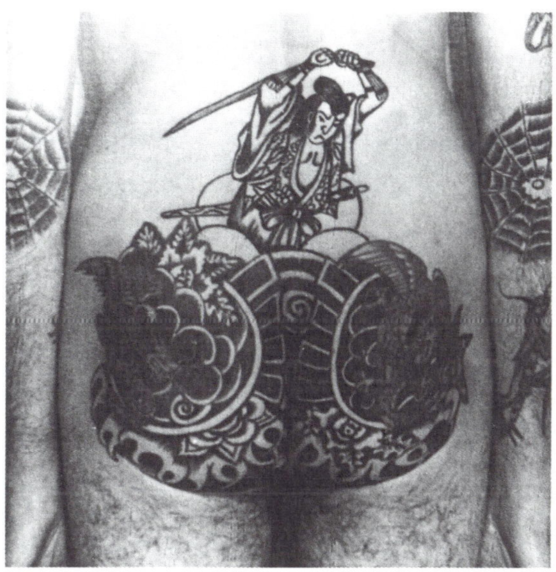

Links: Ein Tattoo im japanischen Stil auf dem Gesäß. Es stellt einen Samuraikrieger dar (Les Skuse aus Bristol, England).

THE SKUSE COLLECTION

Tribal – alte Motive für neue Wilde

„Tribal“ nennt man sowohl die traditionelle Tattoo-Kunst der Naturvölker (z. B. der Iban oder See-Dayak auf Borneo, Hawaiianer, Maori, Samoaner etc.) als auch den in den westlichen Ländern beliebten Stil, der sich in den letzten Jahren in Anlehnung an jene Naturvölker entwickelt hat.

Anders als die herkömmlichen westliche Motive mit bildhaften Darstellungen, Namenszügen und Blumen in leuchtenden Farben und schwarzer Konturlinie zeichnen sich Tribal-Tattoos durch kräftige schwarze, scherenschnittartige bzw. geometrische Motive aus. Hierbei wird der menschliche Körper nicht auf die Zweidimensionalität einer Leinwand nach Art der klassischen Tafelmalerei zurückgeführt, um beispielsweise ein Schiff unter vollen Segeln darzustellen, vielmehr schätzt man die elementare Körperhaftigkeit des Menschen und unterstreicht in der Linienführung seine Plastizität (z. B. die Rundungen der Muskulatur).

Freilich benutzen die westlichen Künstler bei ihren Tribal-Tattoos nicht die primitiven Instrumente und Materialien der Tribaltradition (aus Holz, Knochen, Muschelschalen etc.). Meist arbeiten sie mit den schnelleren und weniger schmerzhaften elektrischen Nadeln. Trotzdem erfordert ein Tribal-Tattoo, das guten Qualitätsansprüchen genügen soll, viel Geschick und Erfahrung. Der Amerikaner Cliff Raven war einer der ersten, der mit den Möglichkeiten dieser Stilrichtung experimentierte. Seit den frühen 1960er Jahren sind ihm zahlreiche bedeutende Arbeiten gelungen. Als Don Ed Hardy 1982 sein Buch *Tattootime No. 1: New Tribalism* (5) herausbrachte und darin Arbeiten von Raven, San Franciscan Leo Zulueta und anderen Künstlern vorstellte, war der eigentliche Durchbruch für Tribal-Tattoos geschaffen. Das Bildmaterial setzte Akzente und erwies sich als ungemein impulsgebend für diese „neue“ Stilrichtung; der Einfluß dieses Buches ist bis heute lebhaft zu spüren.

Heute erhalten die Naturvölker ein positives Feedback aus der westlichen Welt – eine Genugtuung, die ihnen lange verwehrt blieb. Über Generationen wurde ihnen von Missionaren und Kolonialbeamten gepredigt, Tätowierungen seien ein Zeichen ihrer primitiven, nichtzivilisierten Lebensform, und in der Tat wurde dieser Brauch bisweilen sogar vollständig aufgegeben.

Inzwischen werden traditionelle Tattoo-Künstler aus dem Südseeraum regelmäßig zu den Conventions eingeladen, und wie einst die Seeleute, so bringen jetzt die Touristen ihre Tribal-Tattoos aus ihren exotischen Ferienorten zurück in ihre Heimat.

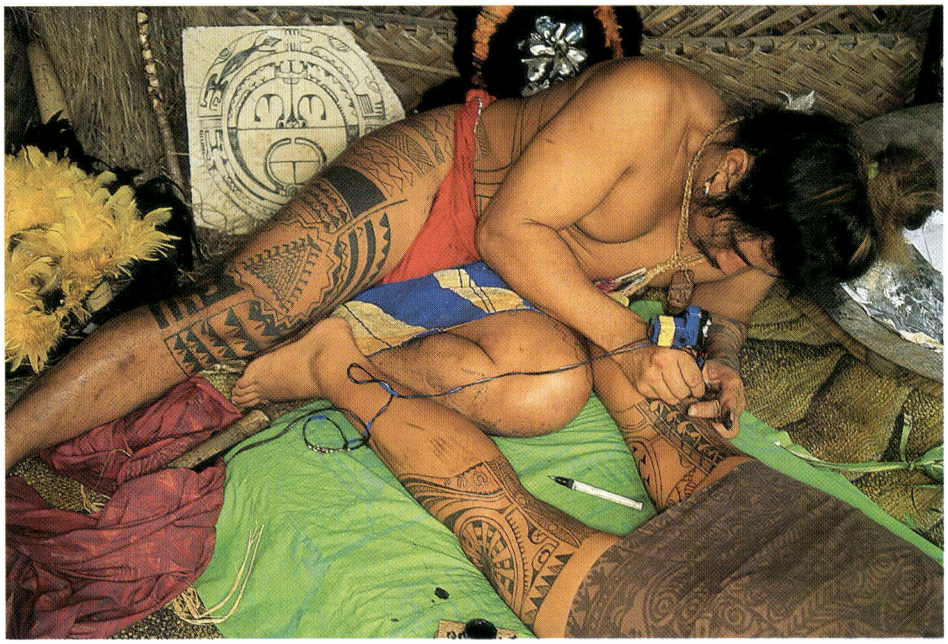

Oben: Nano tätowiert seine Frau Mihinoa in Tiki Village (Tahiti). Er kreiert herrliche traditionelle Muster und benutzt dabei eine moderne Maschine. Nano arbeitet in einem malerischen alten Haus in der Nähe des Club Méditerranée.

CHRIS WROBLEWSKI/SKIN SHOWS

Folgeseite: Rücken-Tattoo von Brian aus Kalifornien im Tribal-Stil, ausgeführt von Alex Binnie aus London.

JAN SEEGER

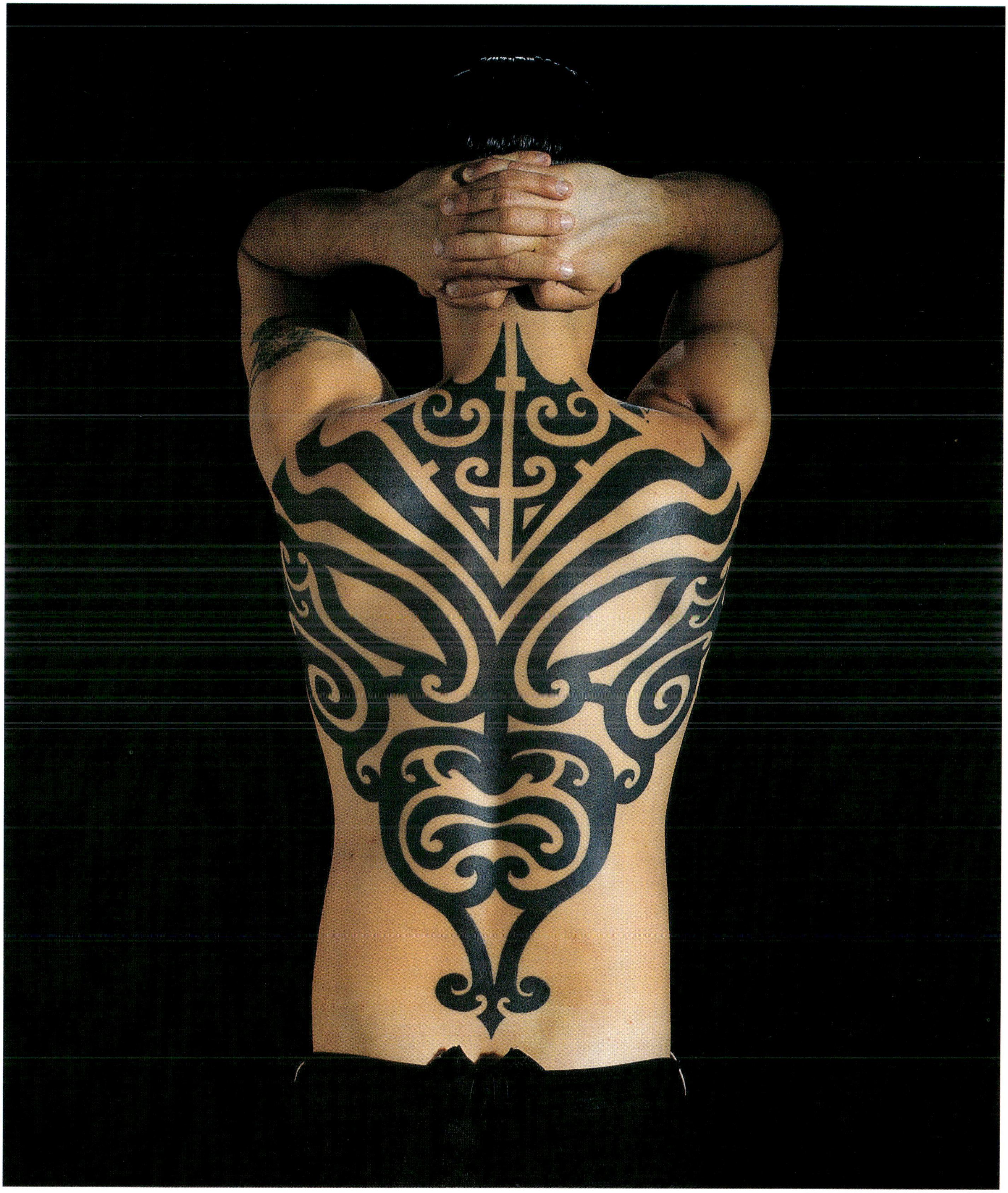

Unten: Motiv bei Kevin Stevens (von Alex Binnie): **Ich begann mit abstrakten schwarzen Tattoos. Sie sind gut für den Anfang, weil sich bei ihnen kleine Fehler nicht auswirken ... Ich mag alles, was kräftig und handfest ist und klare Formen und Konturen aufweist.** (6)

HENRY FERGUSON

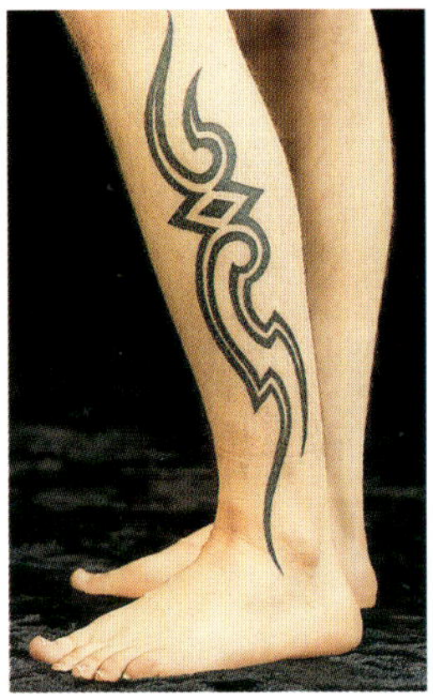

Rechts: Tattoo auf der unteren Rückenpartie von Monica aus New Springfield (Ohio), ausgeführt von Jeremy Caughey. Das Ornament ist von erlesener Grazie.

WILLIAM DEMICHELE

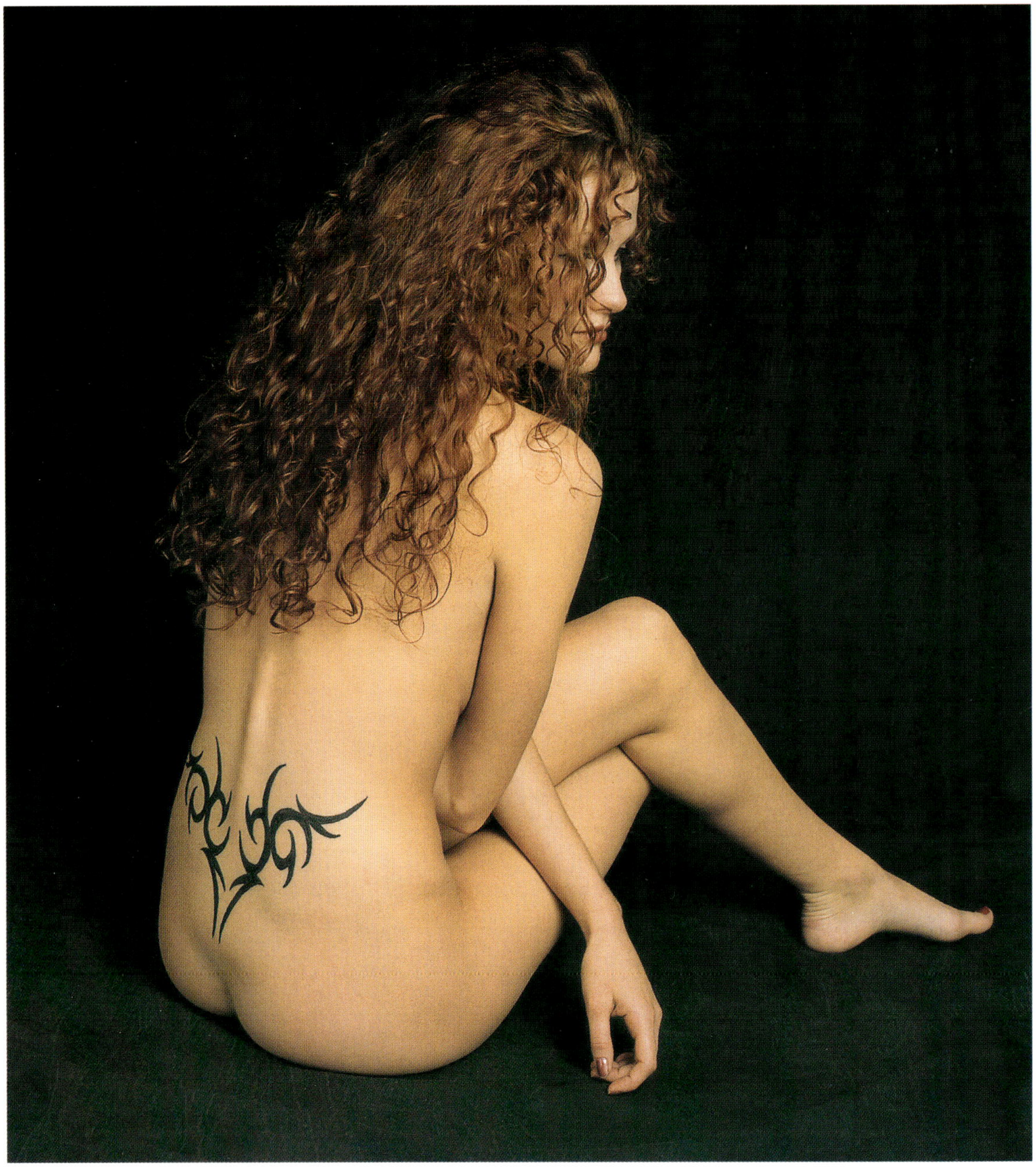

„Der vortechnische Stil kann faszinierend für Menschen sein, die sich in ihre eigene Vergangenheit zurückversetzen möchten, beispielsweise die Samoaner ... – als ein Weg des 'zurück zur Natur' oder einfach aus Bewunderung für diese Stilrichtung, wie man ja auch von aztekischer Keramik oder den Schnitzereien der Haida beeindruckt sein kann. All das ist wirklich sehr akzeptabel, gut nachvollziehbar und eignet sich bestens für eigene Tattoos oder um in dieser Stilrichtung zu arbeiten." Cliff Raven (7)

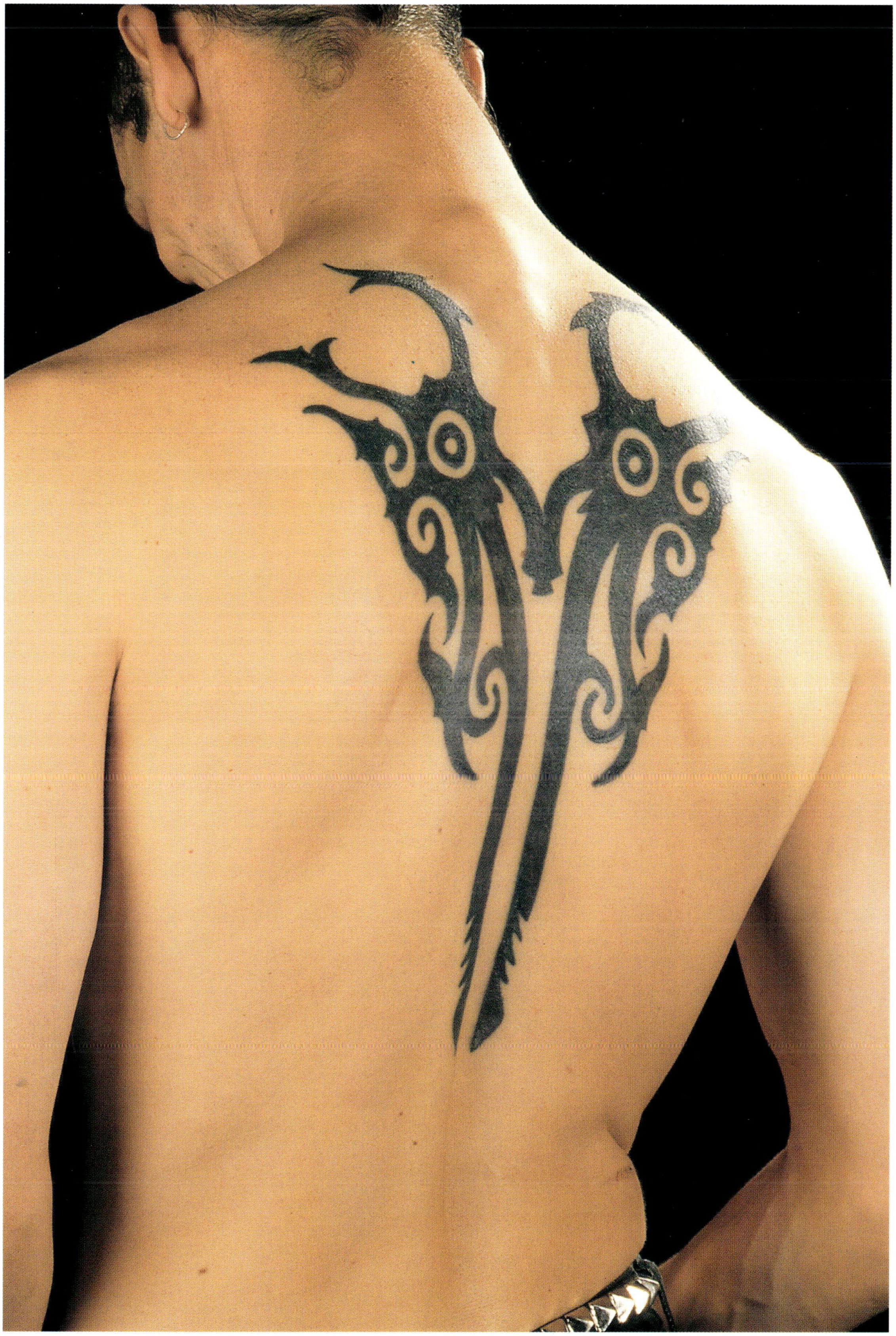

Links: Rich von den „Reducern" *(siehe Seite 41)*. Dieses Muster von Steve Herring basiert auf dem Hunde- oder Drachenmotiv der Dayak. Die Tätowierung stammt von Tony Clifton.

JAMES DRURY

Die drei Tätowierungen auf dieser und der gegenüberliegenden Seite wurden von den hübschen einfarbigen Mustern der See-Dayaks und der Iban angeregt. Diese Stämme leben im malaysischen Teil von Borneo.

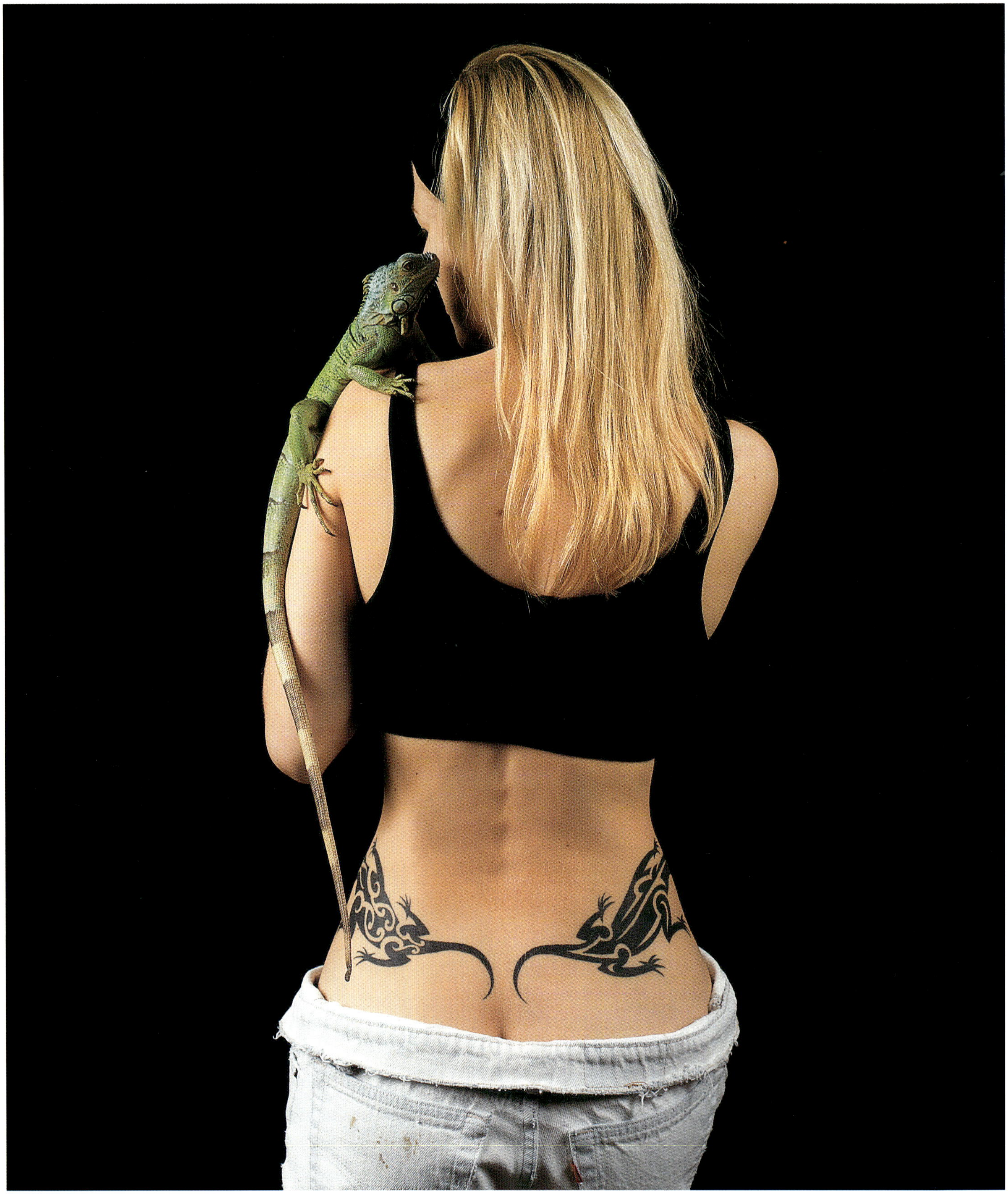

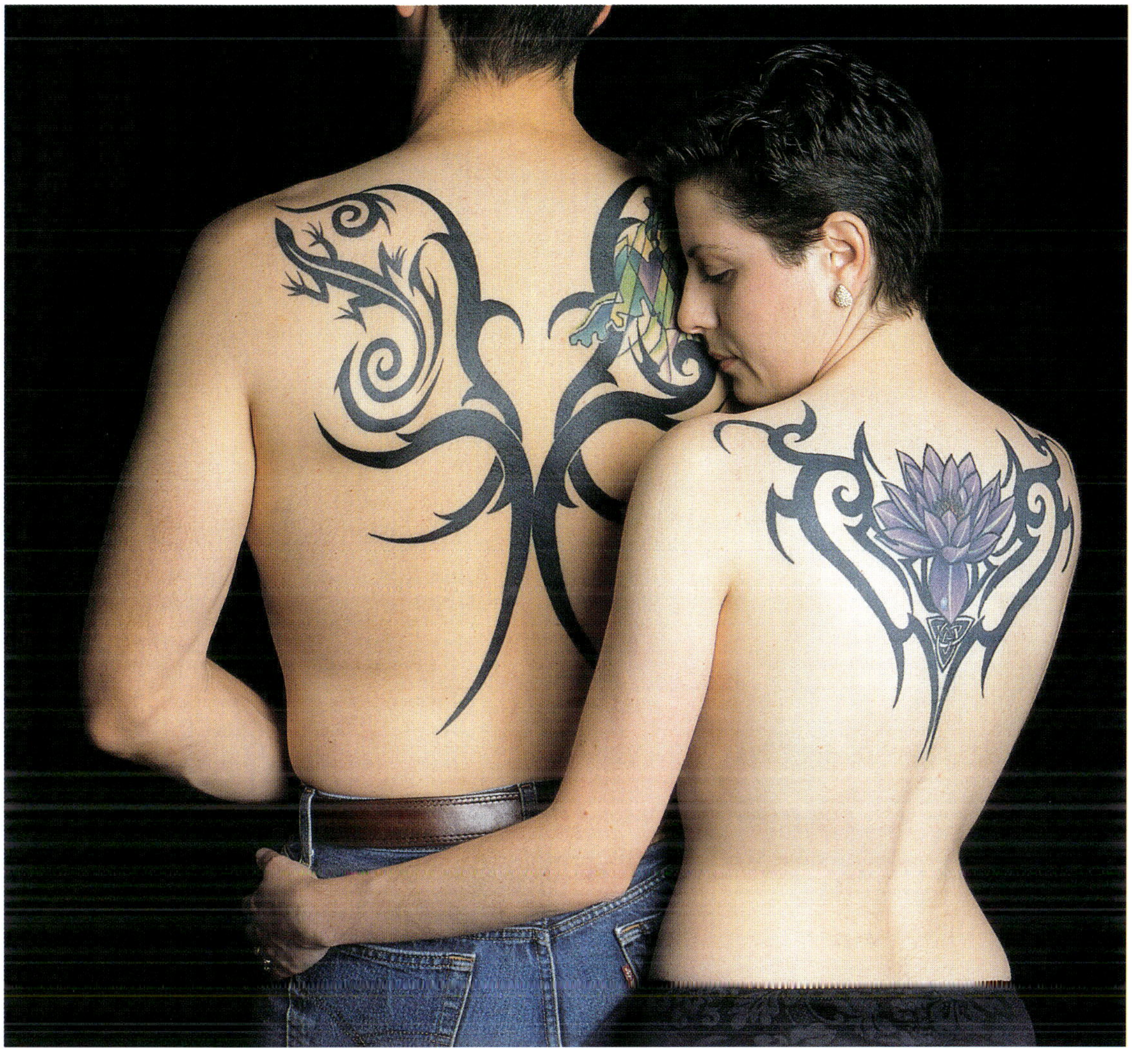

Links: Virginia und ihr Ehemann James aus Shoreline (Washington). Seine Tattoos stammen von Leo Zulueta, Virginias von Vyvyn Lazonga. Zulueta und Lazonga, zwei der bedeutendsten Namen der amerikanischen Tattoo-Szene, zeichnen sich dadurch aus, daß ihre Tribal-Tattoos besonders kreativ und innovativ sind.

WILLIAM DEMICHELE

Rechts: Smilzo aus Bologna erhielt seine Tätowierungen von seinem Landsmann Marco Pisa. Die Motive beruhen auf den scherenschnittartigen Mustern, die typisch sind für viele der traditionellen Tattoos auf Hawaii.

JAMES DRURY

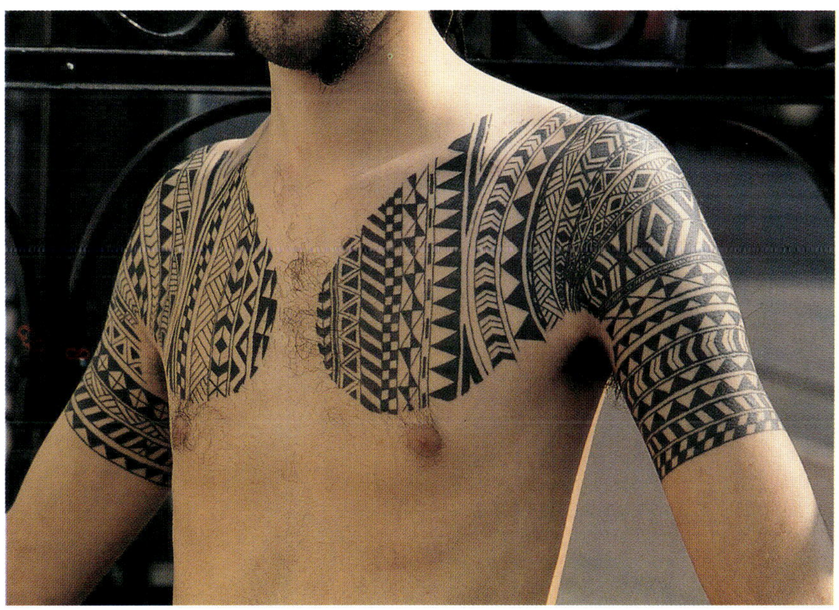

Gegenüber: Erica, aufgenommen in Kalifornien. Das Eidechsen-Motiv, ausgeführt von dem Neuseeländer Trevor Marshall, basiert auf traditionellen Motiven der Maori.

JAN SEEGER

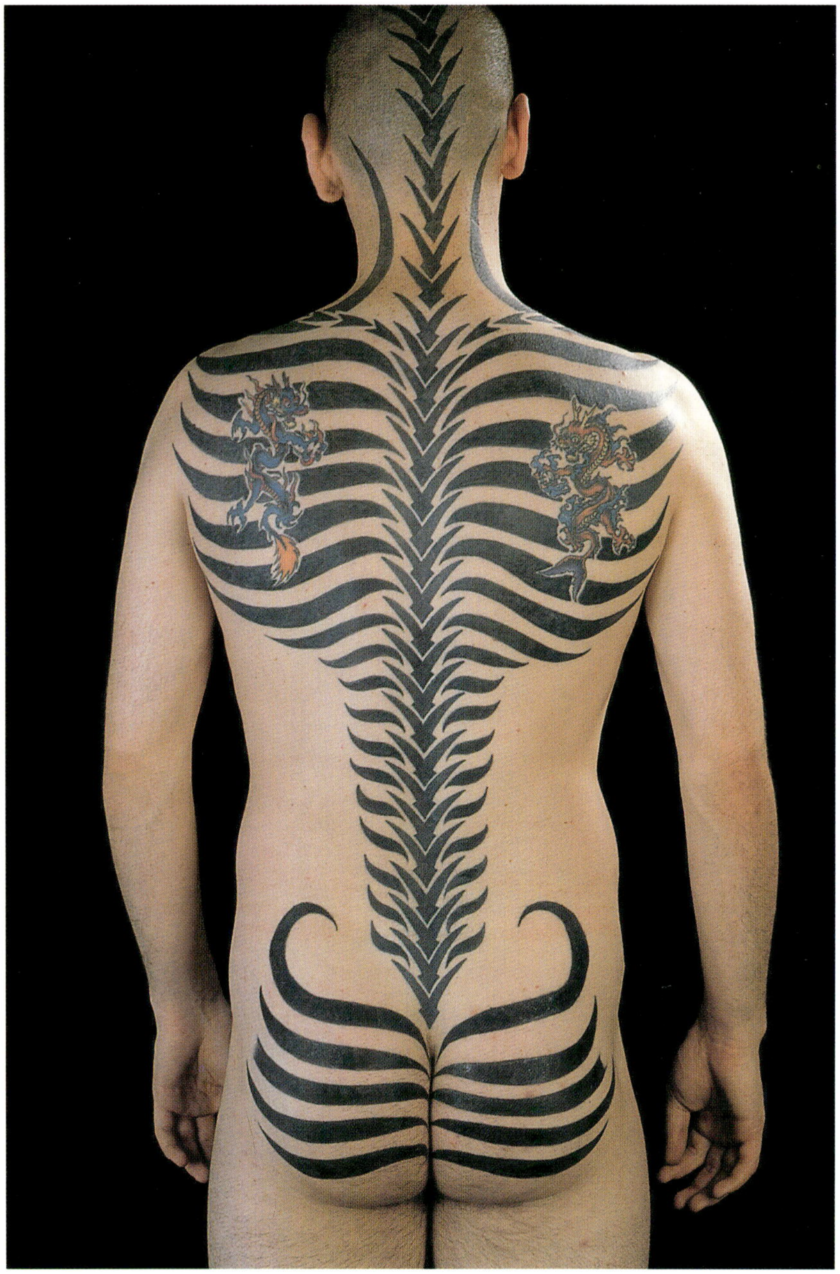

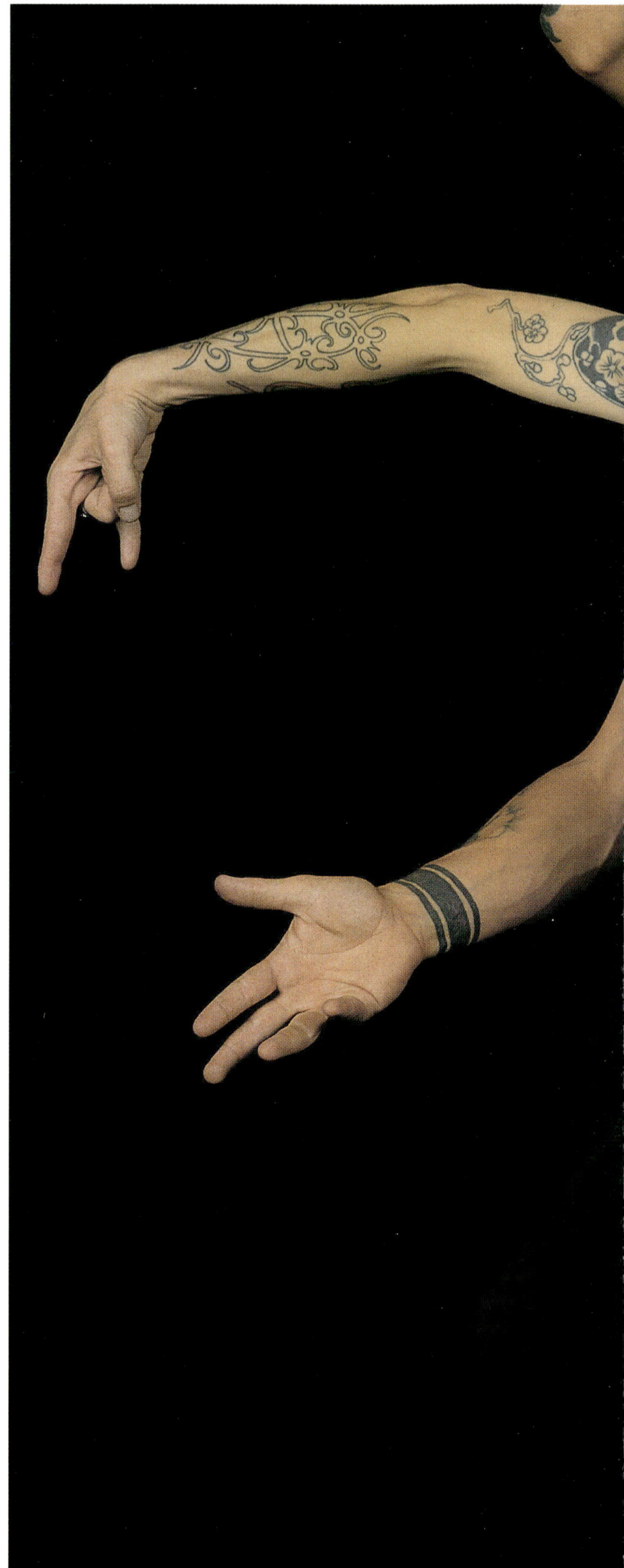

Oben: B. Hogarth aus London mit Tribal-Tattoos auf dem Gesäß und im Schulter- und Rückgratbereich, ausgeführt von Alex Binnie. Die beiden anderen Tätowierungen stammen von Lal Hardy (London).

HENRY FERGUSON

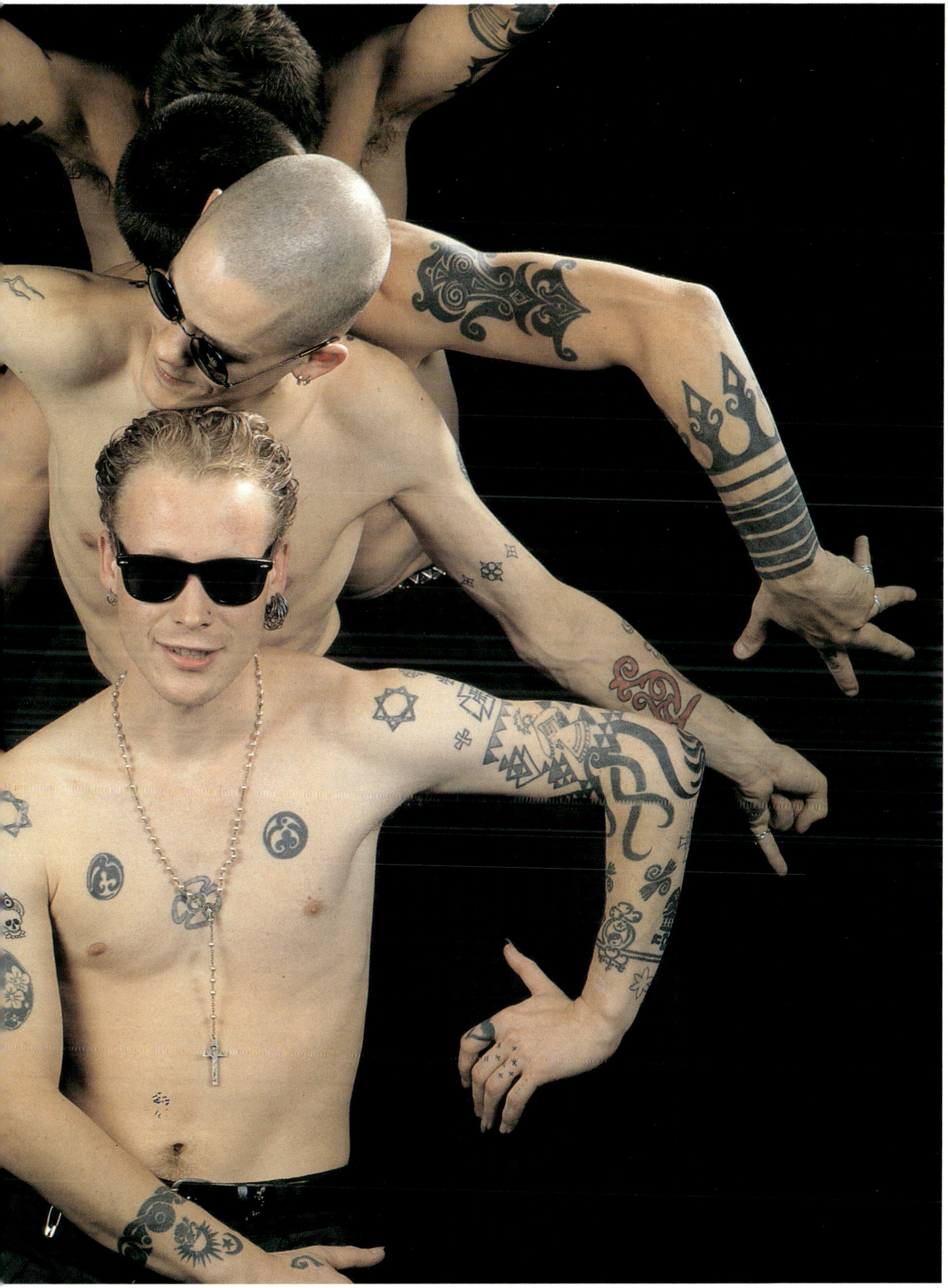

Links: Die „Reducer“ zeigen ihre Tätowierungen von Tony Clifton, Steve Herring und Alex Binnie. Alex Binnie schreibt:

Die „Reducer“ stellen eine Gruppe von Individualisten mit gemeinsamen Einstellungen und Absichten dar. Ihr wichtigstes Kommunikationsmittel ist die Musik, aber das ist nur ein Aspekt dessen, was sie stark macht und zusammenhält. Ihre Philosophie lautet: keinen Scheiß, keine Kompromisse, nur das Echte. Ein Medium der Verständigung untereinander sowie anderen gegenüber sind ihre zahlreichen Tattoos. Alle Mitglieder sind tätowiert – ohne daß Gruppendruck ausgeübt würde, ihnen ist einfach danach. Mit ihren Tätowierungen drücken sie ihre gemeinsamen Absichten und Überzeugungen aus. Die meisten ihrer Tattoos sind abstrakt oder im Blackwork style gehalten – Symbole, Muster und Motive, die eine weit zurückreichende Tradition haben. Das alles tanzt über ihre Haut, ebenso wie die Reducer durch das Leben tanzen. Ihre Tätowierungen machen dabei einen wesentlichen Teil ihrer Ausstrahlung und ihrer Botschaft aus – alles mit Power, alles ernsthaft und kein Wackeln! Die Gruppe ist draufgängerisch; Taten sind bei ihnen schneller als Worte – Haut, Rhythmus, Tanz, Sex. Ihre Tattoos sprechen so laut wie ihre Musik: „Hör zu! lerne! Hier macht jeden etwas an!“ (8)

JAMES DRURY

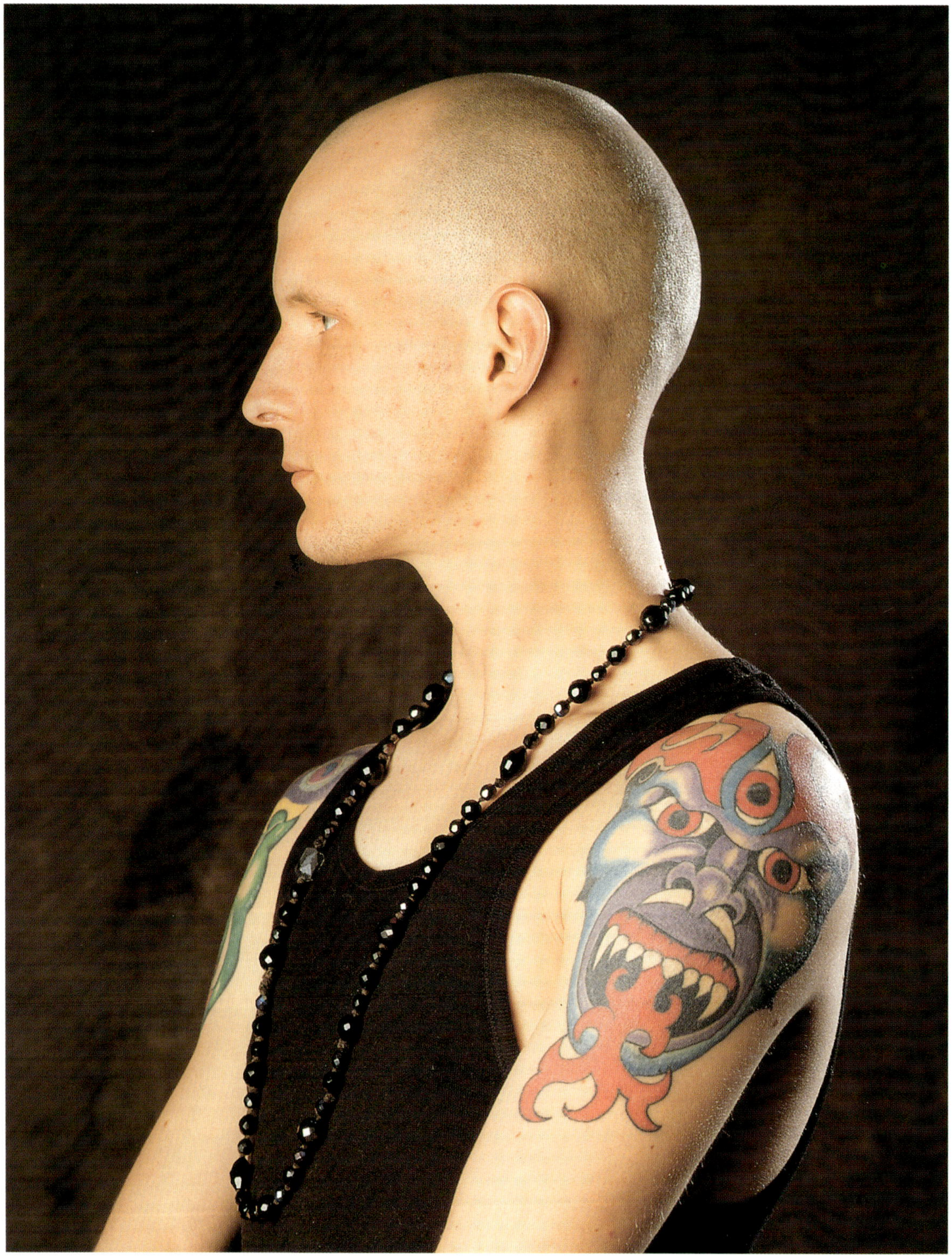

Rechts: Schulter-Tattoo von Alex Binnie im Tribal-Stil, ausgeführt von George Bone.

HENRY FERGUSON

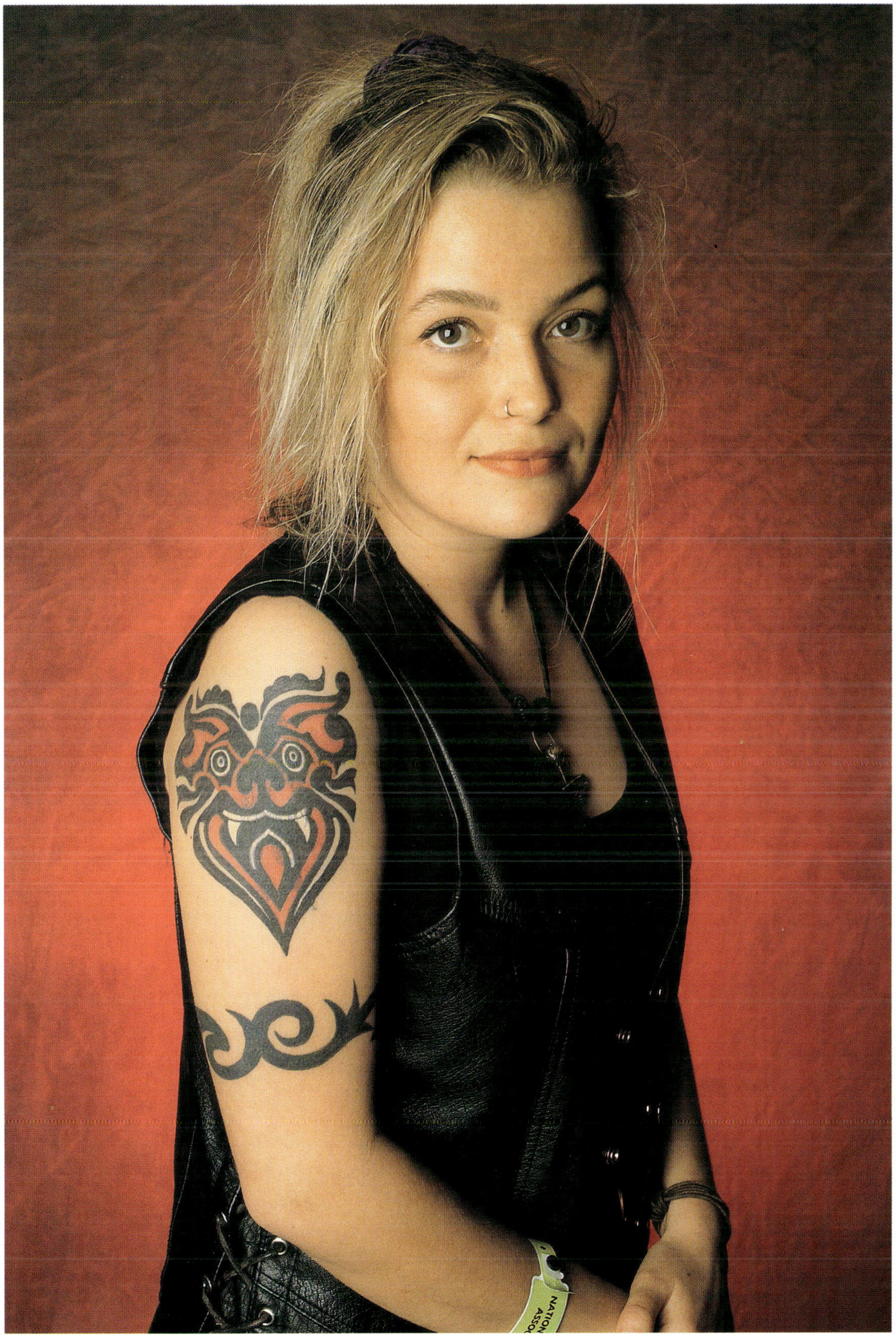

Links: Nina aus Schweden trägt eine Schultermaske im Tribal-Stil (ausgeführt von Doc Forest aus Schweden).

WILLIAM DEMICHELE

„Es kann kein Zweifel daran bestehen, daß die bemerkenswerten Veränderungen im Stil der Tattoos in den letzten Jahrzehnten mit dazu beigetragen haben, diese Kunst allgemein beliebter zu machen. Weil sich die Künstler von standardisierten Mustern zusehends abgewandt haben, finden sich Anhänger auch unter denen, die früher nicht im Traum daran denken mochten, sich tätowieren zu lassen."

Mark C. Taylor (9)

Die Ureinwohner Amerikas

Der „Wilde Westen" war lange der unerschöpfliche Quell für viele Volks- und Antihelden; in die Tattoo-Kultur ist davon freilich nur wenig eingegangen. Ganz anders verhält es sich dagegen mit den amerikanischen Ureinwohnern, den Indianern. Ihr Image hat starke Spuren hinterlassen und wirkte ungemein anregend.

Heute werden den Indianern viele positive Eigenschaften und Fähigkeiten zugeschrieben; in der Tattoo-Szene finden sie viele Bewunderer, die deren Tradition achten und wertschätzen. Sie betrachten sie als Angehörige einer unterdrückten und fast ausgerotteten Minderheit, der sie eine tiefgründige Spiritualität zumessen, als genügsame Nomaden, ehrenhafte, tapfere, schöpferisch begabte Menschen, die auch die Fähigkeit auszeichnet, ihrem Stamm die Treue zu halten. So tugendhaft männlich, wie die Indianer gesehen werden, erschienen den Japanern im frühen 19. Jahrhundert die Helden von *Suikoden* *(siehe Seite 30–31)*.

Die frühen Beispiele für Tattoos, die einen Bezug zu den Indianern herstellten, zeigen diese meist porträtiert und in vollem Kriegsschmuck. Auch der Krieger auf seinem Pferd mit einem mit Federn verzierten Speer in der Hand war ein beliebtes Motiv – so wie auch das Auge von John Wayne in einem seiner klassischen Streifen ihn auf entfernter Bergkuppe als Silhouette wahrgenommen hat.

Später, als Künstler und Kunden Interesse an aufwendigeren Arbeiten zeigten, wurde der Körper wie in der japanischen Tradition großflächig bedeckt, aber nun mit der Darstellung klassischer Westernhelden. Beliebt waren ferner szenische Darstellungen aus dem Leben der Prärieindianer – mit Büffeln, Zelten, Pferden und Adlerstandarten.

Auch Armbänder im Federschmuck gehörten zu den geschätzten Tattoo-Mustern dieser Tradition; sie wirkten bei guter technischer Ausführung täuschend echt. Diese Wirkung läßt sich auf Seite 68 *(unten rechts)* gut erkennen. Hamish Halleys rechte Brustwarze ist so tätowiert, als sei sie mit einem Lederriemen gepierct. Diese Sitte gab es auch bei den Initiationsriten der Prärieindianer.

Von den Indianerstämmen der Haida, Kwakiutl und Tlingit aus dem pazifischen Nordwesten sind hübsche Totemmotive entlehnt, zum Beispiel von Bären, Adlern und Killerwalen. Damit haben diese Stämme früher ihre Behausungen, Kleidungsstücke, Trommeln und Decken geschmückt. Die Muster ließen sich aber gut auf die Haut übertragen. Auch auf der Haut verströmen die Totems noch viel von der früheren magischen Kraft.

Die heutige Beliebtheit der Tribal-Tattoos hat im übrigen dazu geführt, daß Motive der Azteken und Maya aus Mittel- und Südamerika gleichfalls Interesse gefunden haben.

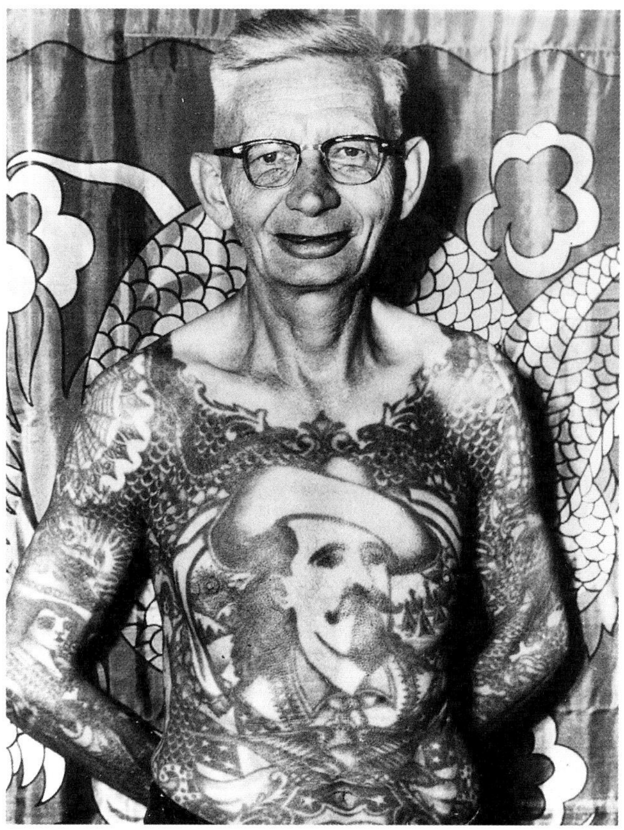

Oben: Doc King zeigt stolz seine Tattoos aus den 1920er Jahren. Das Porträt stellt Wild Bill Hickock dar. Ein bekannter Künstler dieser Stilrichtung war Milt Zeiss aus Illinois (USA).

THE SKUSE COLLECTION

Folgeseite: Der Kopf eines Indianerhäuptlings von Les Skuse auf dem Rücken eines Mitglieds des Bristol Tattoo Clubs (England). Die betont kräftigen Konturen in Schwarz waren in den 1950er und 60er Jahren sehr beliebt.

THE SKUSE COLLECTION

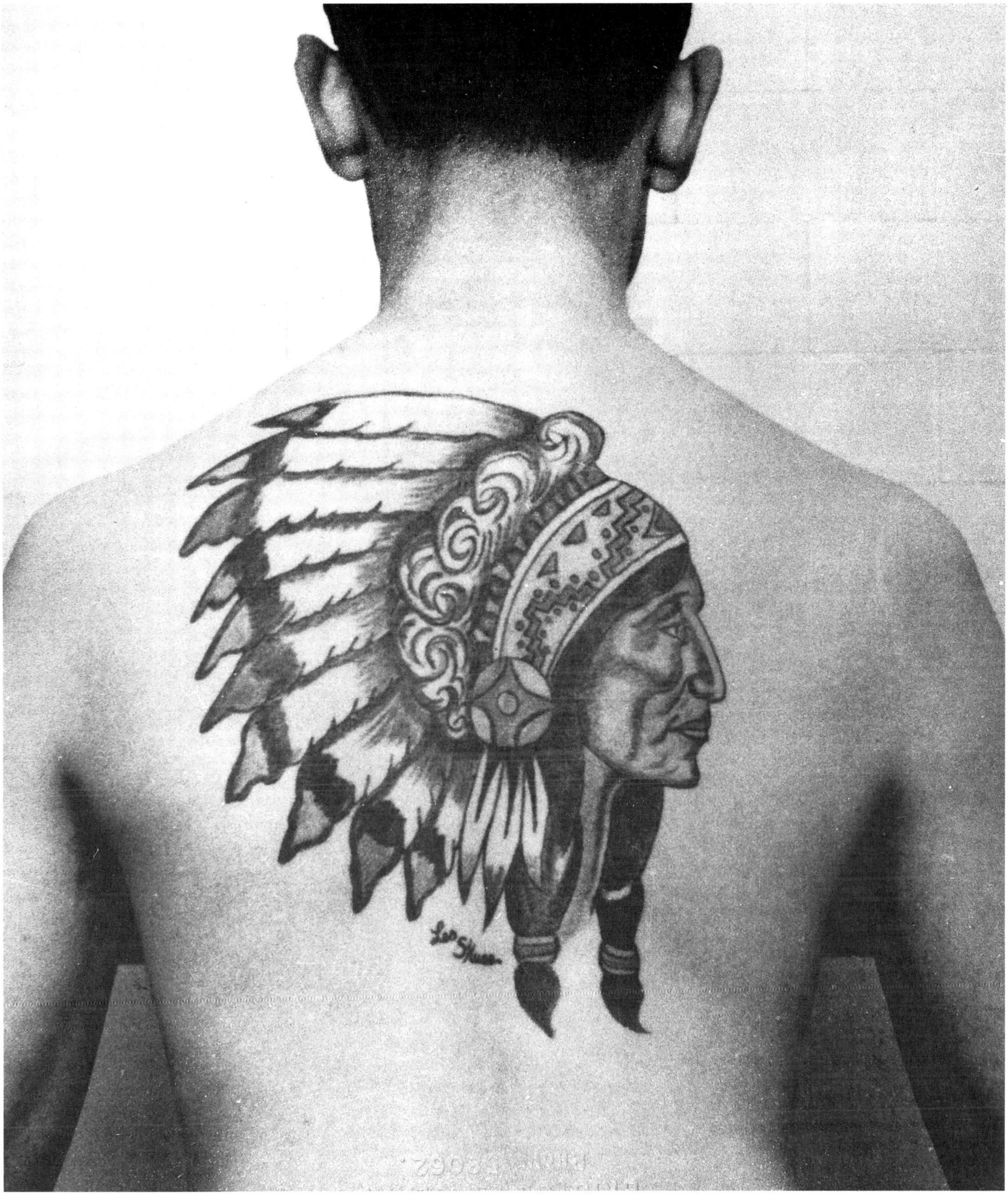

Alle Bilder auf dieser und gegenüberliegender Seite: Dave Nelson aus Reading (England) mit umfangreichen Tätowierungen, ausgeführt von Ian, ebenfalls aus Reading.

Ich fühle schon seit langem wie ein Indianer. Ich glaube, alles begann mit meinem Faible für den Wilden Westen, als ich ein Kid war – wie es damals alle meine Altersgenossen hatten. Wildwestfilme – das war toll, ... aber als ich älter wurde, habe ich viel darüber gelesen und erfuhr, wie der Wilde Westen wirklich war. So lernte ich auch viel über die Indianer. Ich fand, daß es ganz besondere Menschen sind. Nirgendwo auf der Welt gibt es einen Menschenschlag, der ihnen gleichkommt. Ich werde bisweilen sehr traurig, wenn ich darüber nachzudenken beginne, welch schreckliche Dinge man mit ihnen anstellte und was sie alles erleiden mußten. Indianer sind sehr gläubig veranlagte Menschen. Das finde ich faszinierend. Sie sind auch auf meinen Tattoos zu sehen, womit ich ihnen gegenüber meine Sympathie ausdrücke. Nach dem ersten Indianerkopf auf meinem Unterarm brauchte ich etwas für den anderen und wählte dazu Artikel 2 der amerikanischen Verfassung (das Recht, Waffen zu tragen), was nichts mit Indianern zu tun hat, mir aber ebenso wichtig ist. Dann folgte das Motiv der Klapperschlange, die einen gewissen Zusammenhang mit dem Wilden Westen herstellt. Auf meinen linken Oberarm ließ ich mir einen weiteren Indianer und auf den rechten

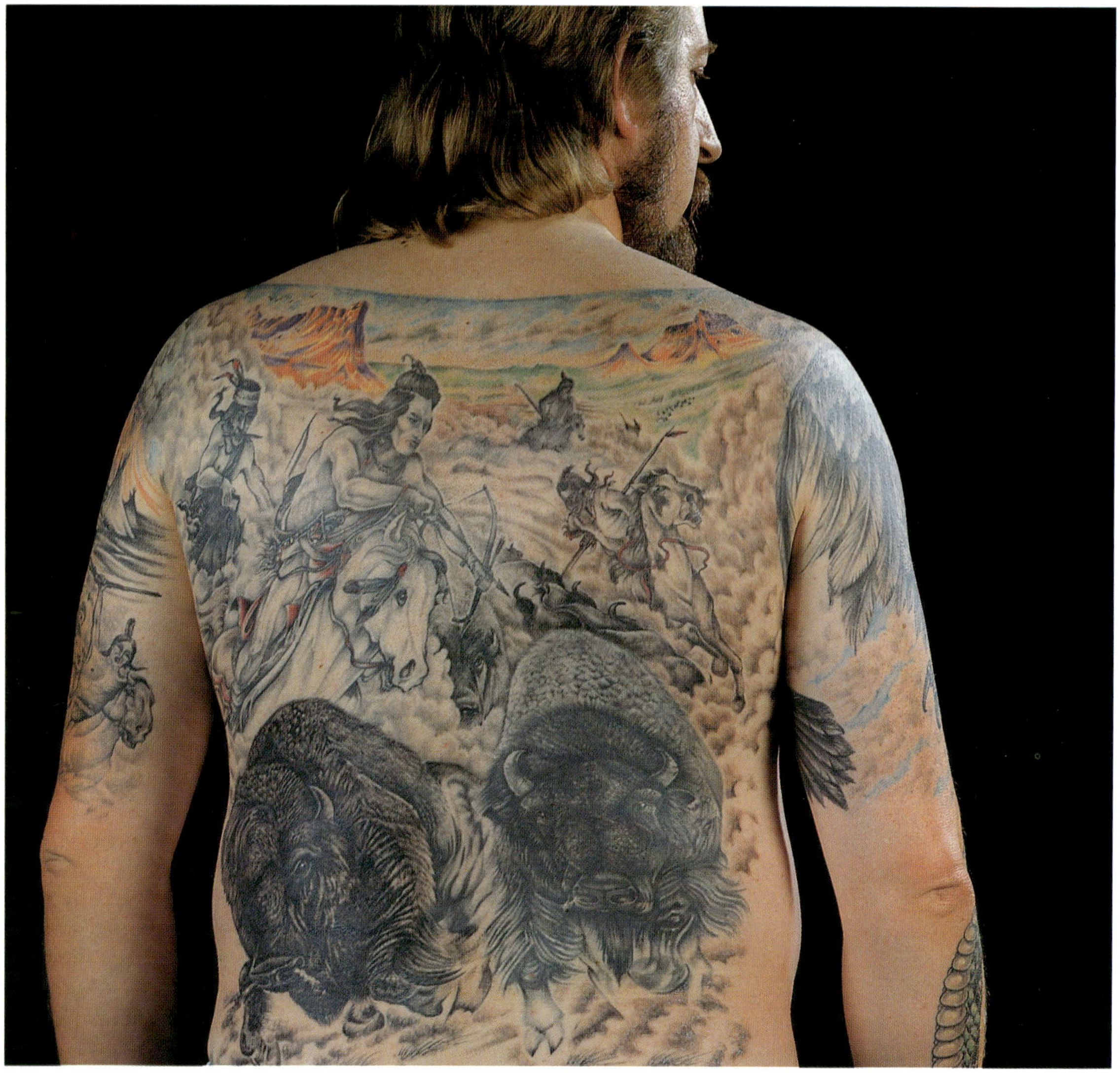

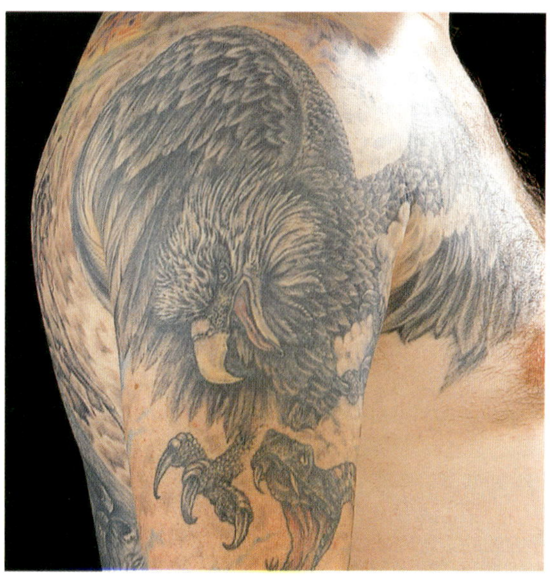

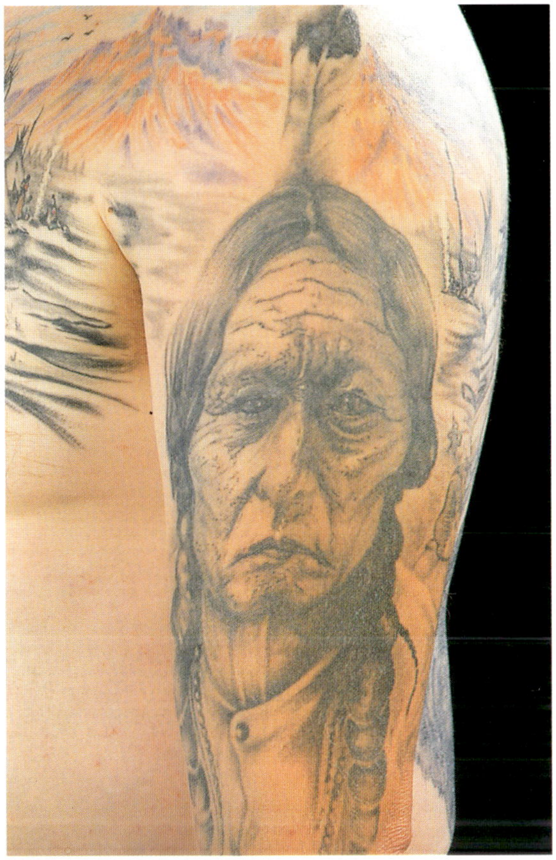

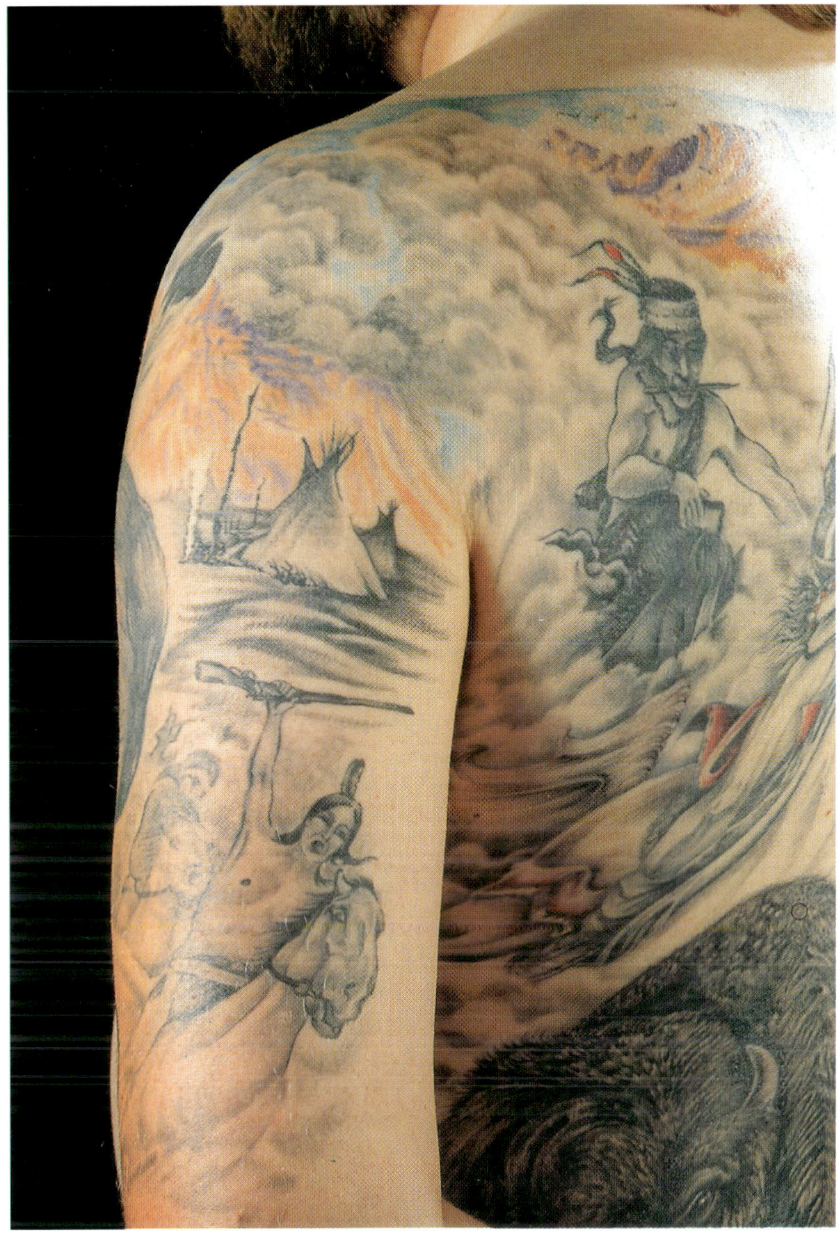

einen Adler tätowieren. Er bedeckte diese Körperpartie wie eine Schulterkappe; deshalb ergänzten wir den Indianerkopf auf der linken Seite um die Dorfszene. So sollte eine Entsprechung geschaffen werden.

Über meinen Rücken habe ich lange nachgedacht. Dann wurde mir im Zusammenhang mit meinen anderen Tattoos klar, da kann nur eine Szene aus dem Leben der Indianer passen, und das Thema Büffeljagd hat mir besonders gefallen. Die Darstellung ist nach einem zeitgenössischen Gemälde – von Charles Russell, glaube ich. (10)

HENRY FERGUSON

„Wissenschaftliche Untersuchungen haben ergeben, daß nahezu alle Bewohner des präkolumbischen Amerika ihre Körper bemalt oder tätowiert hatten – natürlich aus vielerlei Gründen, aber auch als Zierde ihrer nackten Haut.“ Ferdinand Anton (11)

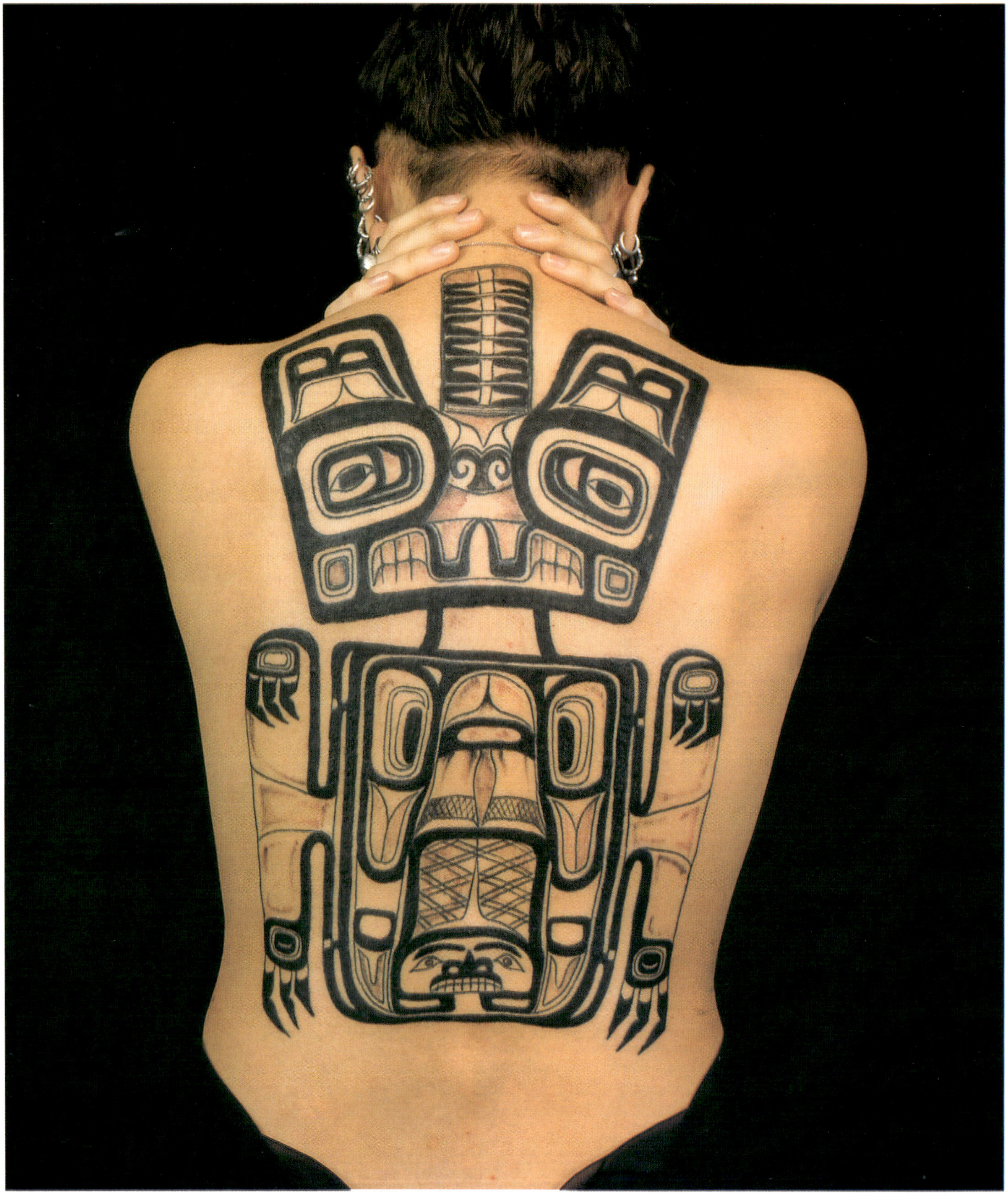

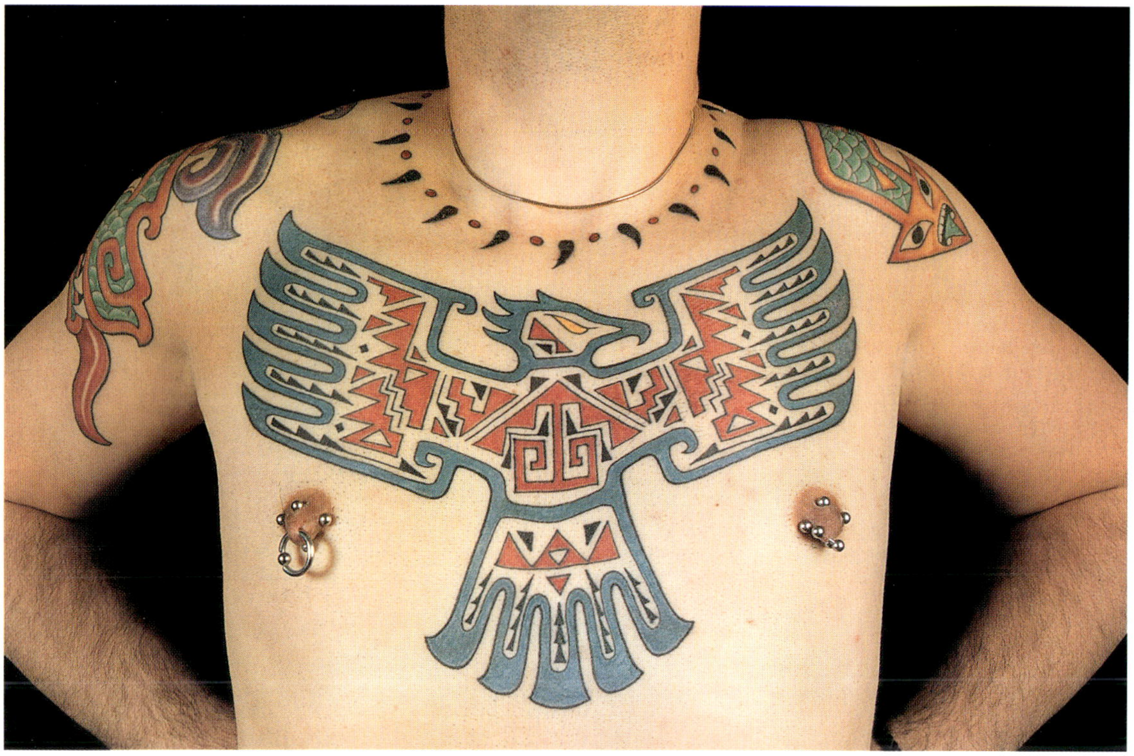

Links: Brust-Tattoo von John Sharpe. Das Motiv zeigt einen Adler, der den Motiven mehrerer nordamerikanischer Stämme entlehnt ist; Johns Halskette stellt stilisierte Adlerklauen dar. Der Drachen auf Rücken und Schultern basiert auf aztekischen Vorbildern. Alle Tätowierungen hat Alex Binnie ausgeführt.

JAMES DRURY

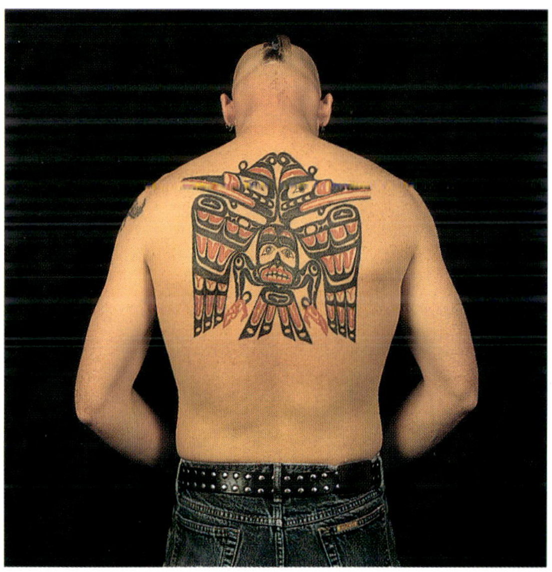

Gegenüber und oben: Zwei Tattoo-Motive im Stil der Haida und Tlingit von der pazifischen Küstenregion Nordamerikas. Michelle *(gegenüber)* trägt einen stilisierten Bären von Carl Turcott, Jeremy *(oben)* einen doppelköpfigen Vogel von Bob Paulin.

JAN SEEGER

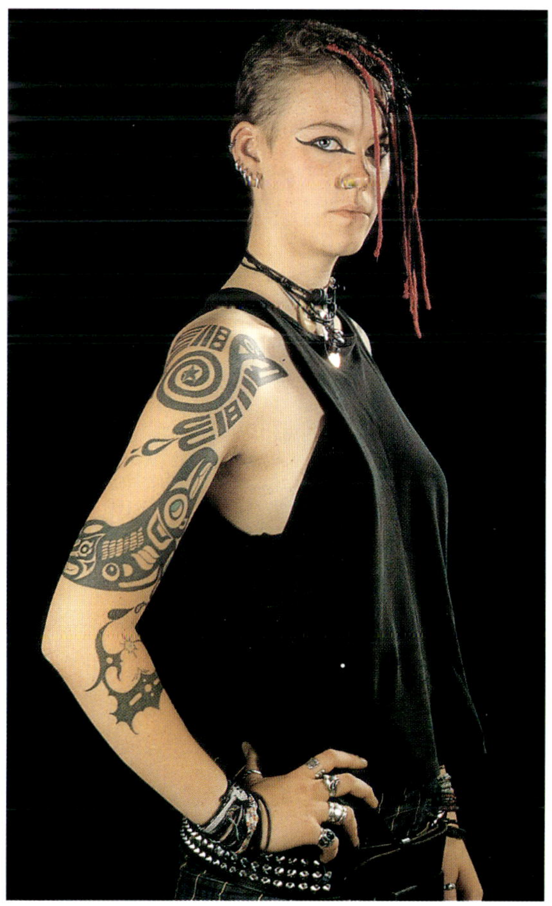

Links: Schulter-Tattoo von Lena Nielsen. Es zeigt ein Vogelmotiv der Maya (Mittelamerika/Mexiko). Stilisierte Federn schaffen den Übergang zur Darstellung eines Wals im Stil der Kwakiutl (nordwestliche USA). Alle Tätowierungen stammen von Erik Reime aus Kopenhagen.

JAMES DRURY

Keltische
Wurzeln europäischer Kultur

Die Traditionen des Tätowierens bei fremden Völkern lenkte die Aufmerksamkeit der Europäer schließlich auf ihre eigenen kulturellen Wurzeln der Frühzeit – als Quelle für neue schöpferische Ideen. So stießen sie auch auf die alten Kelten, die in den Jahrhunderten vor Errichtung des Römischen Reiches ihre Kultur u. a. über große Teile Nordwesteuropas ausgebreitet hatten. Die Kelten unterlagen schließlich der abendländischen Hochkultur, die um die Zeitenwende von den Römern nach Norden getragen wurde. Aber sie waren unerschrockene Krieger, die ihren Feinden Furcht und Schrecken einflößen konnten; die zivilisierten Römer schockierten sie, weil es ihre Sitte war, nackt zu kämpfen. Und: die Kelten trugen Tätowierungen.

Für letzteres gibt es eine Reihe von Hinweisen. Im ersten Jahrhundert v. Chr. wurde der keltische Körperschmuck wie folgt beschrieben:

Sie versehen ihren Körper mit Abbildungen von vielerlei Tieren und tragen keine Kleider, um diese Figuren nicht zu verdecken. (12)

Im nördlichen Britannien lebten die keltischen Pikten. Das lateinische Wort *picti* bedeutet „die Bemalten". Die Römer waren von diesen Körpermalereien tief beeindruckt. Julius Cäsar schrieb 55 v. Chr. in *Der Gallische Krieg* über die Britannier:

Sie reiben sich mit Waid ein, was eine Blaufärbung bewirkt, so daß sie dadurch noch schrecklicher aussehen. Sie lassen ihre Haare lang wachsen, sind aber bis auf den Kopf und die Oberlippe am ganzen Körper rasiert. (13)

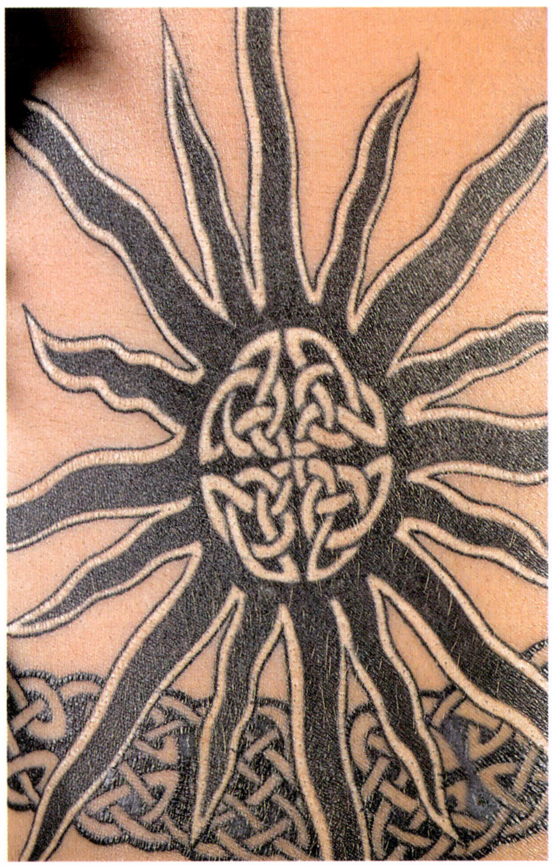

Oben: Keltische Sonne mit Flechtband – Detail aus einem Tattoo im keltischen Stil, auf dem Oberarm von Joe Corcos aus Manchester, ausgeführt von Micky Sharpz aus Birmingham.

HENRY FERGUSON

Neue Erkenntnisse lassen Zweifel aufkommen, ob die von Cäsar beschriebene blaue Farbe tatsächlich aus Waid gewonnen wurde (einem blauen Farbstoff auf Pflanzenbasis, mit dem man damals Kleider einfärbte); es dürfte sich vielmehr um Pigmente auf Kupferbasis gehandelt haben, die auf den Körper gemalt wurden, oder um schwarze Tattoos, die im Laufe der Jahre blau geworden waren. Einen keltischen Leichenfund mit erhalten gebliebenen Tätowierungen gibt es bis heute zwar nicht, aber man hat Belege aus dieser Zeit von anderen Orten in Europa.

Typisch für die heutigen Tattoos im keltischen Stil sind Flechtwerkmotive, wie sie die irischen Mönche im frühen Mittelalter für bestimmte Buchmalereien einsetzten. Diese Symbolik findet sich auch auf steinernen Monumenten, zum Beispiel an den sog. „Keltischen Kreuzen".

Tattoos dieser Art, entweder in Schwarz gehalten oder mehrfarbig (auch in Verbindung mit anderen Motiven), erfreuen sich insbesonders in den früheren Kernlanden der Kelten (Frankreich, Britische Inseln) wachsender Beliebtheit. Einige der besten Werke im keltischen Tattoo-Stil stammen von englischen Künstlern (z. B. Micky Sharpz, Mr Sebastian). Auch Ronald Bonkerk aus den Niederlanden ist in diesem Zusammenhang zu nennen.

Folgeseite: Keltisches Flechtwerkmotiv auf der Schulter, ausgeführt von Ronald Bonkerk aus den Niederlanden.

JAMES DRURY

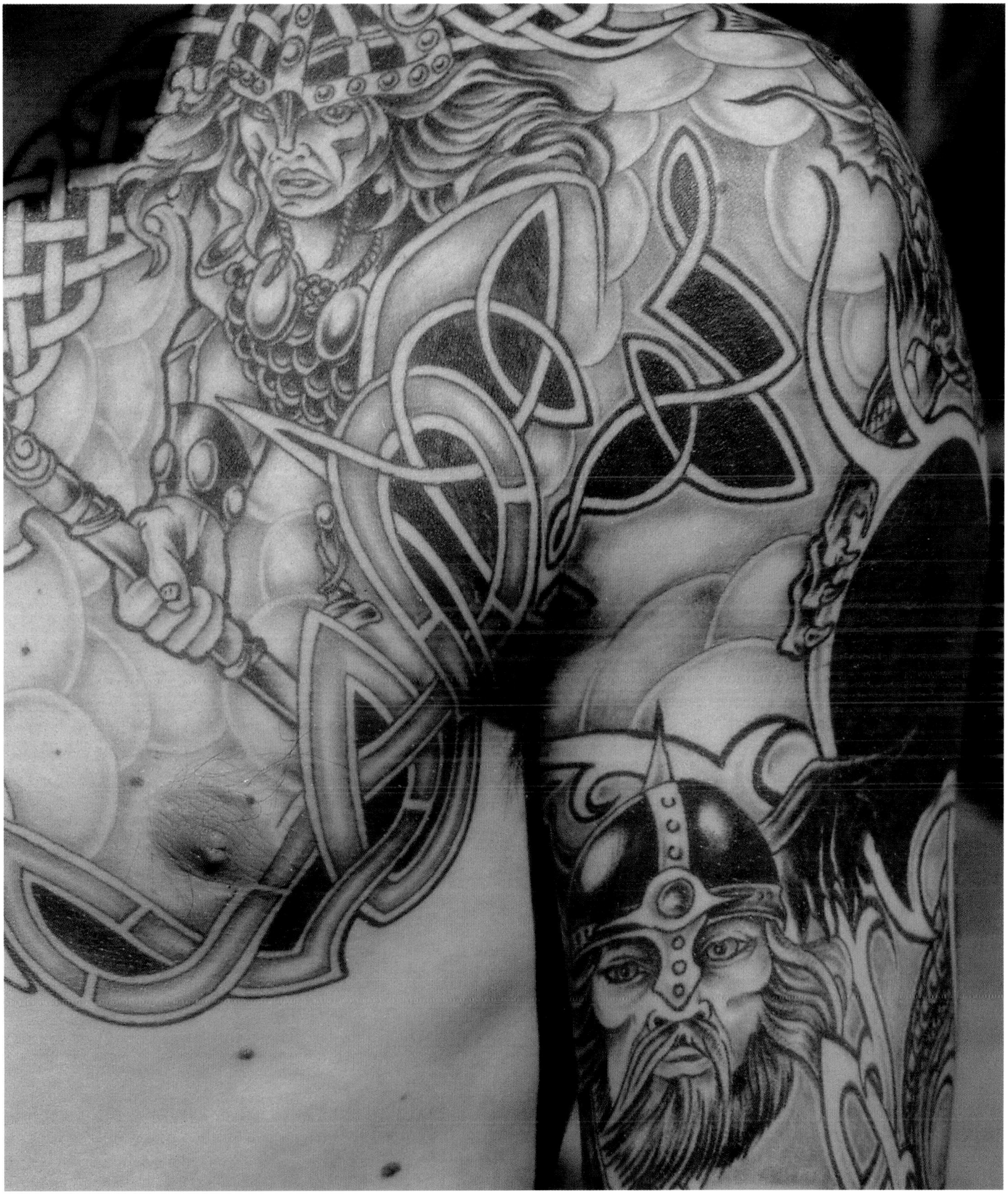

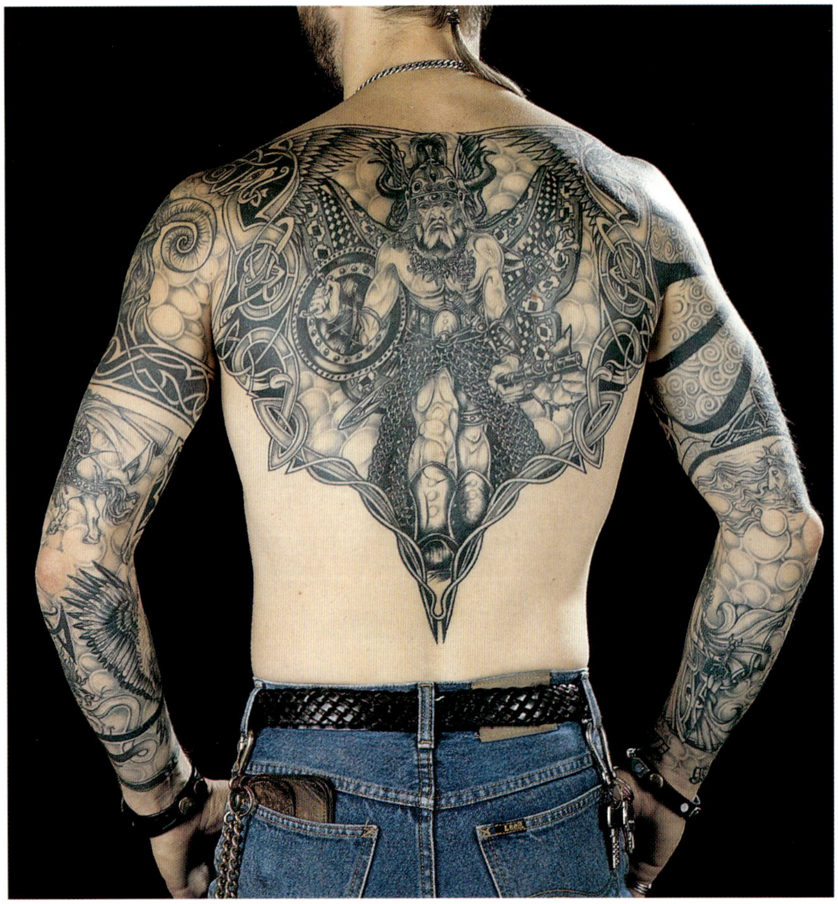

Links und unten: Eus zeigt seine technisch sehr anspruchsvolle Tätowierung, ausgeführt von Ronald Bonkerk. In das Flechtwerk sind Tiermotive und keltische Krieger eingearbeitet. Die untätowierten Stellen auf dem Rücken, den Schultern und Armen unterstreichen die Plastizität der Darstellungen.

HENRY FERGUSON

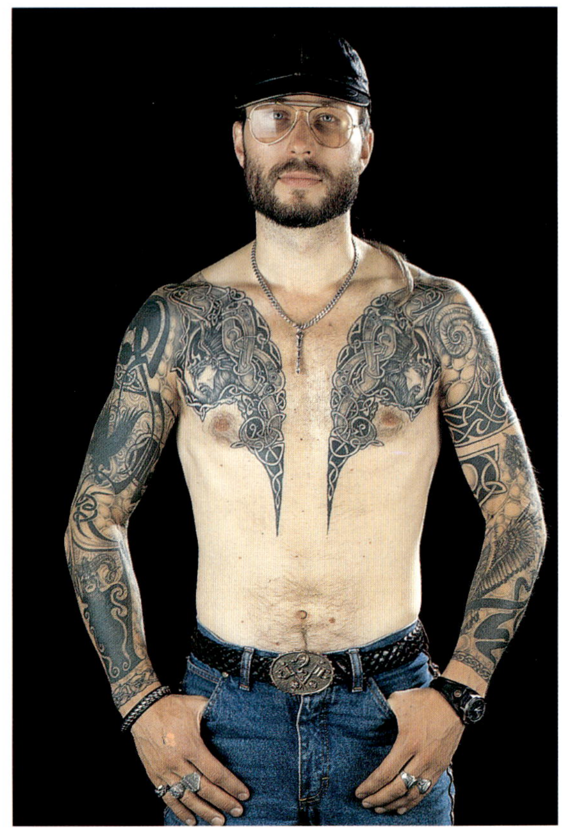

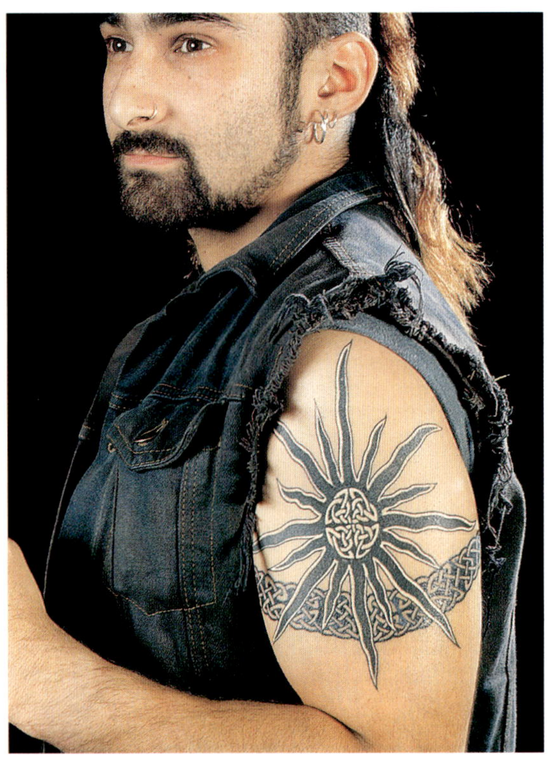

Links (siehe auch Seite 50): Keltische Sonne mit Flechtband auf dem Oberarm von Joe Corcos aus Manchester, ausgeführt von Micky Sharpz aus Birmingham.

HENRY FERGUSON

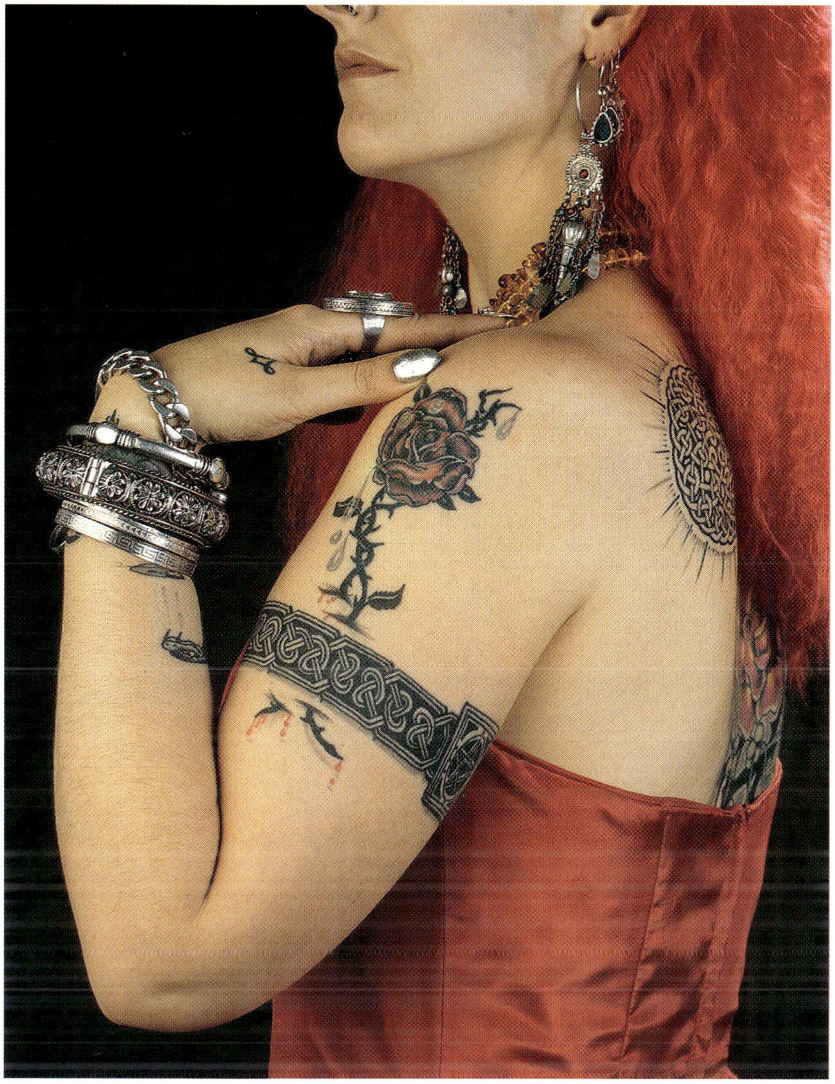

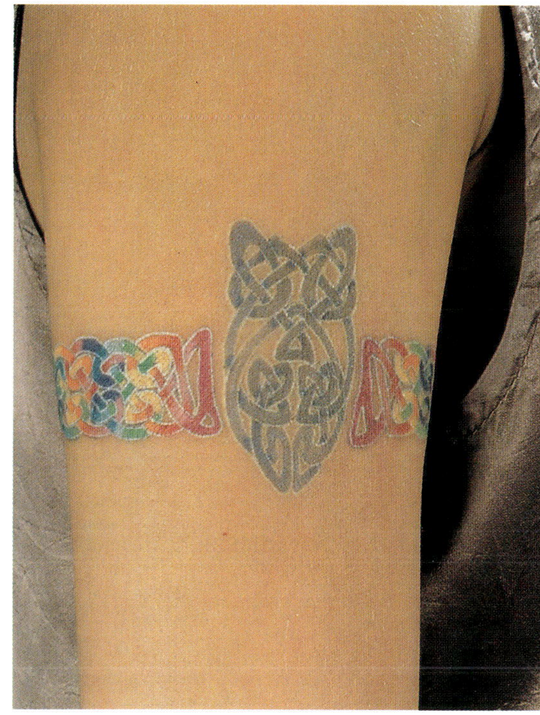

Oben: Yvonne Nevilles Armreif-Tattoo, ausgeführt von Micky Sharpz. Es zeigt, wie hübsch die alten Pastellfarben frühmittelalterlicher Buchmalerei auf dem Körper zur Geltung kommen.

HENRY FERGUSON

Oben: Joolz, Lyrikerin und Schauspielerin. Die keltische Sonne auf ihrem Rücken soll das ewige Zusammenwirken von Leben, Tod und Universum symbolisieren. Die Rose auf ihrem Oberarm steht für Englands Emporwachsen aus keltischen Wurzeln, bildhaft dargestellt durch den Armreif. Die Rose „weint um ein England, das eine konservative Regierung hat“. Die Tattoos stammen von Micky Sharpz.

HENRY FERGUSON

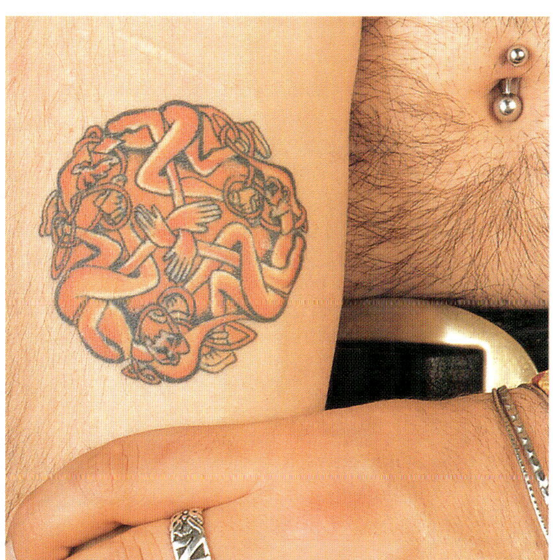

Links: Motiv von ineinander verschlungenen „Bartziehern“, dem *Book of Kells* entlehnt, einer illuminierten Handschrift aus dem frühen Mittelalter. Die Illuminationen dieser berühmten Handschrift haben den keltischen Tattoo-Stil der Gegenwart stark beeinflußt. Die Tätowierung stammt von Wally Poulton aus Southminster (England).

HENRY FERGUSON

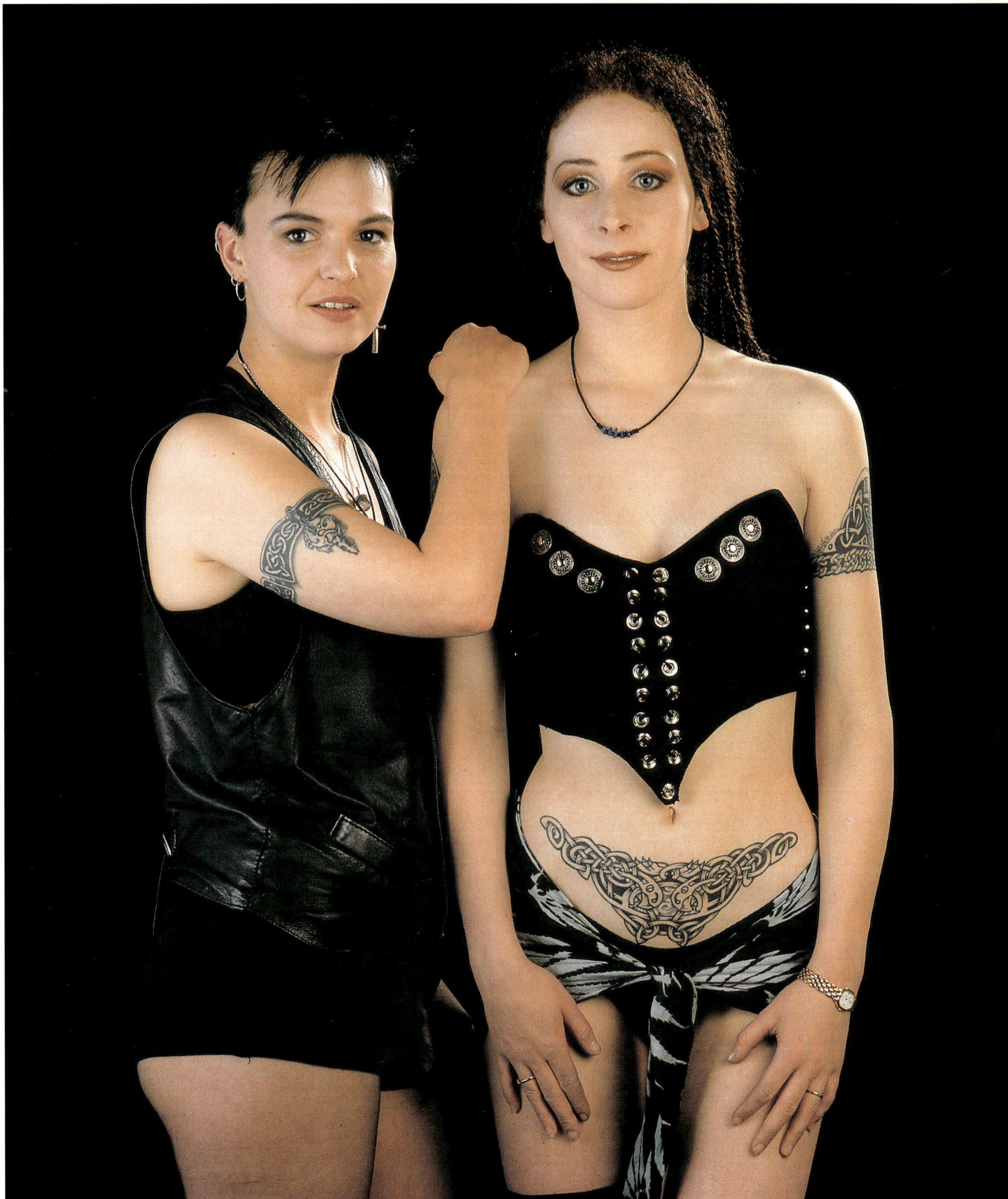

Gegenüber: Janis Caldwell *(links)* aus Newton Abbey (Nordirland) und Grainne Kelly *(rechts)* aus Belfast zeigen ihre Flechtwerk-Tattoos, ausgeführt von Skull und Dark aus Belfast.

HENRY FERGUSON

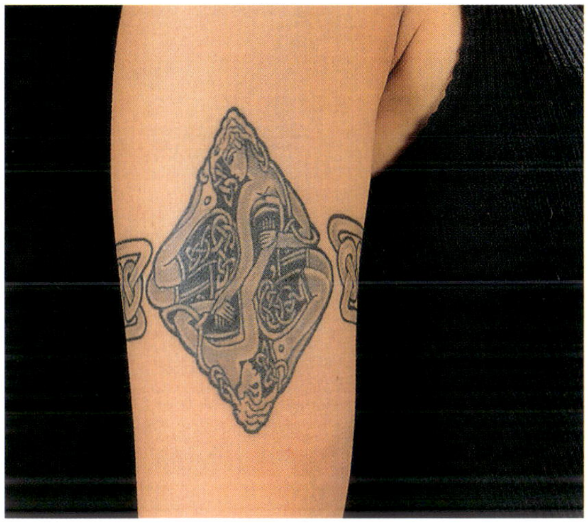

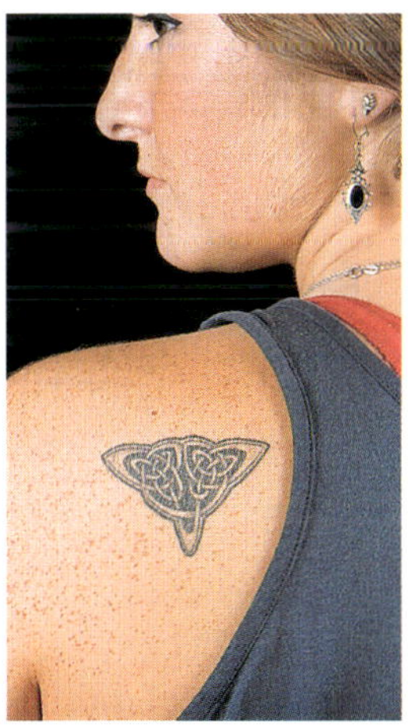

Oben und rechts: Mia Cleaver aus Birmingham mit einem keltischen Armreif-Tattoo (*oben*). Tess Corcos aus Manchester trägt ein Knoten-Design; beide Arbeiten von Micky Sharpz. Er sagt: **Ich habe schon viele Motive studiert und auch einiges dazu gelesen; die keltische Kunst finde ich hochinteressant. Meine Arbeit mit keltischen Mustern ergab sich ganz natürlich: Ich begann mit kleineren Motiven und stellte dabei dann fest, wie anspruchsvoll dieser Stil ist … die Ausführung der Tattoos verlangt viel Konzentration; es gibt keinen Raum für freie Gestaltung.** (14)

HENRY FERGUSON

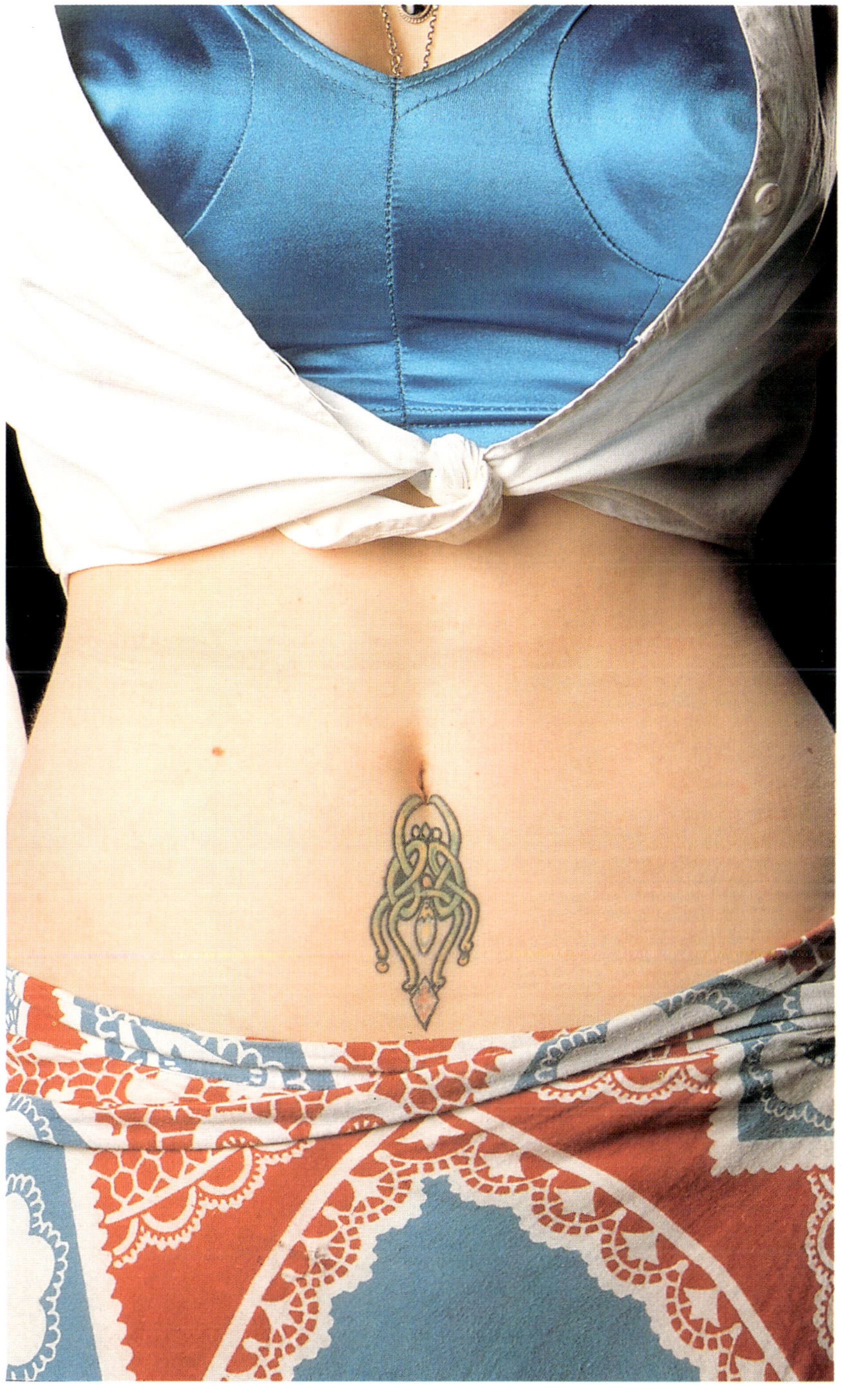

Oben: Nelly aus Chesterfield erhielt dieses Bauchnabel-Tattoo, ausgeführt von John Sargerson; der Schmuck ist einem alten keltischen Motiv entlehnt.

HENRY FERGUSON

Blackwork

– natürliche Schönheit

Blackwork ist „Schwarz-Arbeit“ unter Verwendung diverser Grautöne, die ihren Ursprung im Tribal-, indianischen oder keltischen Stil hat. Ihr Siegeszug hat in der westlichen Welt inzwischen alle Stilrichtungen erfaßt.

Der traditionellen westlichen Tattoo-Kunst wurde oft nachgesagt, sie könne, was die technische Perfektion anbelangt, mit den japanischen Arbeiten oder dem überlieferten Tribal-Stil nicht mithalten. Auch der künstlerische Ausdruck sei eher bescheiden. Die Motive würden oftmals nicht zusammenpassen, und nicht selten habe man es mit einem Sammelsurium von Bildern zu tun. Wie immer man dazu stehen mag – richtig ist, daß diese Tätowierungen, wenn sie in die Jahre gekommen sind, dazu neigen, unscharf und ausgebleicht wirken.

Wie stark Tätowierungen verblassen, hängt sehr vom Können des Künstlers ab. Unerfahrene (oder schlechte) Tätowierer stechen nicht tief genug, wodurch das Bild schwächer wird, wenn die Haut sich erneuert. Wenn aber zu tief eingestochen wird, verwischen die Linien, sobald sich die Farbe in dem unter der Haut liegenden Fettgewebe verteilt. Auf jeden Fall wird das Ergebnis unscharf und/oder fleckig sein. Die modernen Farben sollten länger halten als die alten, aber erst die Zeit wird das zeigen.

Blackwork scheint im Vergleich zu mehrfarbigen Tattoos dagegen mehrere Vorteile aufzuweisen: Schwarz verblaßt von allen Farben am wenigsten, harmoniert zudem gut mit allen anderen Tönen und überdeckt jede andere Farbe, eignet sich deshalb vorzüglich zu einem Cover-up, um ein unerwünschtes Tattoo „aus der Welt“ zu schaffen.

Gutes Blackwork ist in der technischen Ausführung anspruchsvoll. Die Farbabstufungen und Schattierungen, auch die gleichmäßige Farbverteilung auf der Haut sowie die exakte Linienführung erfordern viel Erfahrung. Doch bei fachkundiger Ausführung entstehen eindrucksvolle Kunstwerke. Schwarze Tattoos passen vorzüglich zu einer schwarzen Lederjacke oder zu einem kurzen schwarzen Kleid. Aber Vorsicht! Man muß die Farbe Schwarz und die diversen Grautöne auch wirklich mögen.

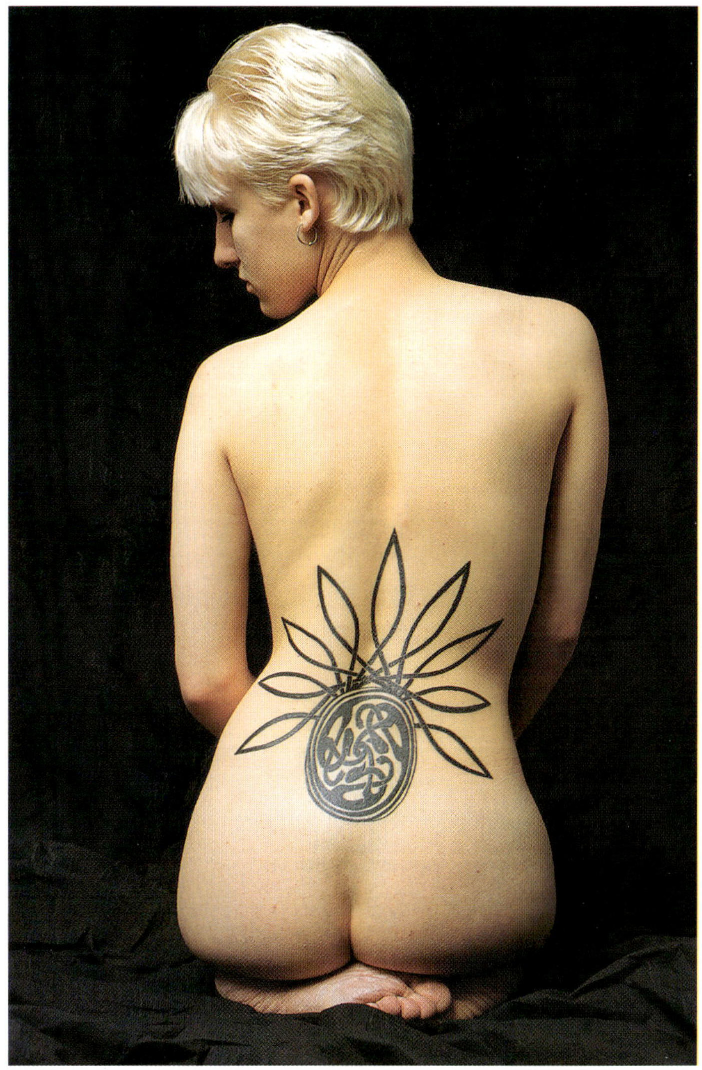

Oben: Ein Design in Blackwork auf dem Rücken von Catherine aus Chicago (USA), ausgeführt von Mad Jack.

Gegenüber: Tattoo von Trevor Marshall auf Chucks Rücken; es integriert Stilrichtungen aus aller Welt zu einem geschlossenen Blackwork-Muster.

WILLIAM DEMICHELE

JAN SEEGER

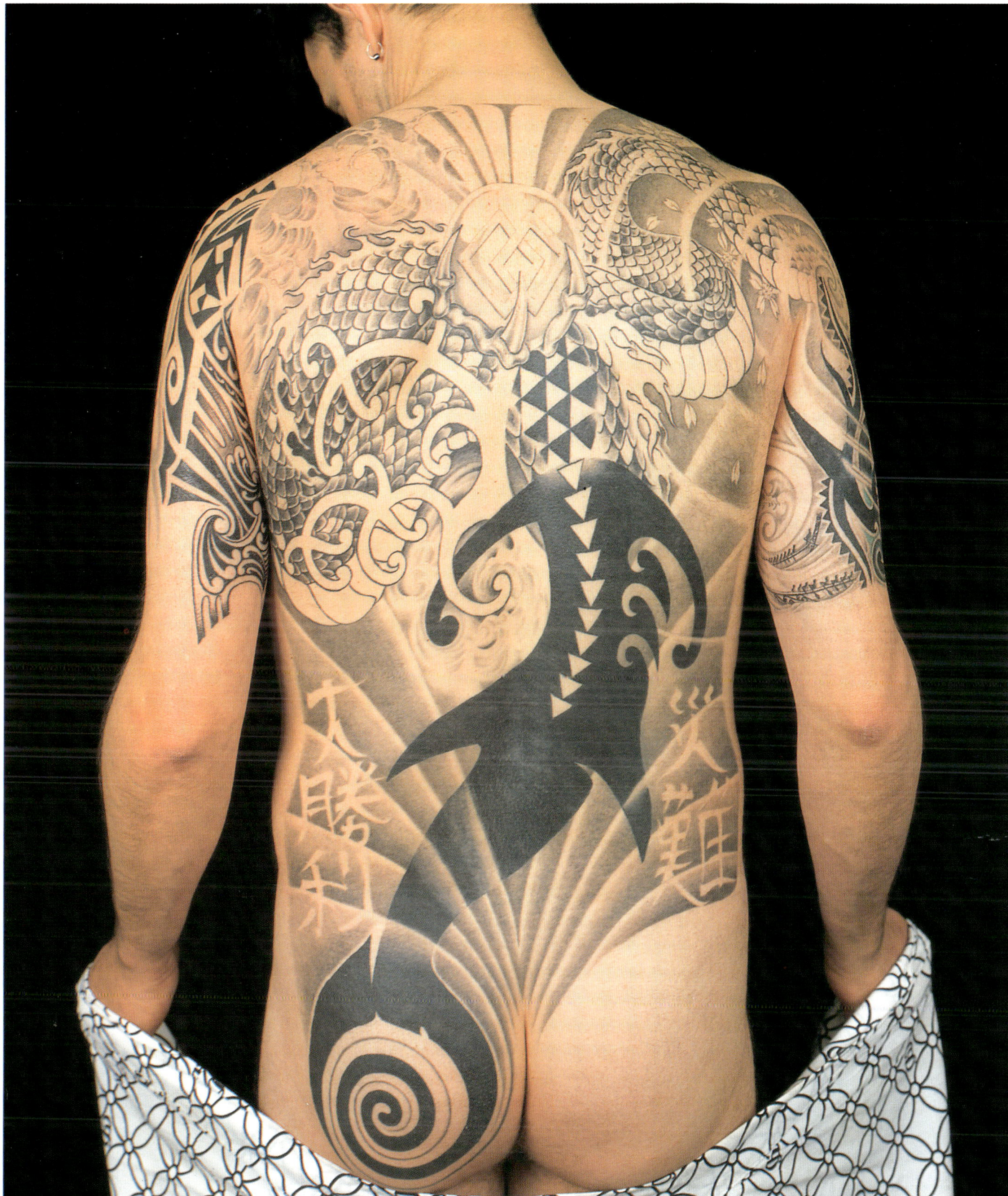

Rechts: Viele kleine Motive auf dem Bein von Dick Want (aus dem Studio D. K. Designs, Gillingham, England). Die monochromen Details fügen sich hier harmonisch zu einem Gesamtkunstwerk. Dick hat seine Tattoos selbst ausgeführt.

HENRY FERGUSON

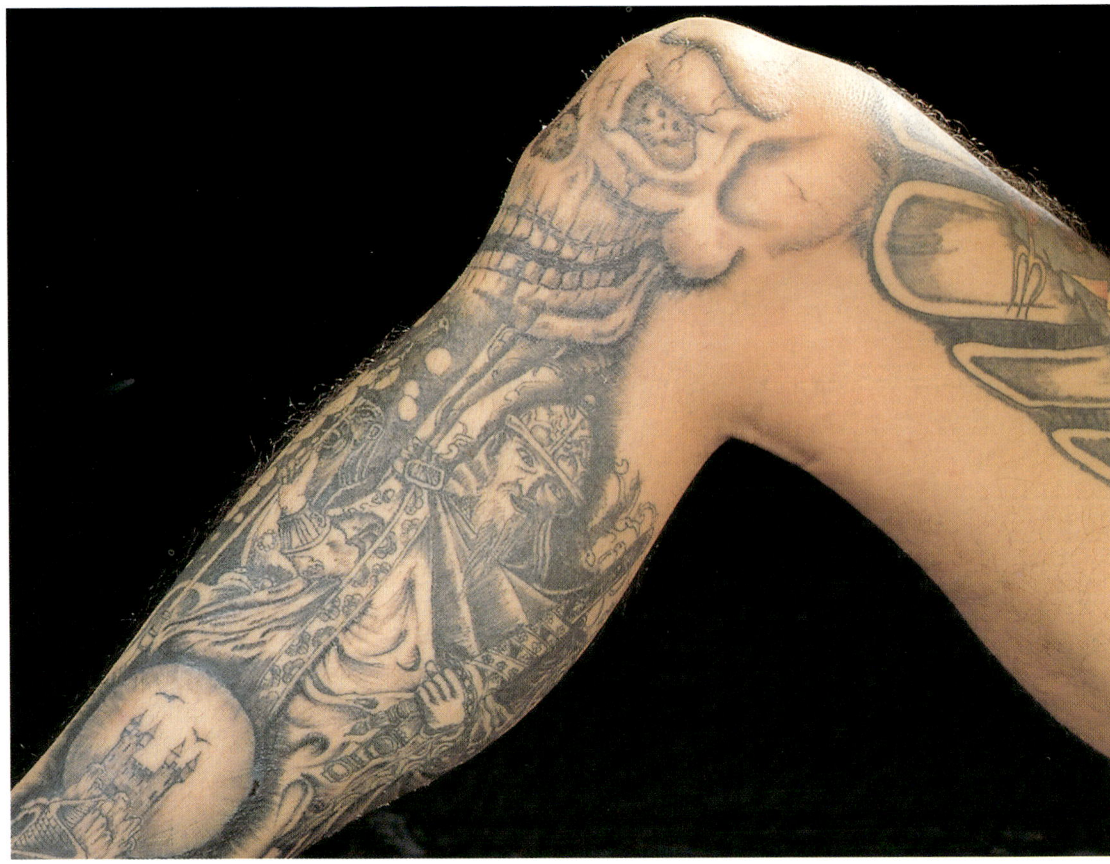

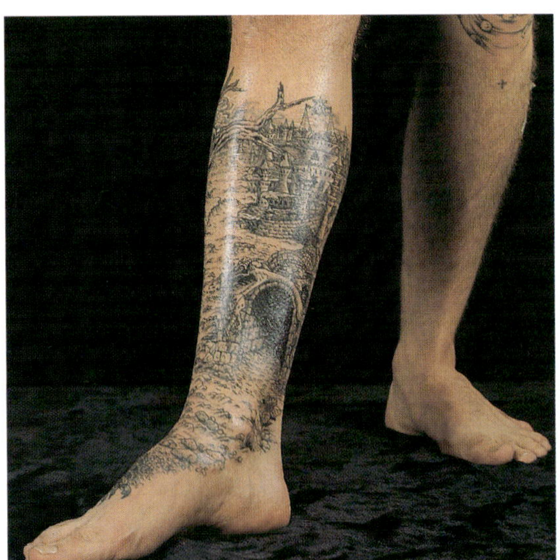

Oben: Blackwork auf dem Unterschenkel von Daniel Collins, ausgeführt von Terry Scott. Bei starker Behaarung wird die Haut vor dem Tätowieren gewöhnlich glatt rasiert. Auch viele Teilnehmer an Conventions verfahren so, um ihre Tattoos optisch hervorzuheben. Allerdings lassen sich die Motive wegen der Reflexion so nur schwer fotografieren.

HENRY FERGUSON

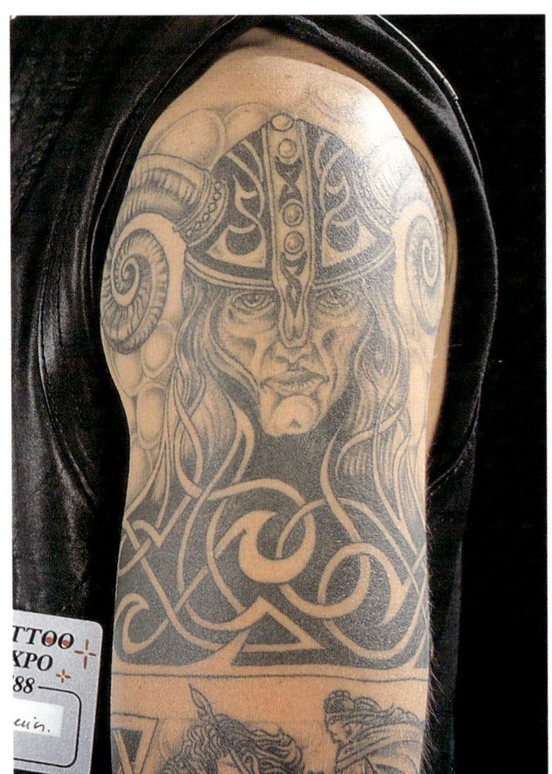

Links: Detail aus dem Oberkörper-Tattoo von Eus, ausgeführt von Ronald Bonkerk (zur Gesamtansicht *siehe Seite 52*).

HENRY FERGUSON

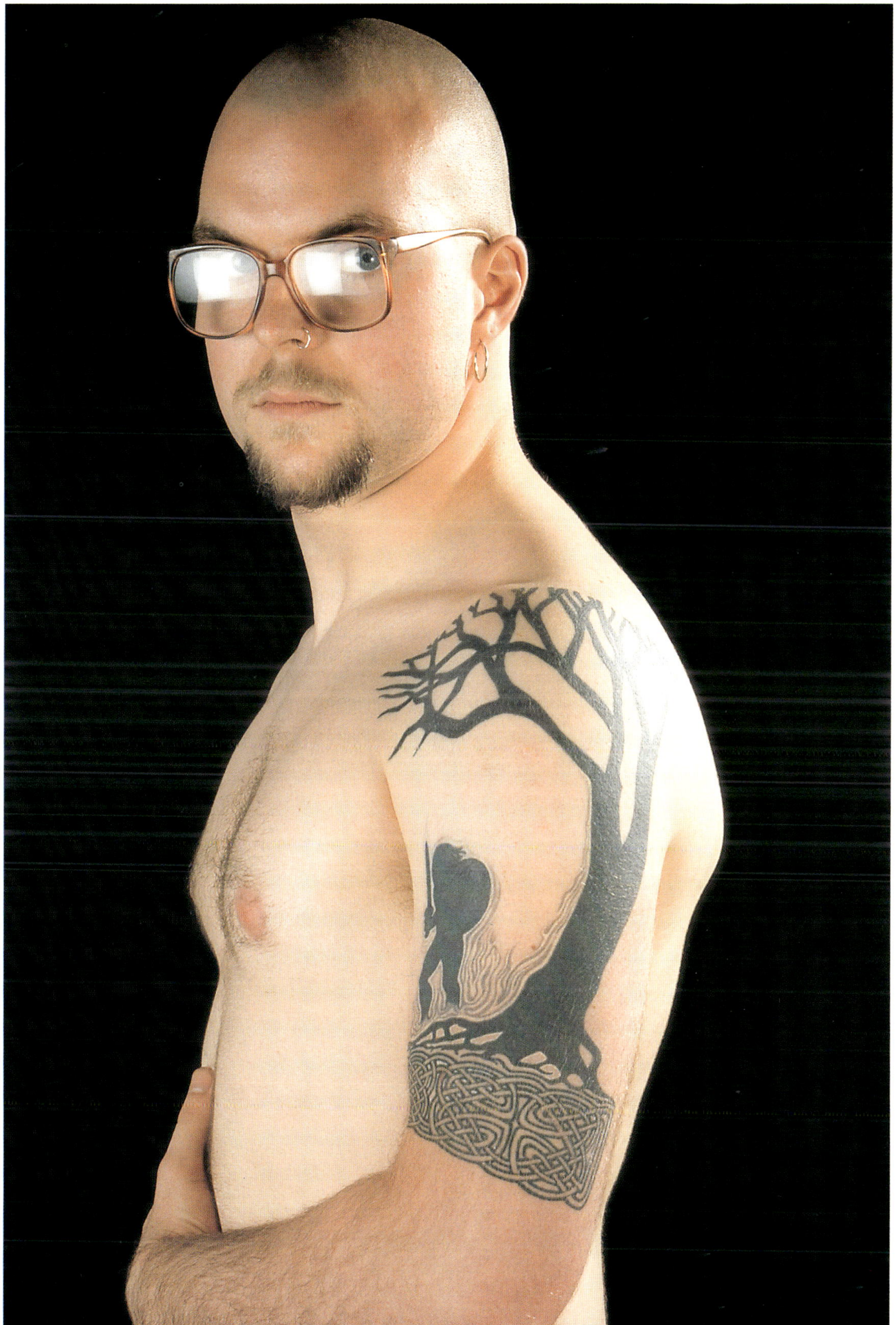

Links: Ged Forrest aus Bradford (England) mit einem Blackwork-Tattoo von Micky Sharpz. Es zeigt einen Armreif im keltischen Stil mit einem eindrucksvoll stilisierten Baum und Krieger:

Diese stark grafische Arbeit läßt fast vergessen, daß es sich hierbei um eine Tätowierung handelt. Zu einer solchen Arbeit gehört viel Konzentration. Die Linienführung von A nach B muß nach Farbton und Exaktheit überaus filigran ausgeführt werden. Bei den feinen Konturen gegen die Haut kommt es auf den genauen Kontrast zwischen Schwarz und Weiß an – viel stärker als bei der sonst üblichen Farbgebung und den Schattierungen. Generell sind diese Kriterien bei einer bestimmten Stilistik entscheidend. Aber die besten Effekte dieser Art erzielen Sie nun mal im keltischen und Tribal-Stil. (15)

HENRY FERGUSON

Rechts: Blackwork kann dazu dienen, verschiedene Motive und/oder Stilrichtungen zu einer einheitlichen Komposition zu verschmelzen. Blackwork eignet sich andererseits auch vorzüglich für minimalistische Designs, wie hier zu sehen am Körper von Brian aus Kalifornien, ausgeführt von Alex Binnie. Die Effekte, die man so erzielt, sind beeindruckend und übersteigen unsere konventionellen Vorstellungen über eine Tätowierung bei weitem:

Die meisten Ideen und Muster, mit denen ich arbeite, sind uralten Kunstformen aus aller Welt entlehnt – den Indonesiern, Maya, Persern, Indianern, Kelten. Diese Nennung ließe sich endlos fortsetzen. Im Grunde gehe ich keine neuen Wege, experimentiere aber mit der reichen Tradition unserer Überlieferung. Eine tibetische Wolke, ein aztekisches Antlitz, eine japanische Flamme und ein Spiralmuster der Maya – aus all diesem eine Komposition, dann ist das Neue geschaffen. Ich sage: Alles ist möglich, es gibt bei der Gestaltung keine Regeln außer denen ästhetischer Gefälligkeit. Was gut aussieht, das ist auch richtig. [16]

JAN SEEGER

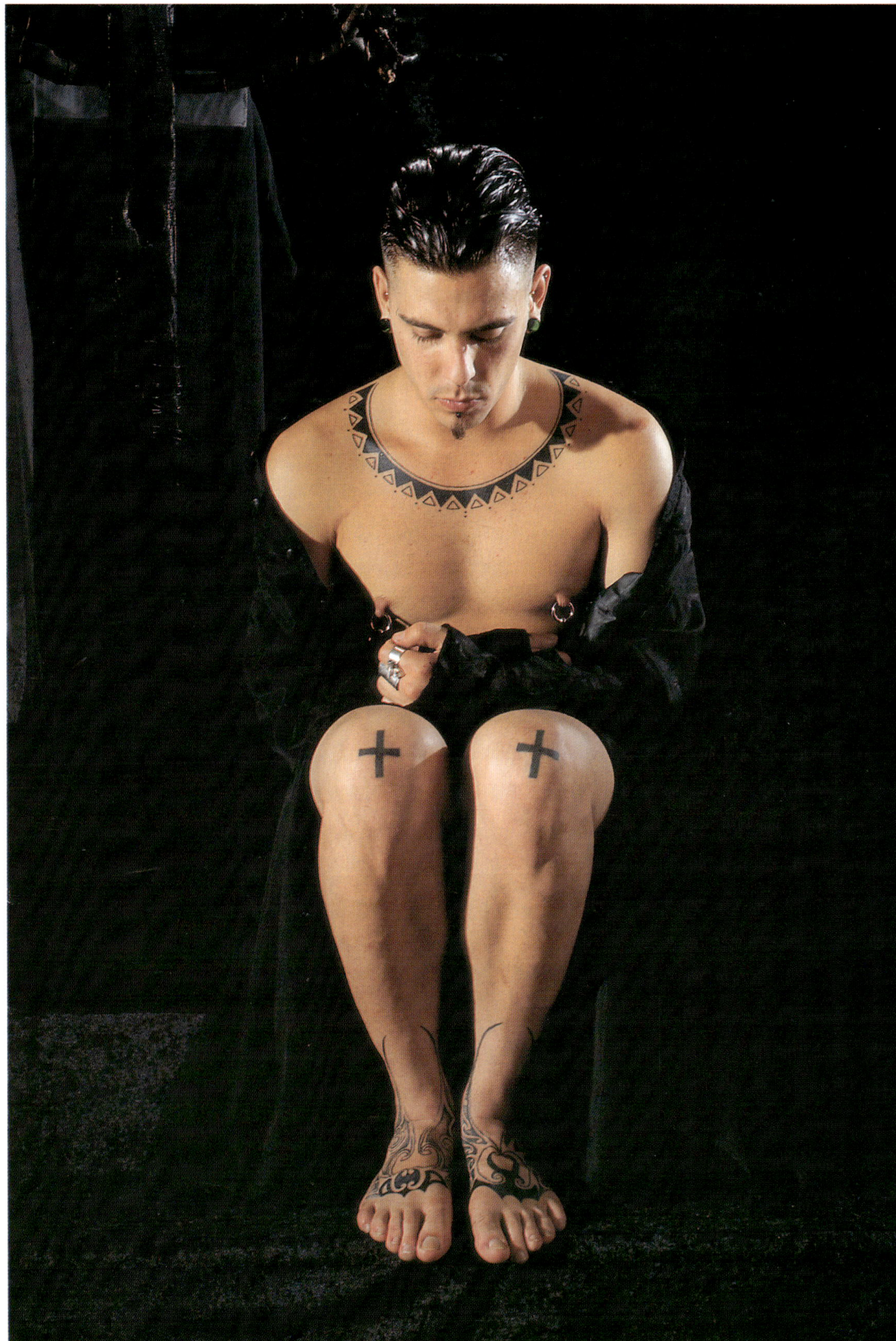

Rechts: Dieses Tattoo von Victor Whitmil kombiniert die abstrakten Linien des Tribalstils mit einer einfarbig und naturgetreu gezeichneten Orchidee. Carla, Trägerin dieses Körperschmucks, wurde in Texas fotografiert.

JAN SEEGER

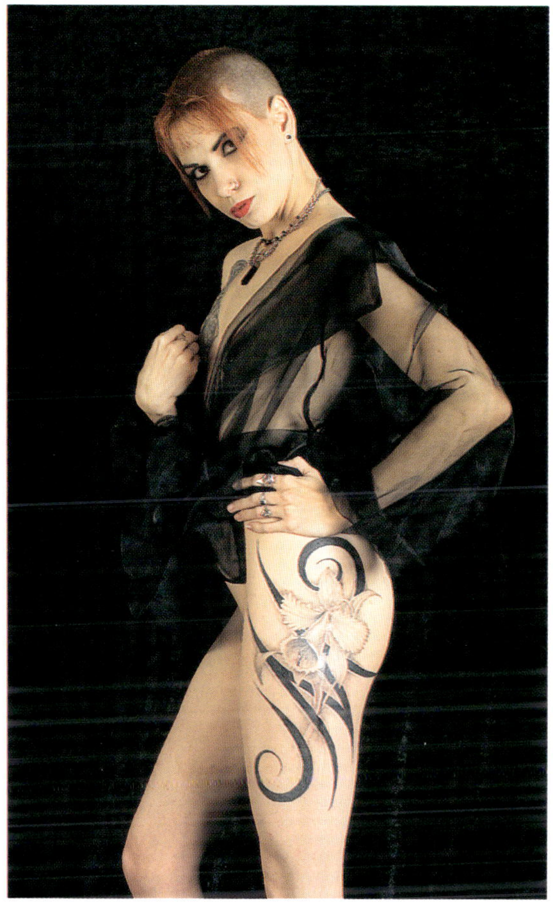

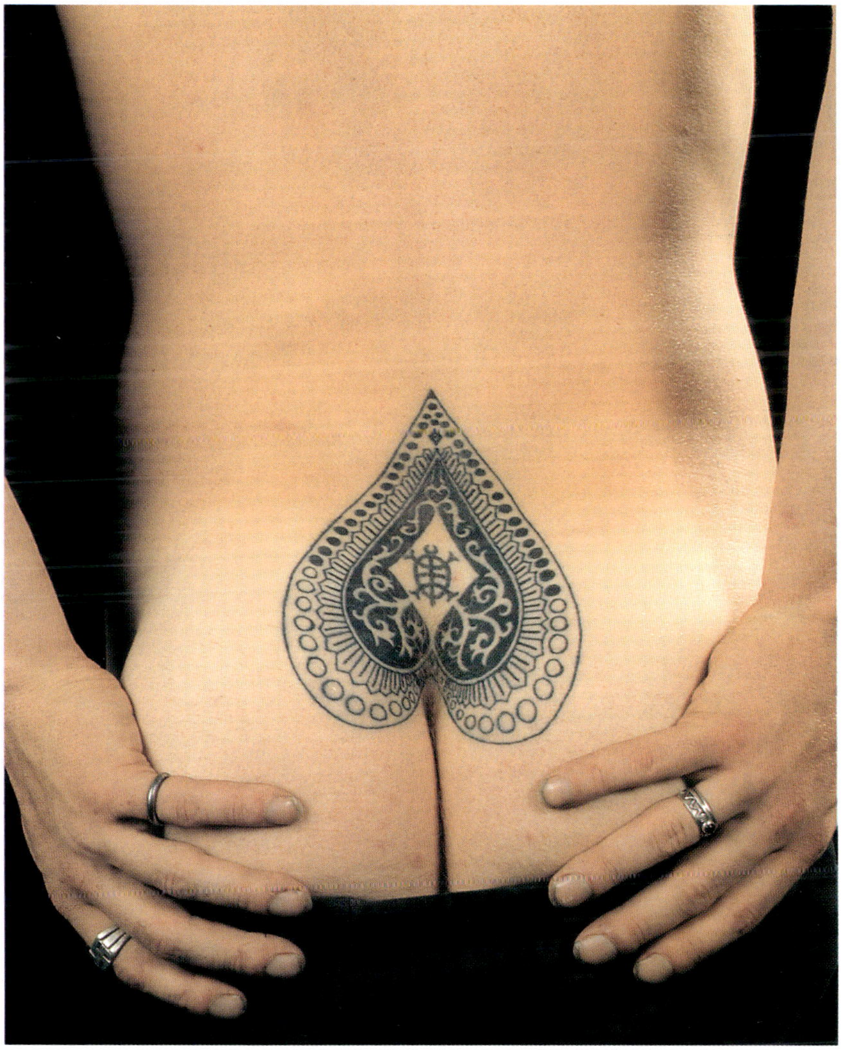

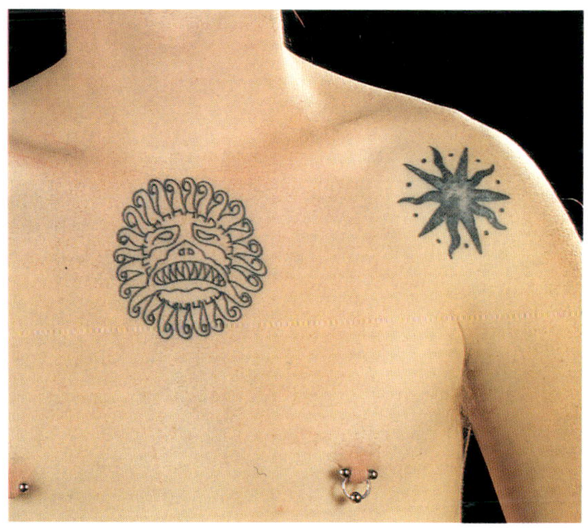

Oben links und rechts: Kleine Blackwork-Arbeiten von Ian Lester aus Brighton (England). Der Künstler hat sich dabei von Motiven inspirieren lassen, die aus anderen Kulturkreisen stammen.

JAMES DRURY

Rechts: Eine Blackwork-Arbeit auf dem Arm von Irene aus Lewisa (USA), ausgeführt von Matt Woodham. Hier sind Männer tanzend im Reigen verbunden und bilden einen ungewöhnlichen Armreif.

WILLIAM DEMICHELE

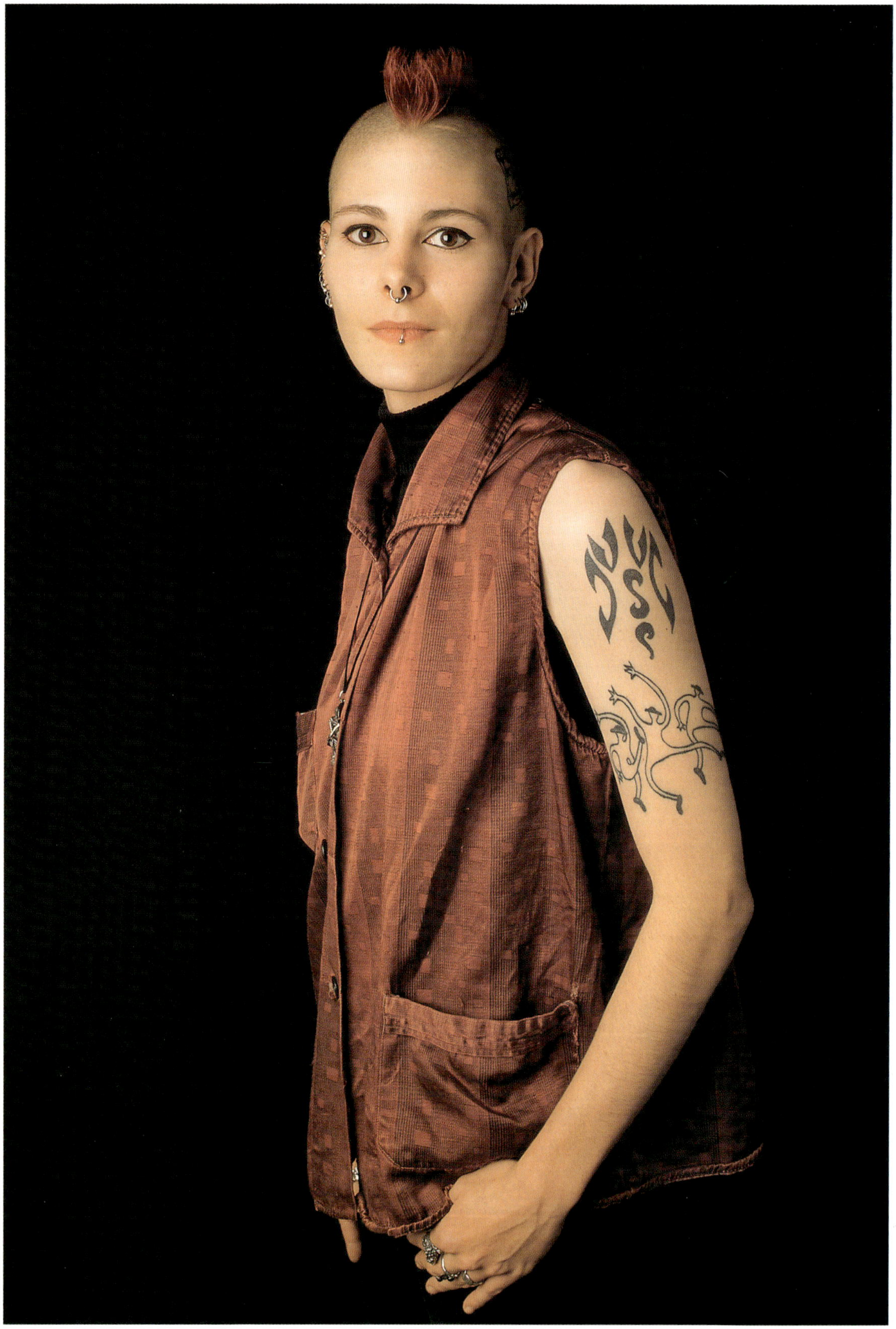

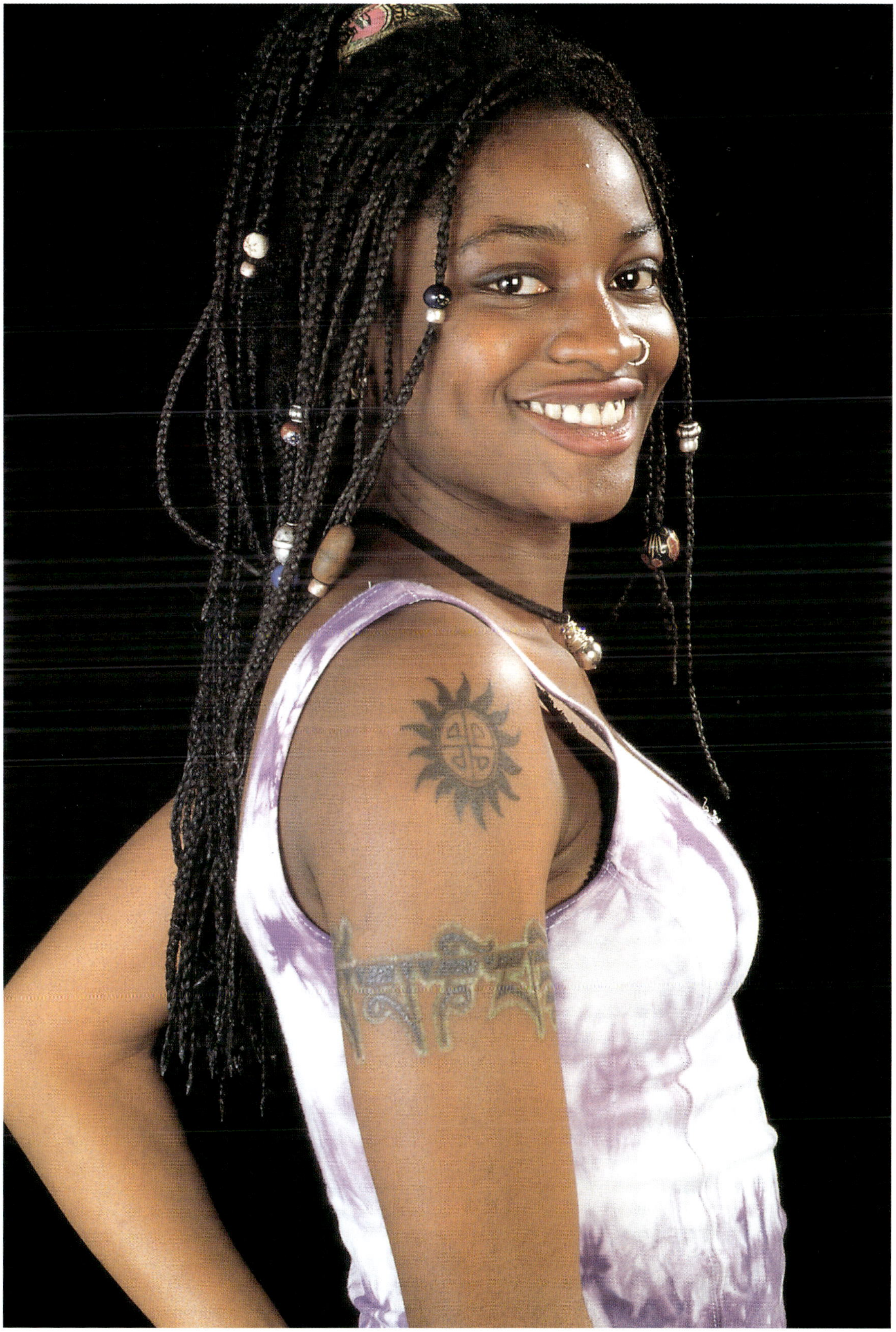

Links: Zwei Tattoos auf dem Oberarm von Rudy Dibosa. Das keltische Sonnnenmotiv hat Phil aus Northamptonshire (England) ausgeführt; ihr Armreif stammt von Xed le Head aus London. Menschen mit besonders dunkler Haut ziehen Hautritzungen gewöhnlich einer Tätowierung vor, da diese sich von der Haut nicht deutlich genug abheben würde. Rudies Armreif kommt durch die in Weiß gehaltenen Konturen besonders eindrucksvoll zur Geltung.

HENRY FERGUSON

Rechts: Barbaras Tätowierung, ausgeführt von Trevor Marshall, weist viele japanische Stilmerkmale auf: das den ganzen Körper einbeziehende Muster, die fließende Linienführung und die feinen, transparent verwässerten Schattierungen. Die klaren und monochrom gehaltenen Formen verweisen auf den Tribalstil.

JAN SEEGER

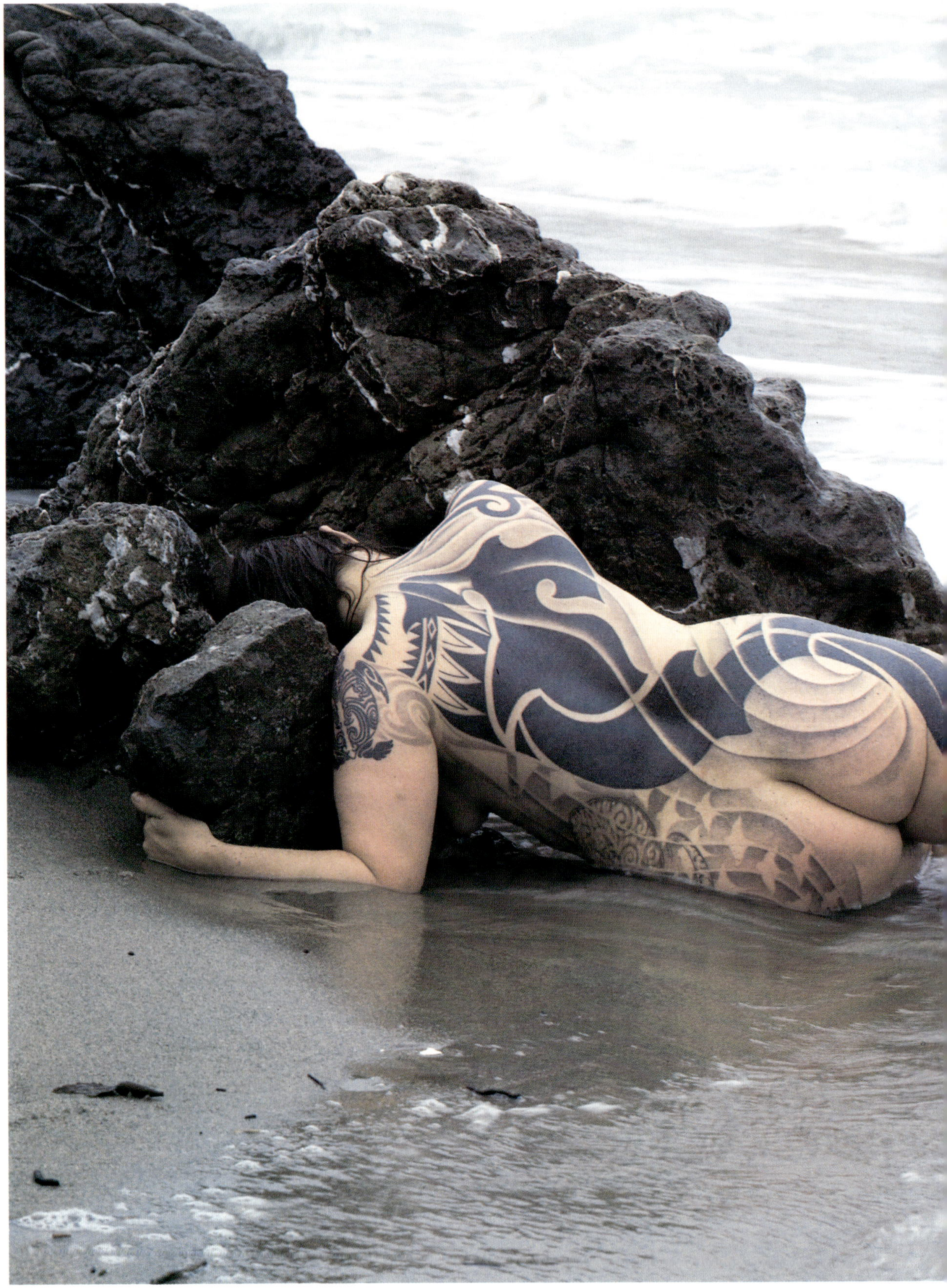

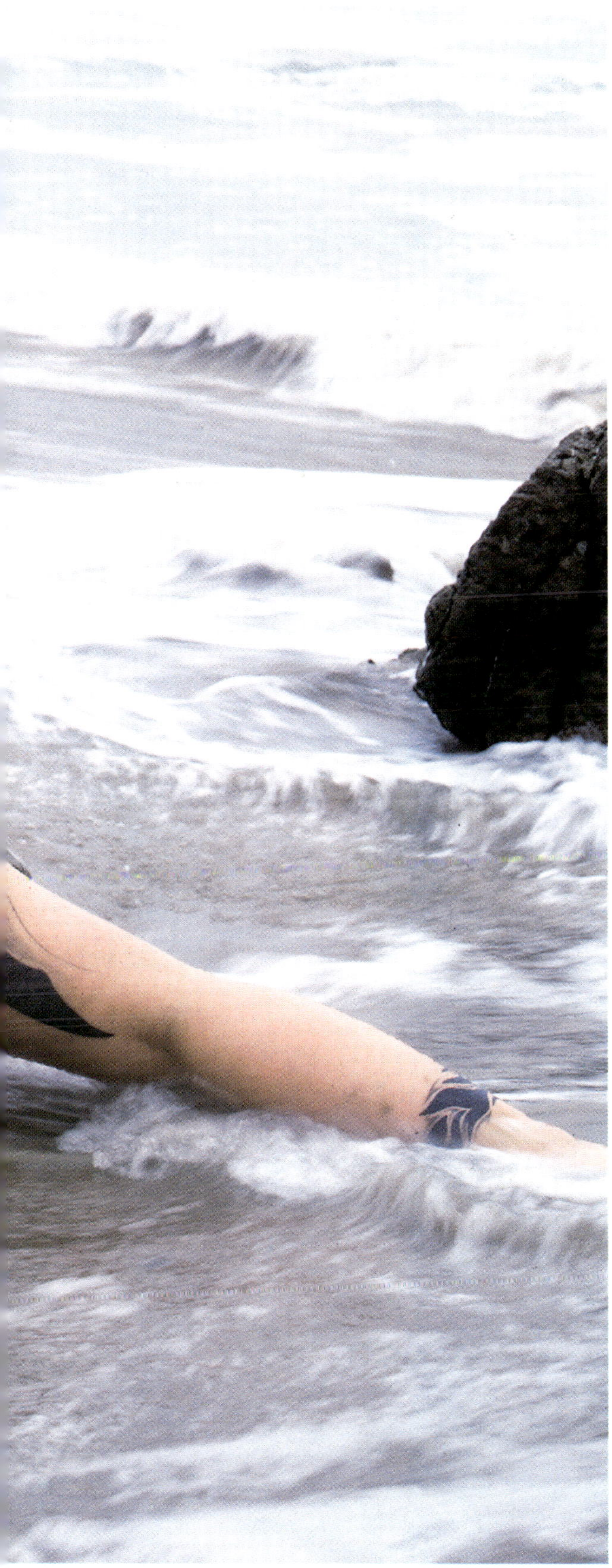

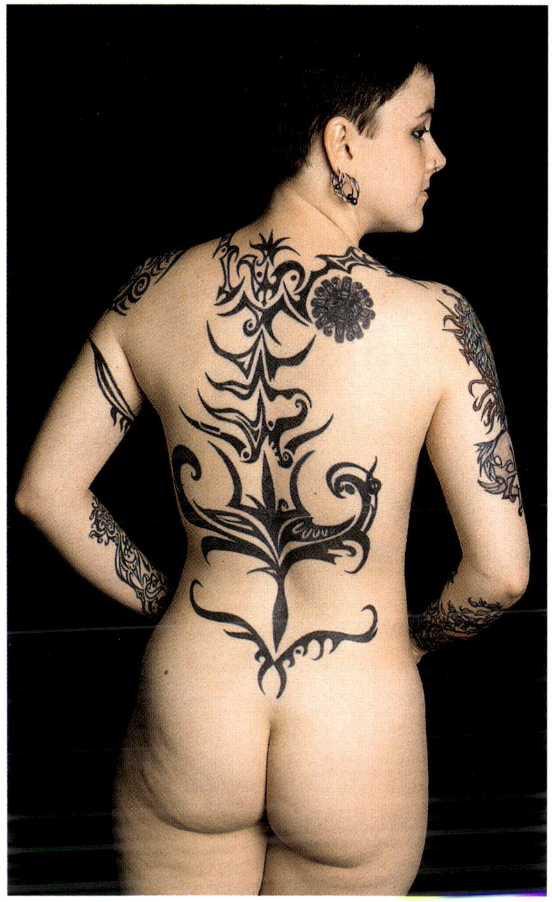

Oben: Raya aus Chicago mit Tattoos auf den Armen, Schultern und dem Rücken, ausgeführt von David Kotker von „No Hope No Fear“ (ebenfalls Chicago). Er arbeitete vorher als erfolgreicher Bildhauer. Viele Tätowierer können auf eine ähnlich geartete Künstlerkarriere verweisen. David entschied sich für die Tattoo-Kunst, weil er den engeren Kontakt zu seinen Auftraggebern suchte.

WILLIAM DEMICHELE

„Bei den Eingeborenen der Mentawaiinseln im Westen Indonesiens ... sollen Tattoos (wie auch das Schärfen der Schneidezähne in der Jugend) dem Körper ‘Stärke’ verleihen. Sie glauben, daß sich die Seele eines Menschen in ihrem Körper erst heimisch fühlen kann, wenn dieser durch kunstvollen Schmuck auf der Haut ‘vervollständigt’ worden ist.“

Professor Dr. Reimar Schefold (17)

Die Zeichen der Zugehörigkeit

Dauerhafter Körperschmuck wie Tätowierungen haben überall auf der Welt auch (und nicht selten in erster Linie) eine soziale Funktion: Tattoos sind Zeichen der Zugehörigkeit zu einer gesellschaftlichen Gruppe. Das gilt auch für unsere westliche Welt, wie differenziert auch immer man hierbei zu urteilen haben wird.

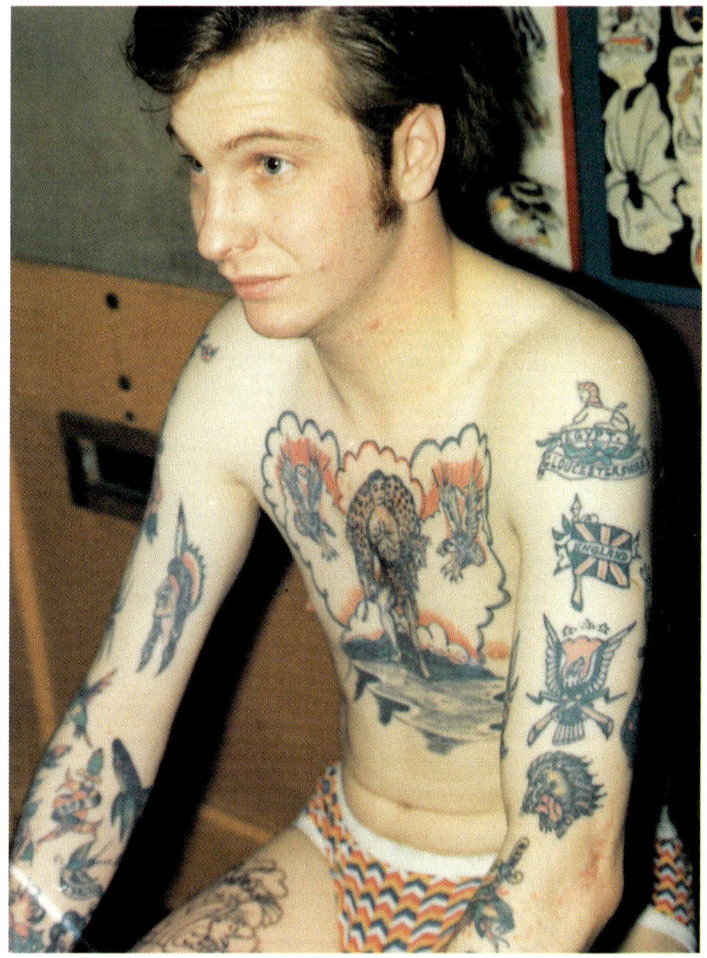

Denken Sie beispielsweise an die große Tradition der Seeleute: Ihre Tattoos waren natürlich weit mehr als Reiseerinnerungen an fremde Länder. Ein tätowierter Seemann wollte auch seine Liebe zur Seefahrt ausdrücken und sich dieser weltumspannenden Berufsgruppe zugehörig fühlen – er wollte zu Männern gehören, die wußten, daß sie auf hoher See eine Schicksalsgemeinschaft bildeten und daß jeder auf den anderen angewiesen war. Auch Soldaten gehörten früher zur klassischen Klientel der Studios, die sich darum eigens in den Garnisonsstädten niederließen. Die Tattoos der Soldaten drückten patriotische Gefühle aus oder die Verbundenheit zu einer bestimmten Einheit.

Wenn jemand zeigen möchte, daß ihm die Verbundenheit zu einem Verein, einer Clique etc. wichtiger ist als all das, was Außenstehende sagen, und wenn er diese Verbundenheit auch dauerhaft bezeugen möchte, dann wird er sich vielleicht für eine Tätowierung entscheiden – das prägt in unseren Städten heute viele „Gangs“ und Freaks, die sich zusammengefunden haben:

Trotz steigender Akzeptanz wird diesem Brauch noch immer Argwohn entgegengebracht, und eine Menge Vorurteile bestehen. Vielen Menschen gelten Tätowierungen als Zeichen des Protests und der Rebellion, die mit falschem Stolz getragen werden. (18)

Ganz gleich, wie man ein Tattoo betrachtet, als Zeichen der Individualität oder der Ablehnung gesellschaftlicher Konventionen, immer verweist es auf die Beweggründe des Trägers und sein Umfeld. Seine Tattoos erzählen davon und ermöglichen es dem Außenstehenden, sorgfältig zu urteilen, wobei es unerheblich ist, ob eine Tätowierung geplant ist oder einer spontanen Eingebung folgt.

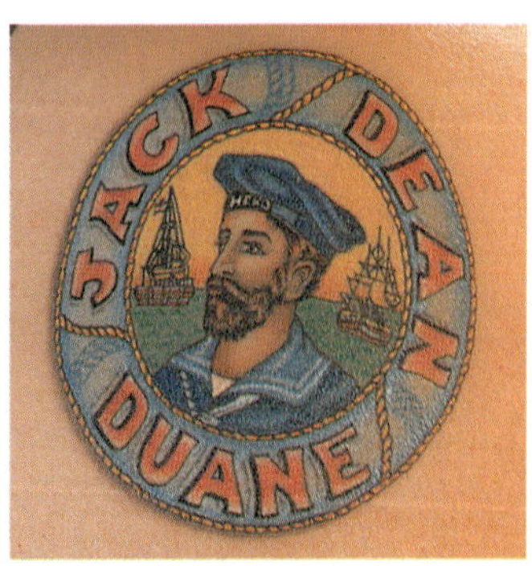

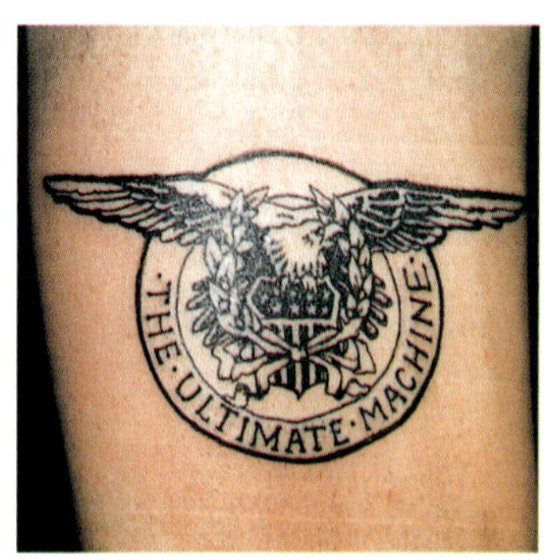

Oben: Die Regimentsabzeichen eines Soldaten.

THE SKUSE COLLECTION

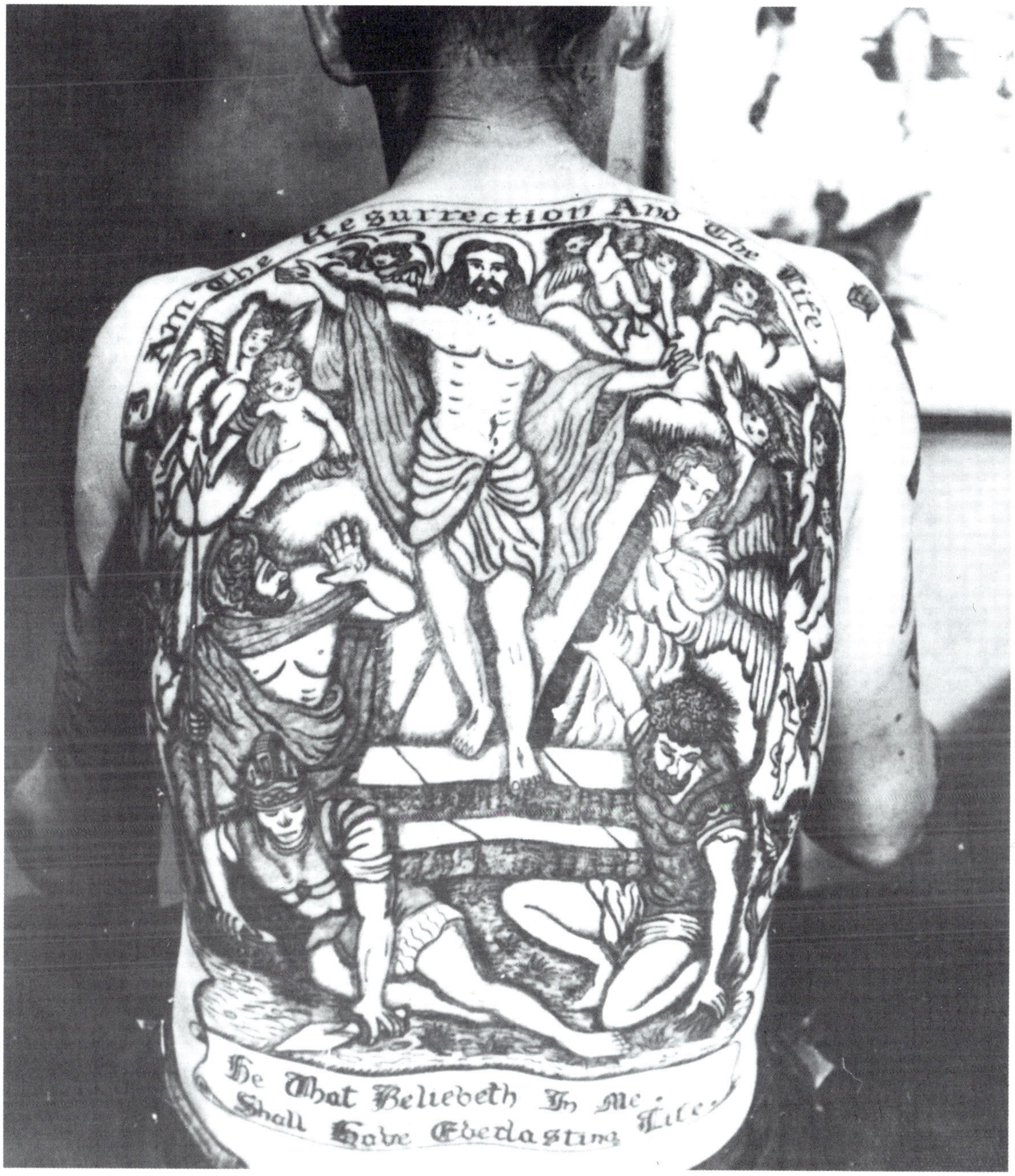

Links: Gilberts Rücken-Tattoo von der Auferstehung Christi ist ein Zeugnis seines Glaubens, ausgeführt in den 1940er Jahren von Les Skuse. Man meint, die Glasmalerei eines Kirchenfensters vor sich zu haben.

THE SKUSE COLLECTION

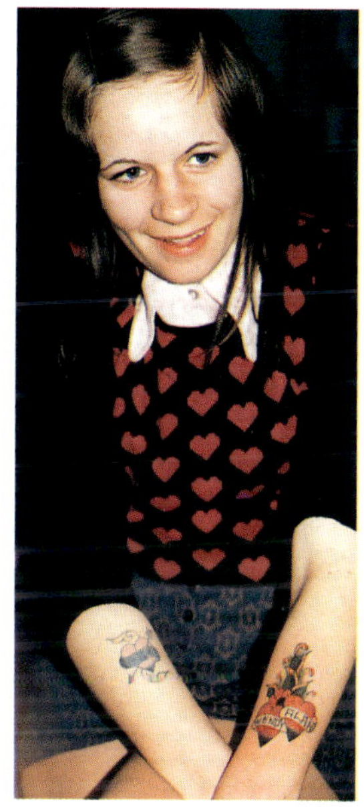

Oben: Dieses Mädchen kann nur hoffen, daß ihre Beziehung so dauerhaft bleiben wird wie ihr Tattoo der vereinten Herzen mit Schriftband. Dieses Tattoo stammt von Denis Cockell.

THE SKUSE COLLECTION

Gegenüber, unten links: Tattoo von Saz Saunders aus Warrington (England). Es zeigt das von einem Namensband umschlossene Logo einer alten englischen Zigarettenmarke.

HENRY FERGUSON

Gegenüber, unten rechts: Tattoo von Dave Ross aus Colchester (England). Das Adler-Logo verweist auf ein Motorrad der Marke Harley Davidson.

DAVE ROSS

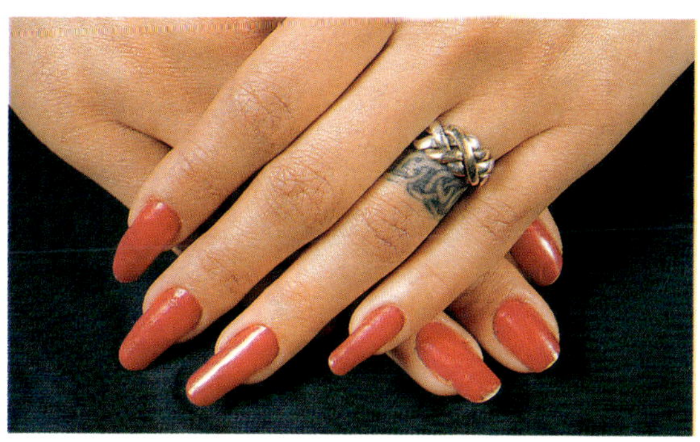

Links: Ring-Tattoo im keltischen Stil mit einem Ehering gleicher Art von Mia Cleaver, ausgeführt von Micky Sharpz. Viele Paare bekräftigen so gern ihren Lebensbund.

HENRY FERGUSON

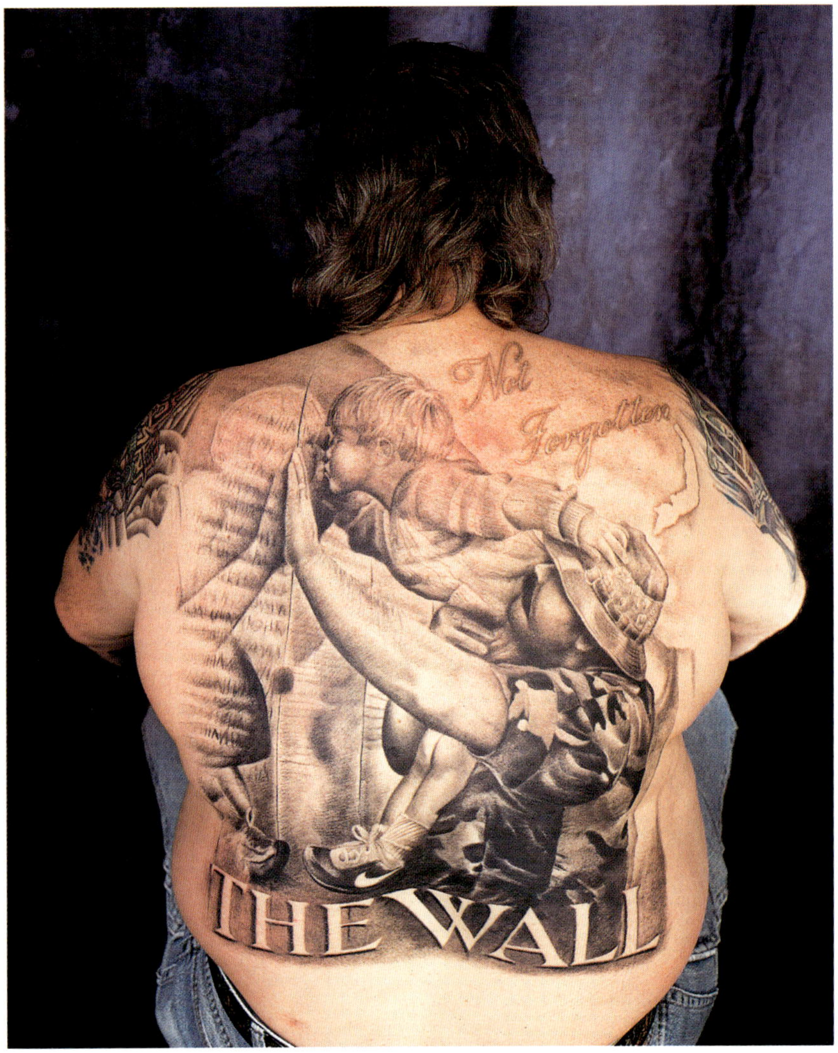

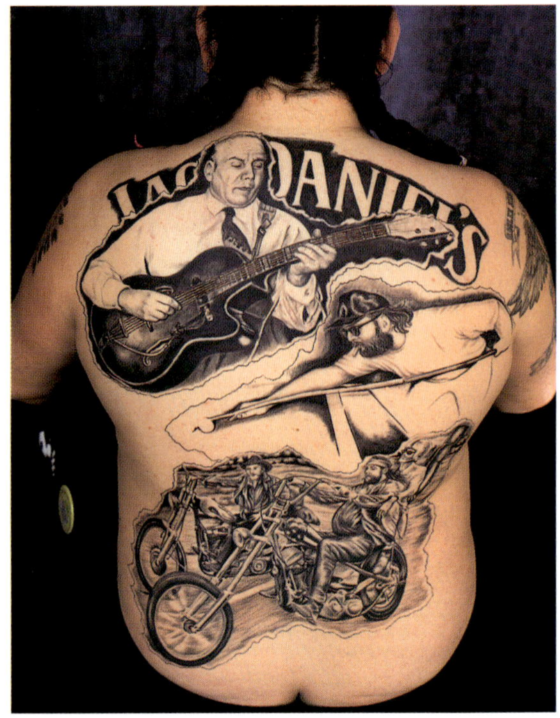

Oben links: Jacks Tattoo „The Wall", ausgeführt von St. Marq. Jack möchte mit seinem großen Rücken-Tattoo alle Welt an die Gefallenen des Vietnamkrieges erinnern, die nie vergessen werden sollen.

Oben rechts: Tattoo auf dem Rücken von Jean, ausgeführt von Antoine Miguens. Jack Daniels Billardpool und *Easy Rider* künden vom Lifestyle einer Motorradclique.

JAN SEEGER

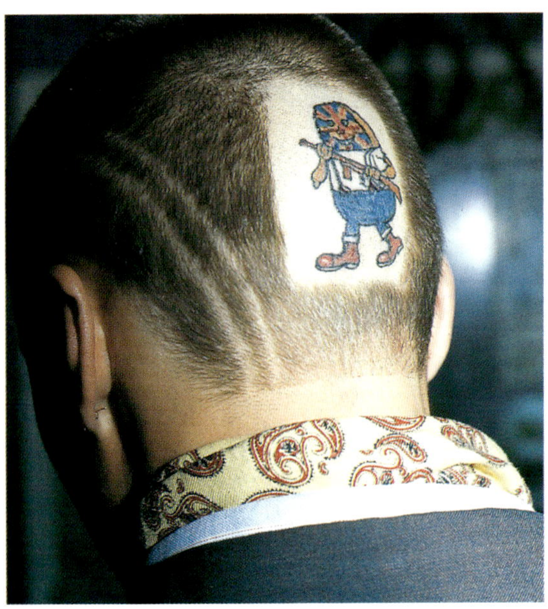

Links: Dieses Comic-Tattoo *(Weetabix Kid)* dient hier als Skinhead-Emblem. Sein Träger kann es nach Wunsch zeigen oder verbergen. Das Foto stammt aus den frühen 1980er Jahren.

HENRY FERGUSON

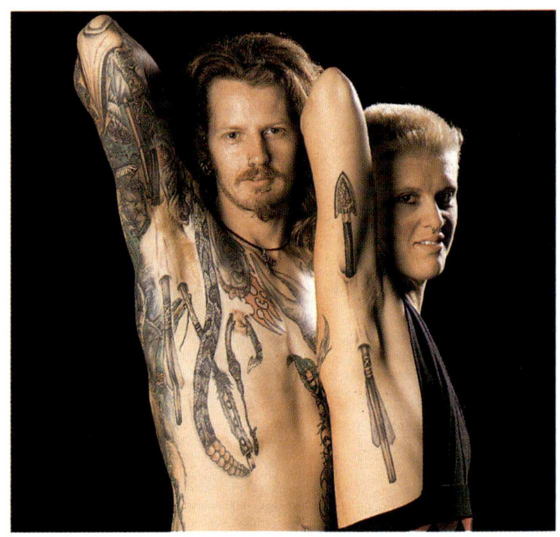

Oben: Tattoos können auch eine Gemeinsamkeit ausdrükken, die nicht offenkundig ist. Die Speermotive von Hamish und seiner Frau Tanya machen ihre Partnerschaft nur dann sichtbar, wenn sie nebeneinander stehen und beide ihren rechten Arm heben. Die Arbeiten stammen von Ian aus Reading (England).

HENRY FERGUSON

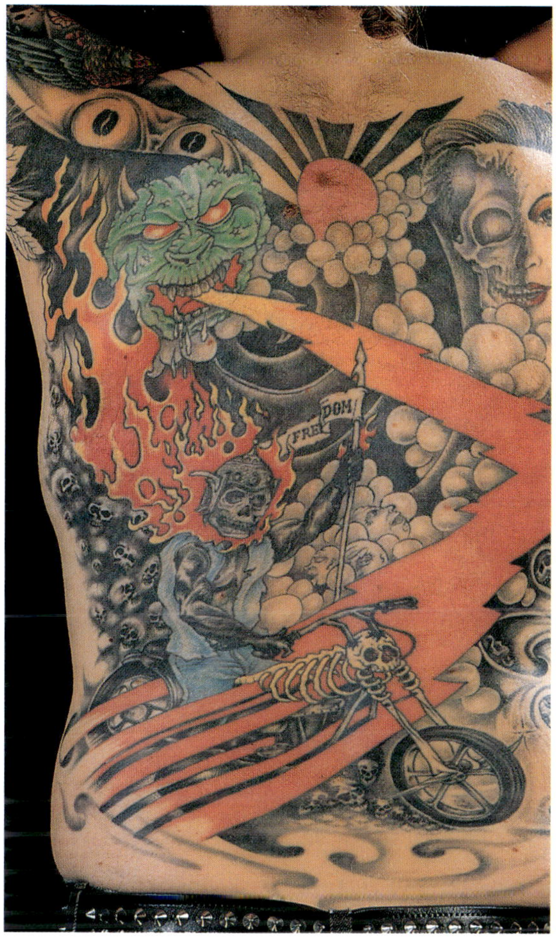

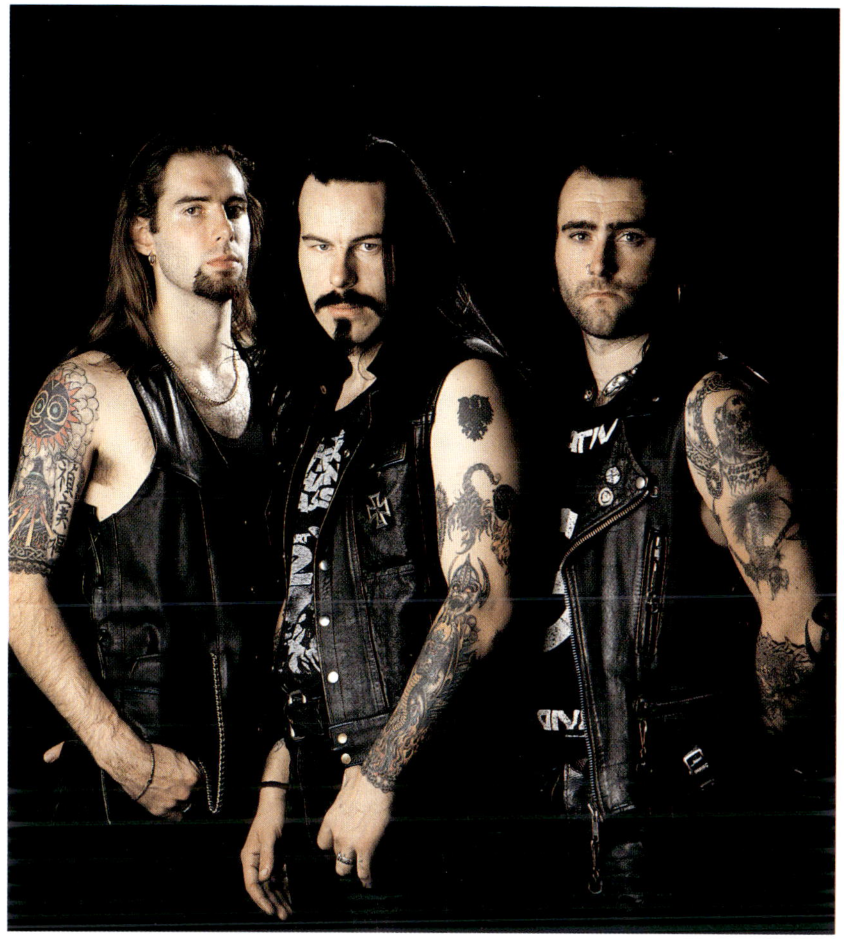

Oben: Dieses Rücken-Tattoo stammt von Ian aus Reading (England). Carl Honeybones bikefahrender Dämon mit der „Freedom"-Flagge verkörpert die Philosophie „zu schnell zum Leben und zu jung zum Sterben".

HENRY FERGUSON

Oben: A. Corcoran und Paul Finnan aus Birkenhead sowie Rich Clarce aus Liverpool (England). Ihre Tattoos hat Pete Colwell aus Birkenhead ausgeführt. Menschen ganz unterschiedlicher sozialer Herkunft begreifen ihre Tätowierungen als die natürlichste Sache von der Welt.

HENRY FERGUSON

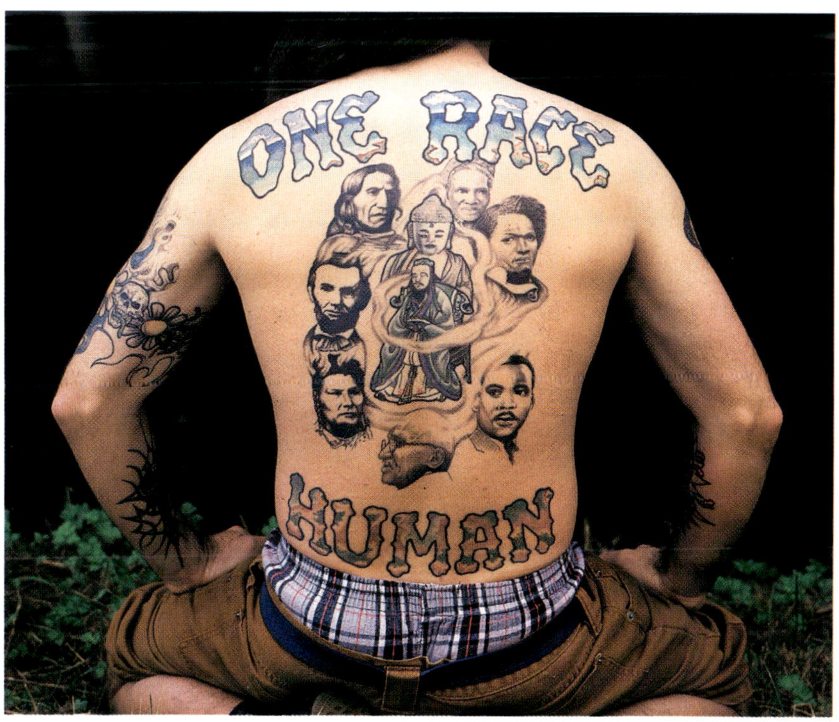

Links: Rücken-Tattoo von Thomas DePriest. Hier sind berühmte „Helfer der Menschheit" porträtiert. Der menschliche Körper eignet sich für Botschaften jeder Art.

JAN SEEGER

Humor und Comics

Viele Menschen betrachten ihre erste Tätowierung als einschneidendes Erlebnis und gehen die Angelegenheit mit ganzem Ernst an. Andere dagegen möchten mit ihren Tattoos ihren Humor zum Ausdruck bringen. Nicht jedermanns Sache ist freilich der Sarkasmus, sich beispielsweise einen angedeuteten Strick mit dem Schriftzug „hier abtrennen" um den Hals tätowieren zu lassen.

Gern bewiesen schon immer Matrosen, Soldaten und andere, die auf engem Raum miteinander zusammenleben müssen und daran gewöhnt sind, sich nackt oder nur teilweise bekleidet zu sehen, ihren Humor. Allerlei Schabernack, Skurrilität und humorige Anzüglichkeit ging in diesen Kreisen um. „Zu Diensten Euer Ehren!" oder: „halte Dich sauber!" und ähnliche Schriftzüge auf beiden Gesäßhälften – so und anders erheiterten Landser und Seemann früherer Zeit ihren Alltag und stichelten wider den Vorgesetzten oder die Obrigkeit.

Humor paarte sich gern auch mit Sentimentalität, wenn auf der Haut beispielsweise geschrieben stand: „Die Süßeste, die ich jemals küßte, war die Frau eines anderen – nämlich meine Mutter". Manch einer liebte auch das Spiel mit dem Obszönen. Ein klassisches Beispiel dieser Art zeigt auf den Gesäßhälften zwei Augen, die erst zu sehen sind, wenn ihr Besitzer sich vornüber beugt, und über denen geschrieben steht: „Achtung, ich sehe Dich!". Bisweilen kam auch *Popeye* zu Ehren, die berühmte Comicfigur, der der Verzehr von Dosenspinat gewaltige Kräfte verleiht. Man placierte sie so über dem Schambereich, daß ihr optisch die Genitalien des Tätowierten zuwuchsen und Popeyes männliche Pracht nun riesenhaft erschien.

Auch Mickey Maus, Fred Feuerstein und viele andere Comicfiguren zierten die Haut und sollten ein Lächeln bewirken. Diese alte Tradition setzt sich nun mit den modernen Helden und Heldinnen aus der Welt der Comics fort.

Heute ist der Humor, den ein Tattoo ausdrücken soll, oftmals anspruchsvoller angelegt als die Zote früherer Zeiten; dann wird es dem Betrachter gelohnt, wenn er im Spaß das Nachdenkliche findet. „Lieber tot als Geschirr spülen", so heißt es beispielsweise auf dem Tattoo einer jungen Frau, die sich einen Dolch mit Spruchband tätowieren ließ.

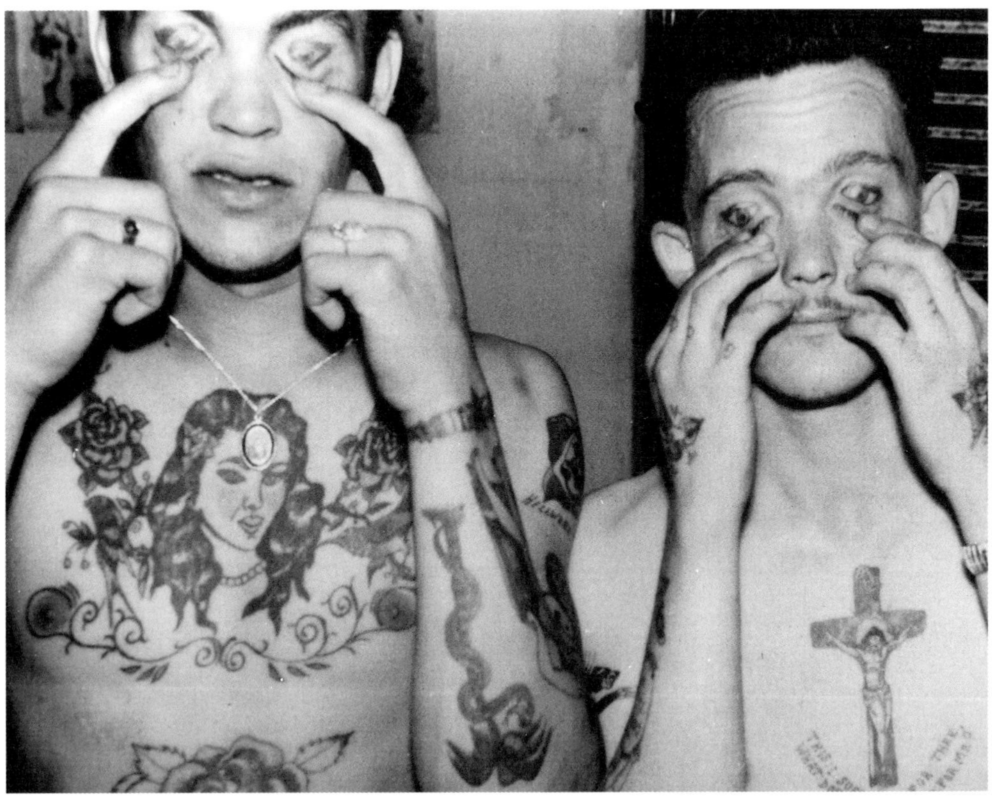

Oben: Zwei Soldaten schließen die Lider und zeigen ihre Augen-Tatoos – vielleicht wollen die Scherzbolde sagen: Wir sind wach, auch wenn wir schlafen!

THE SKUSE COLLECTION

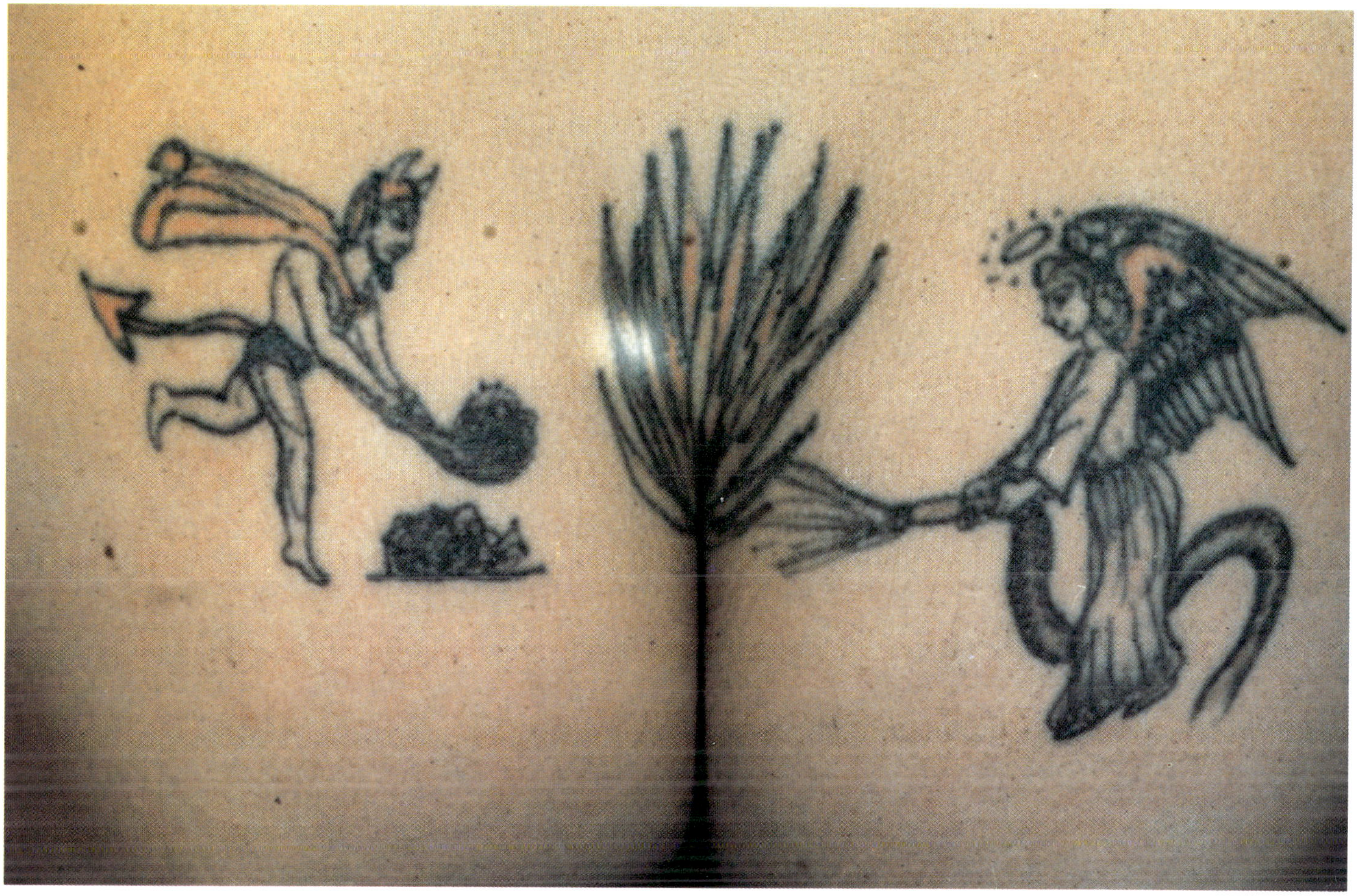

Oben: Diese Tätowierung stammt von dem legendären Tattoo-Künstler Pinky Yun aus Hong Kong. Hier schlagen Flammen aus der Gesäßfurche eines Mannes – ein beliebter optischer Scherz mit viel Tradition. Ein Teufelchen schürt das Feuer, während der Engel es löschen will.

THE SKUSE COLLECTION

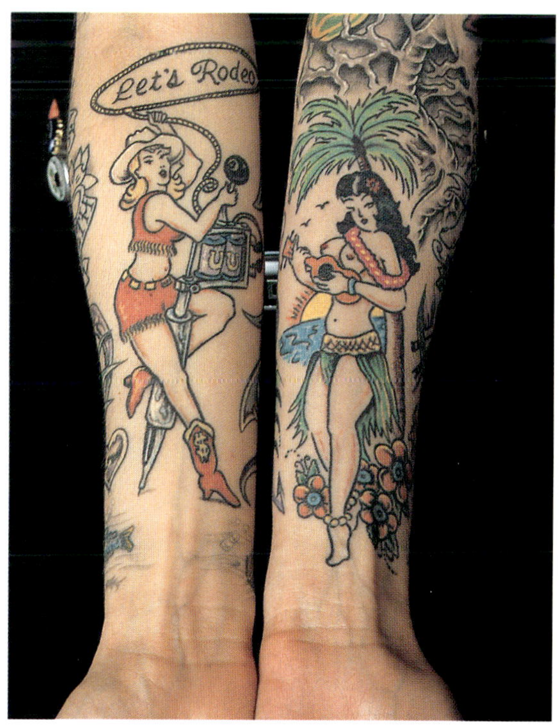

Links: Die Comicfigur *Cowgirl* und eine Südseeschönheit auf den Unterschenkeln von Danise aus Chicago, ausgeführt von Scott Harrison – eine humorige Nachahmung früherer Pin-up-Girls, die bei Seeleuten sehr beliebt waren.

WILLIAM DEMICHELE

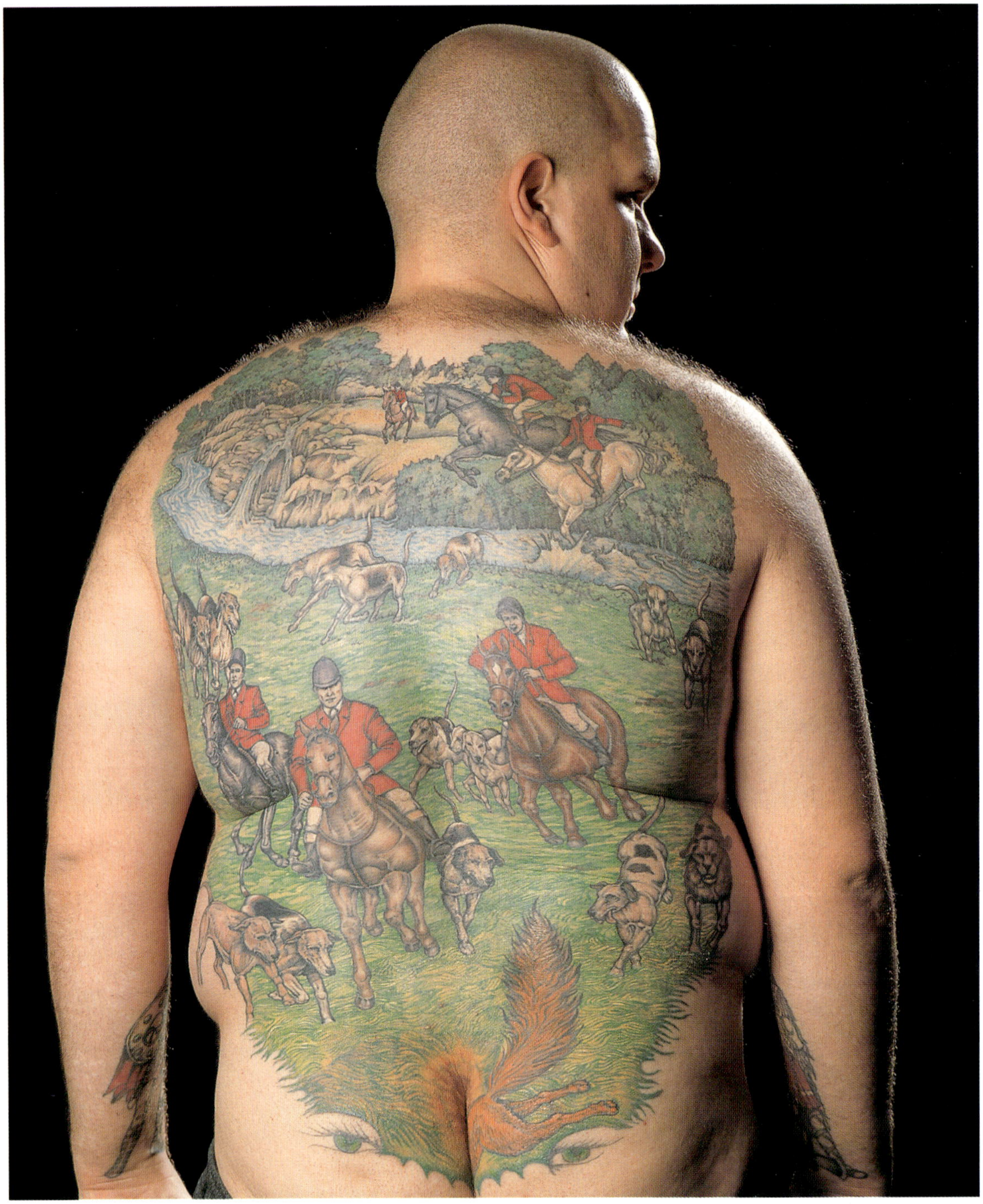

Oben: Prachtvolles Rücken-Tattoo von Tony Harvey aus Bognor Regis (England), ausgeführt von G. Townsend. Dargestellt ist die Szene einer Fuchsjagd, früher ein beliebtes Motiv auf Ölgemälden und Schmuckdeckchen. Es handelt sich hierbei um die moderne Version einer Tätowierung, die aus Viktorianischer Zeit stammt. Der Künstler hat seinem Bild eine humorvolle Note gegeben – der Fuchs taucht in seiner Not ab in die Tiefen der Gesäßfurche ...

HENRY FERGUSON

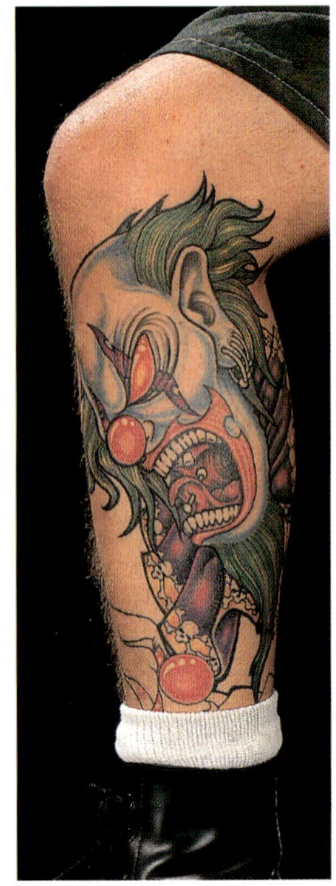

Oben: Ein Tattoo, das Ron Earhart an sich selbst ausgeführt hat (fotografiert in Kalifornien). Dargestellt ist ein Clown; die Botschaft birgt eine ganze Menge schwarzen Humors.

JAN SEEGER

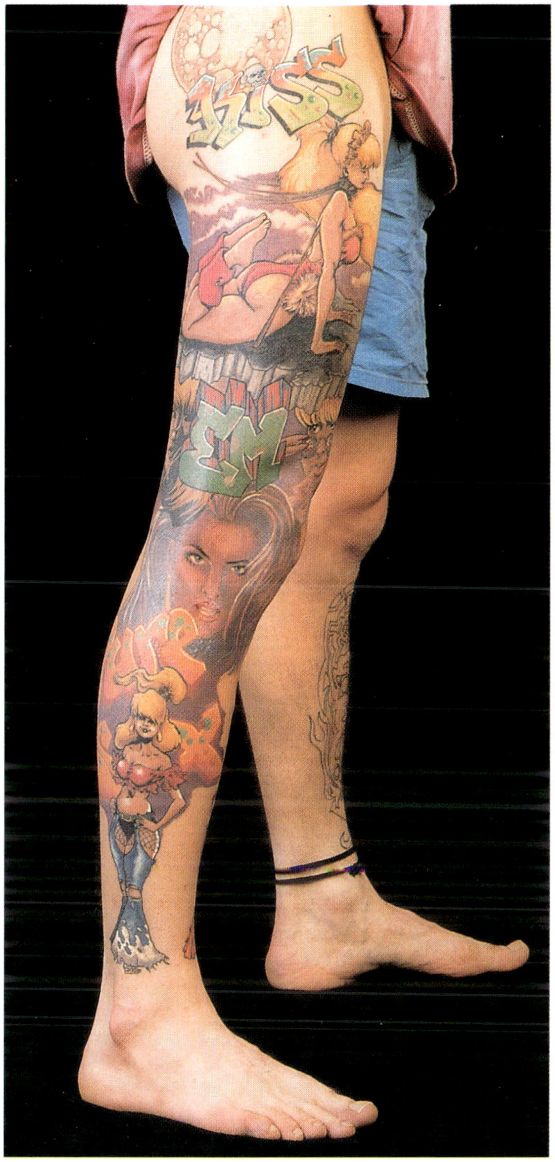

Oben: Farbenprächtiges Tattoo auf dem Bein von Kevin Teague aus Devon (England), ausgeführt von Jim Ryan, der sich hier von zeitgenössischen Comicheldinnen anregen ließ.

HENRY FERGUSON

Unten: Heiter-amüsantes Rükken-Tattoo von Anne Kuski, ausgeführt von Harry Potter. Der Künstler hat seine Comic-Tiere überaus charaktervoll und mit scharfer Beobachtungsgabe gezeichnet.

HENRY FERGUSON

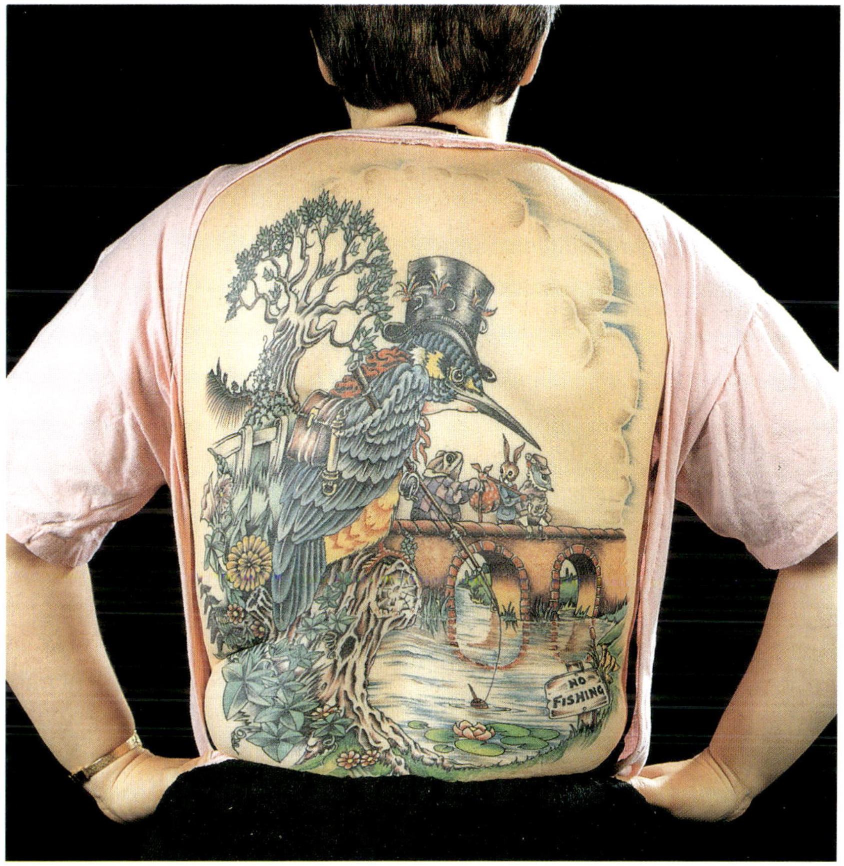

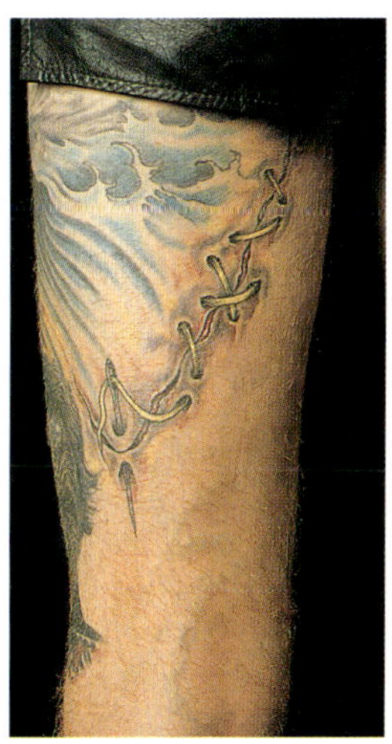

Links: Tattoo auf dem Bein von Hamish Halley, das eine vernähte Wunde täuschend echt wiedergibt. Das Motiv hat Ian aus Reading (England) ausgeführt. Er sagt:

Mein bizarrer Humor findet sich auf mehreren meiner Tätowierungen. Wunden am menschlichen Körper haben für mich etwas Faszinierendes, auch Messer und andere Waffen, die in das Fleisch eindringen ... Zu meinen Motiven dieser Art zähle ich auch mein Hai-Tattoo, in das ich die Bißwunde eines Weißen Hais eingearbeitet habe. Hier zeige ich die mit einem Schnürsenkel vernähte Wunde und eine Nadel auf Höhe der Kniebeuge. Das Motiv stammt vom Cover eines Albums der Gruppe Napalm Death. (19)

HENRY FERGUSON

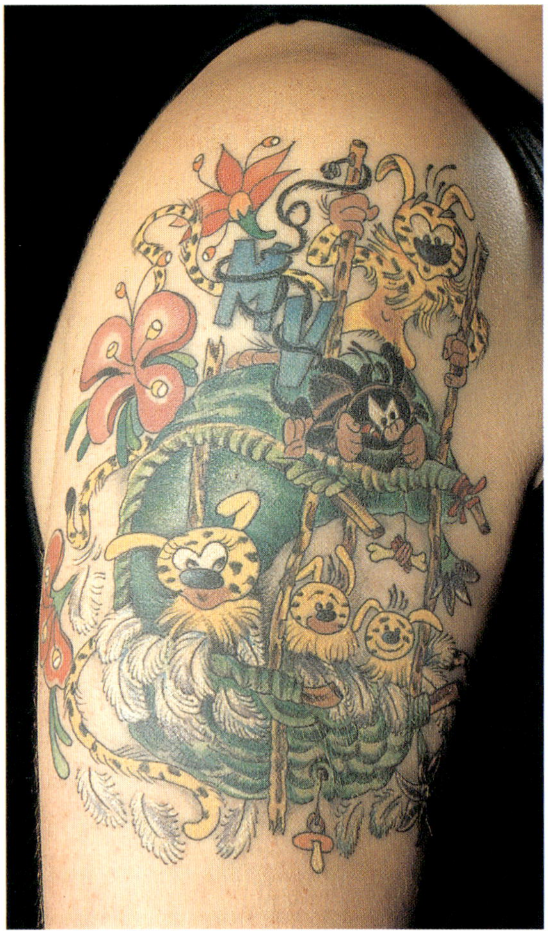

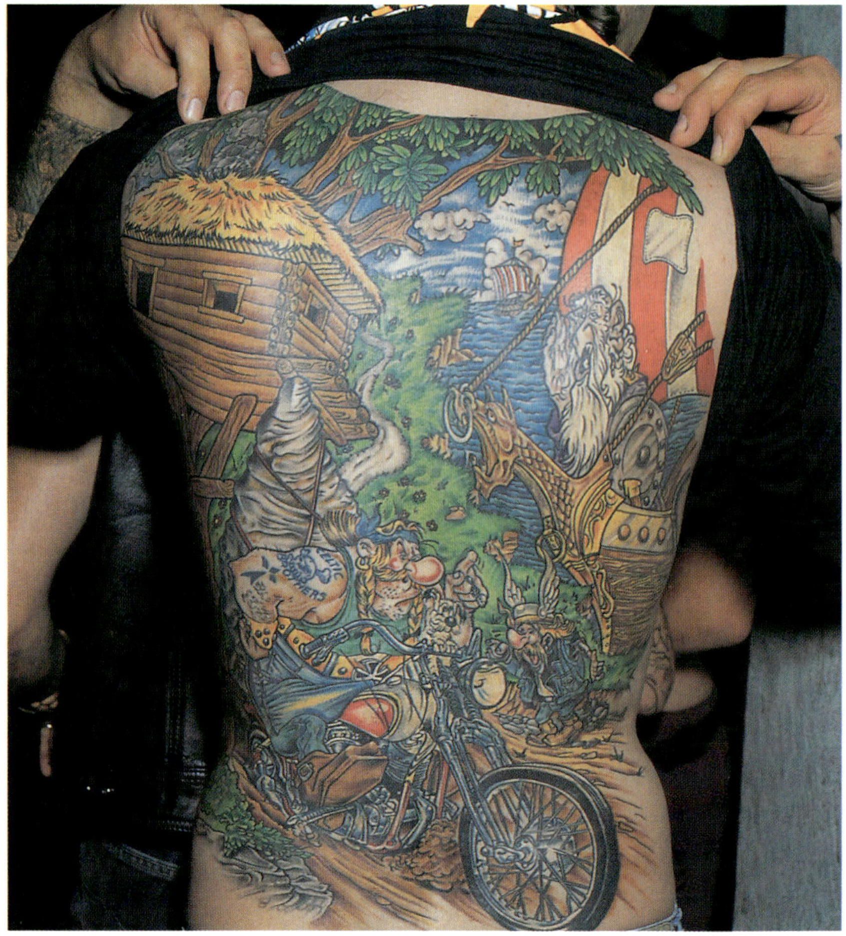

Oben: Tattoo auf dem Oberarm von Mike Vose aus Wiesbaden, ausgeführt von Monique (ebenfalls Wiesbaden). Hier sind amüsante kleine Comicfigürchen versammelt.

HENRY FERGUSON

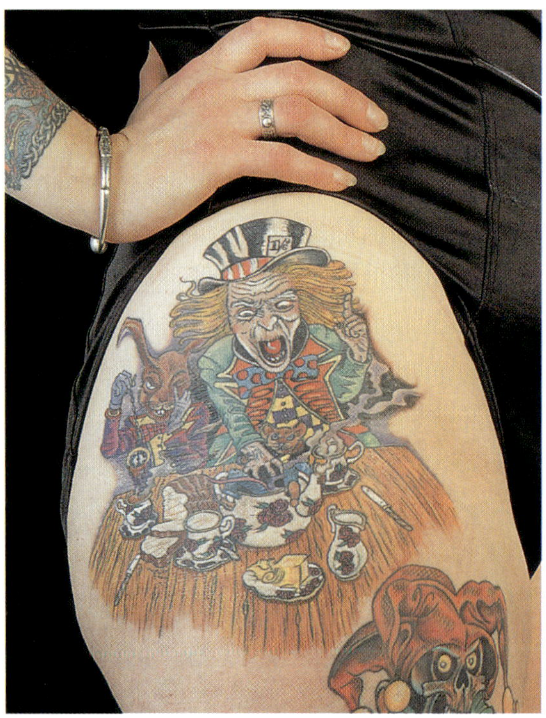

Oben: Rücken-Tattoo von Willem, ausgeführt von Ronald Bonkerk aus den Niederlanden – eine moderne Version der Comicfiguren *Asterix der Gallier* und *Obelix*. Sie werden hier als Biker dargestellt. Viele witzige Details lassen sich ausmachen, z. B. die Tätowierung „Celtic Brotherhood“ auf dem Oberarm von *Obelix*. Das Foto wurde in Nijmwegen gemacht.

ROB WEBSTER

Links: Die Comicfigur *Mad Hatter* auf der Schulter von T. Wellings, ausgeführt von Alan Dean aus Luton.

HENRY FERGUSON

Gegenüber: Tattoo auf dem Oberarm von Lesley aus Columbus (USA). Diese einem Comic entlehnte Arbeit stammt von Guy Atchinson (und wird noch fortgesetzt). Der keltische Reif am Handgelenk stammt von Curb.

WILLIAM DEMICHELE

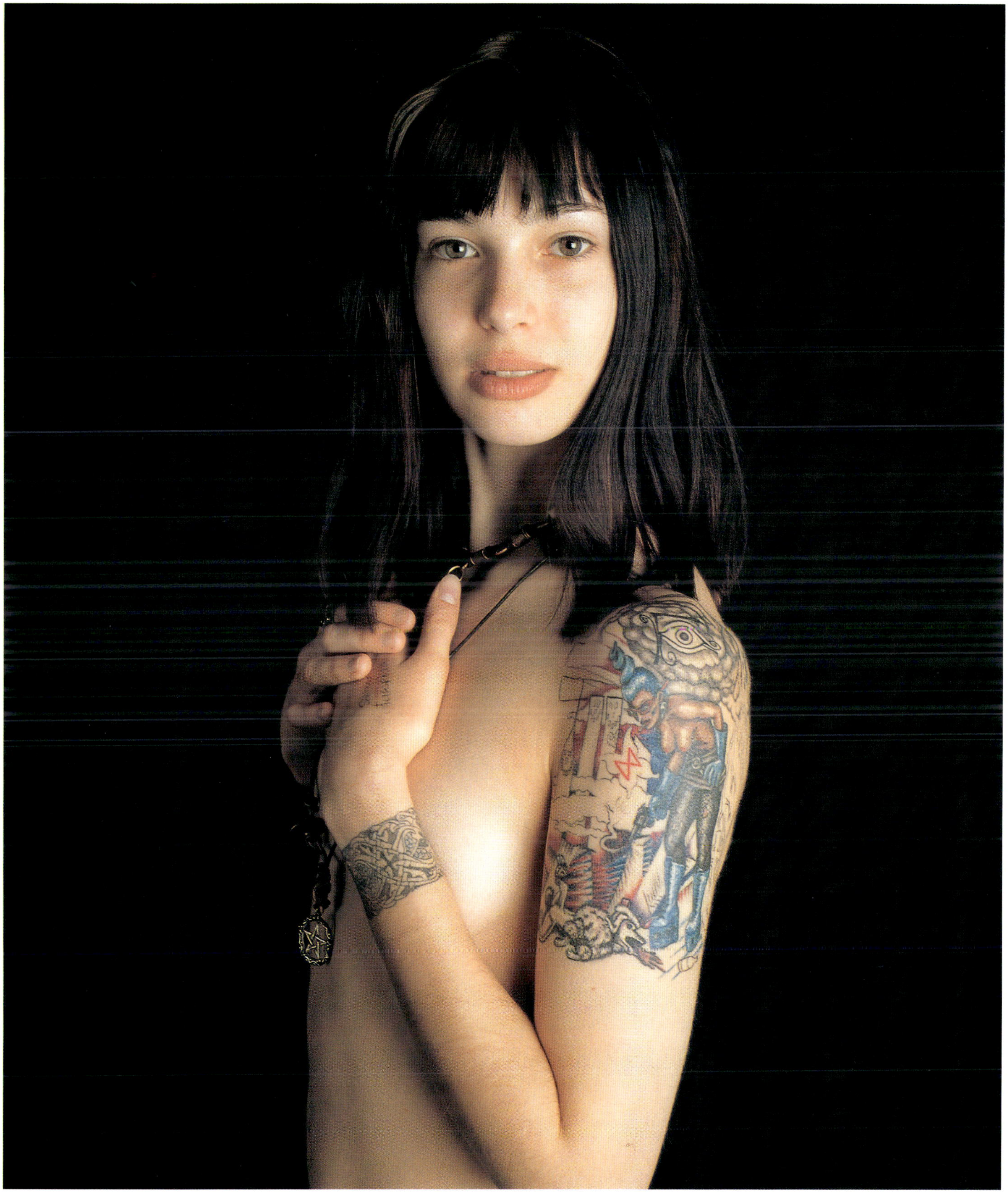

Horror und Tod

Wenn man die alten Fotografien und Zeichnungen von Tätowierungen vornimmt, fällt auf, daß Horrormotive von Tod und Teufel eher die Ausnahme darstellten und keinesfalls als typisch für frühere Zeiten gelten können. Das gängigste Todesmotiv war der gekreuzigte Christus. Heute stehen andere Motive im Vordergrund, am häufigsten wird der allzeit grinsende, vom Grauen dieser Welt kündende Totenkopf tätowiert.

Vielleicht fühlten sich die Landser und Matrosen in der Epoche der beiden Weltkriege dem Tod zu nahe, als daß sie sich mit tanzenden Skeletten, Graf Dracula im Schattenreich eines Friedhofs, bleichen Monstern à la Frankenstein oder alles verschlingenden Fabelwesen der Hölle umgeben mochten. Der Umgang mit der Unausweichlichkeit des Todes scheint anders als heute gewesen zu sein. Vielleicht ist alles aber auch nur eine Frage der Mode. Jedenfalls erreichten die Motive Tod und Horror bei weitem nicht den heutigen Verbreitungsgrad.

Die zunehmende Beliebtheit der Untoten begann schon vor dem Film *Die Maske* und bevor die Musiker von *Megadeath* und *Greatful Death* Furore machten. Heutzutage sind Tätowierungen, die Horror und Tod darstellen, gang und gäbe. Die Anregungen kommen von Postern, den zahllosen Horrorfilmen sowie den von Heavy-Metal-Bands und anderen Rockmusikern verwendeten Symbolen, auch durch Comics und vieles andere mehr. Wir sind von Totenschädeln und Skeletten, von Vampiren und Zombies, von Monstern und grimmigen Sensenmännern umgeben. Motorradfreaks und Heavy-Metal-Fans tragen Totenkopfringe, Kinder verkleiden sich als Hexen, Geister oder Skelette, und auf Tattoo-Messen kann man maßgefertigte Vampirzähne kaufen, zusammen mit all dem vielen Zubehör, mit dem man sich seine Wohnung in ein Gruselkabinett verwandeln kann.

Zur Welt der Tätowierungen gehören die Symbole für Leben, Tod und das Leben nach dem Tod. Die Abbildungen von Totenköpfen überwiegen, auch Darstellungen des Sensenmannes sind häufig anzutreffen ... Diese Motive, auf dem Körper verewigt, drücken unsere heutige Zukunftsangst aus – die Angst vor dem Ungewissen. Möglicherweise ist die Darstellung dieser Motive ein Versuch, die unbekannten Kräfte der Natur unserem Schicksal geneigt zu machen. [20]

So ist es kaum verwunderlich, daß viele Tattoo-Künstler dieser Thematik heute ihre Aufmerksamkeit schenken und in ihre Arbeiten viel gestalterische Kreativität und Sorgfalt legen.

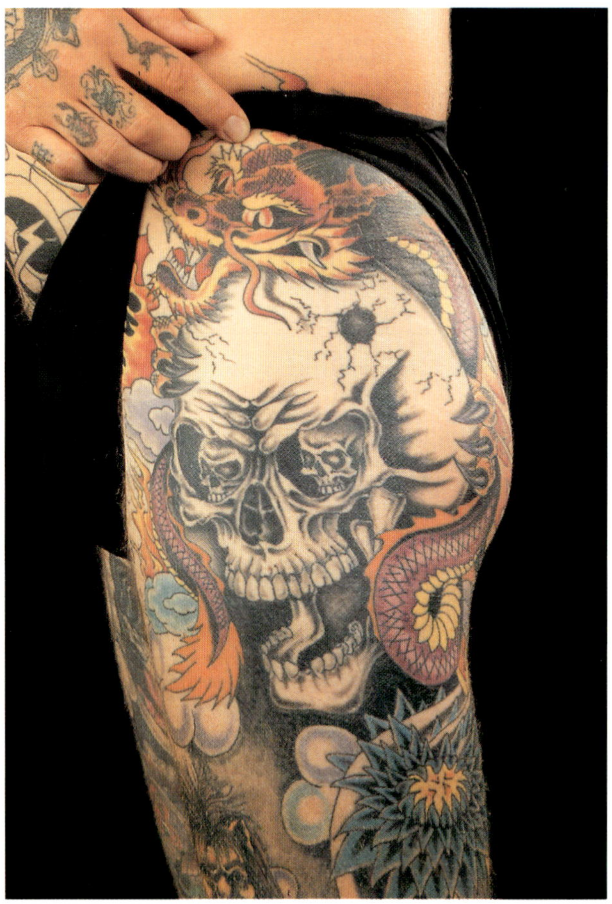

Oben: Totenköpfe im Totenkopf, tätowiert von Dave Howe aus Crawley (England); auf dem Schenkel von Dave Taylor.

HENRY FERGUSON

Gegenüber: Rücken-Tattoo von Mike Bozz aus Neuchatel (Schweiz), ausgeführt von Filip Leu (ebenfalls Schweiz). Der übergroße, realistisch gezeichnete Totenkopf scheint zu leben und zu uns zu sprechen, wenn Mike seine Rückenmuskulatur spielen läßt. Die Fotografie wurde in Amsterdam aufgenommen.

JAMES DRURY

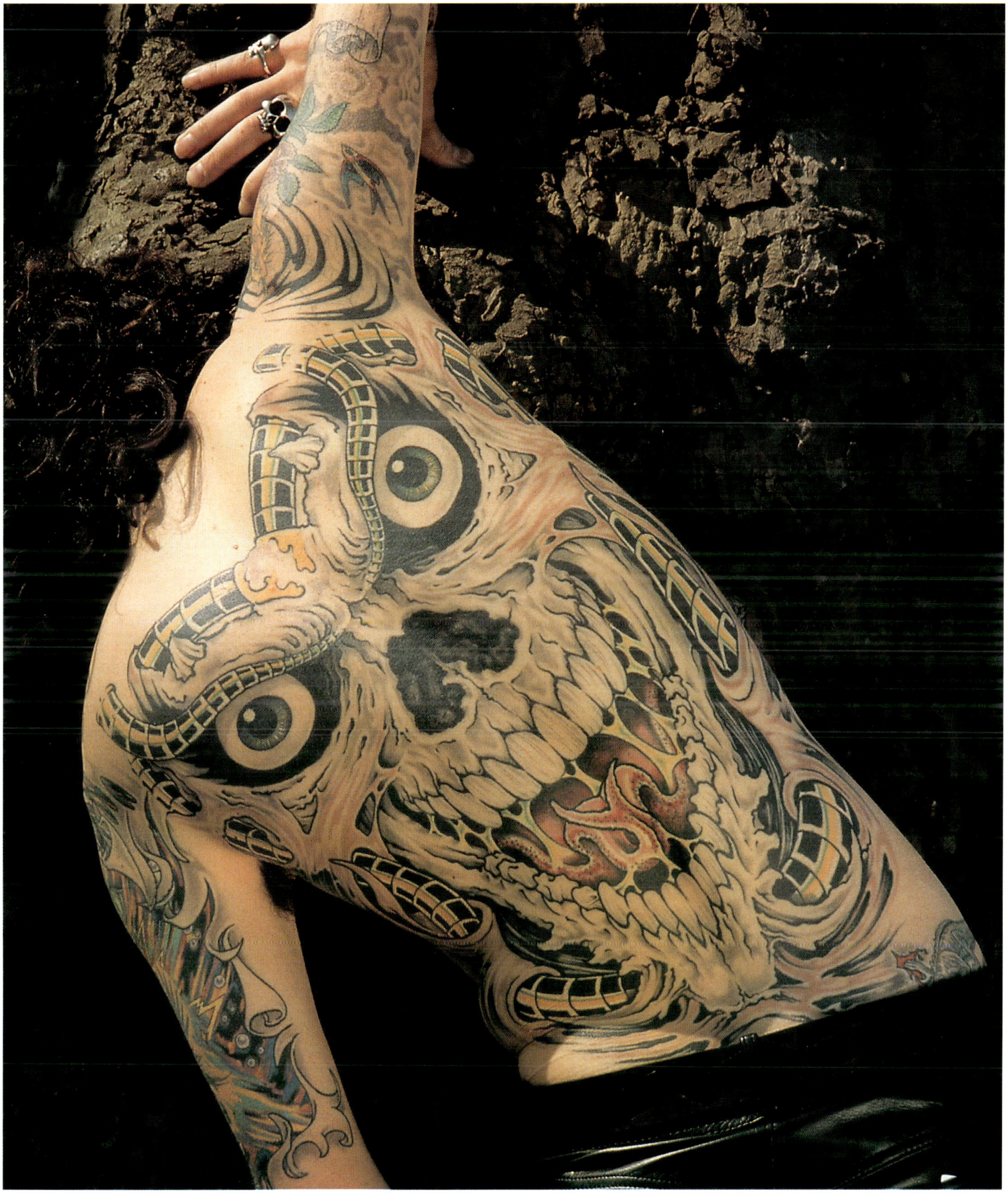

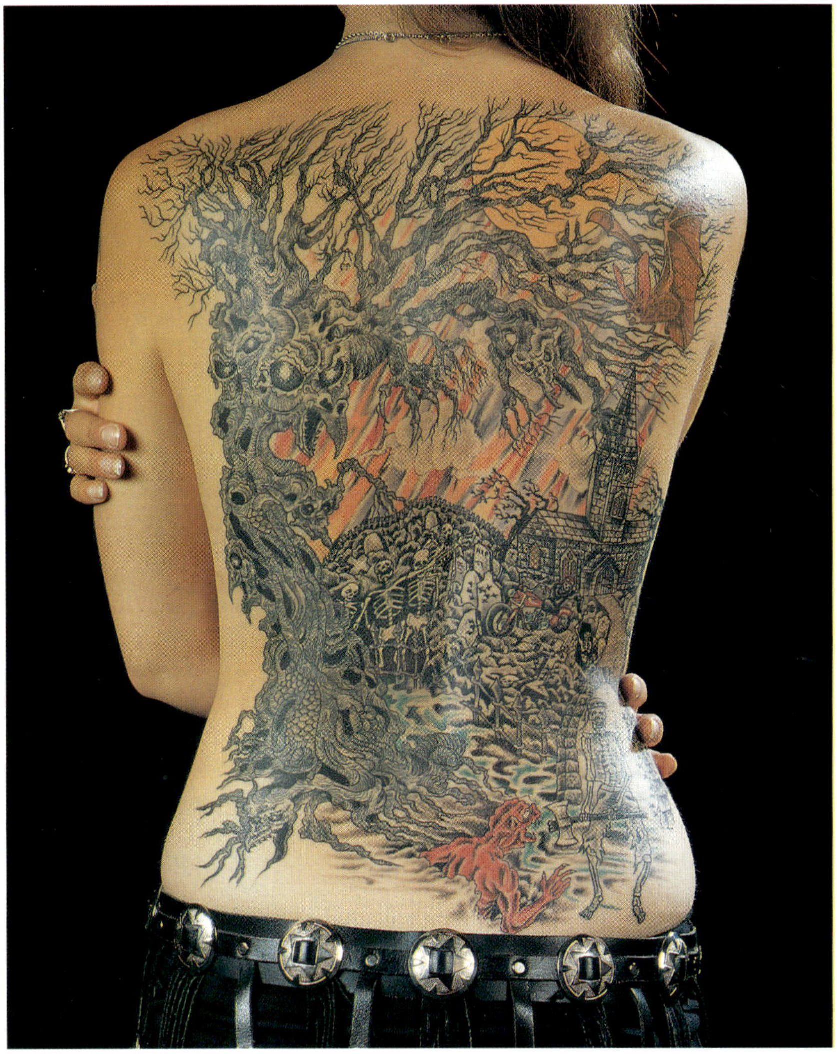

Links: Rücken-Tattoo von Helga, ausgeführt von George Bone aus London. Es stellt eine wild bewegte Friedhofsszenerie dar.

HENRY FERGUSON

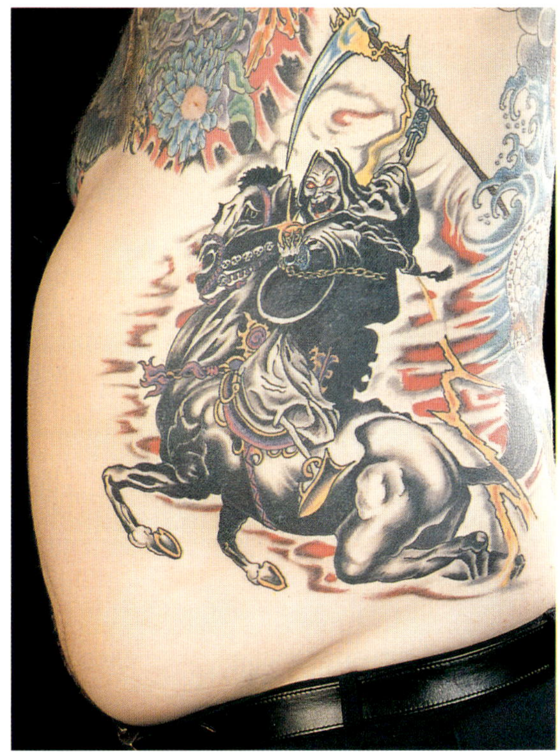

Oben: Ein Tattoo mit Sensenmann hoch zu Roß auf dem Oberkörper von E. Hedges, ausgeführt von George Bone.

JAMES DRURY

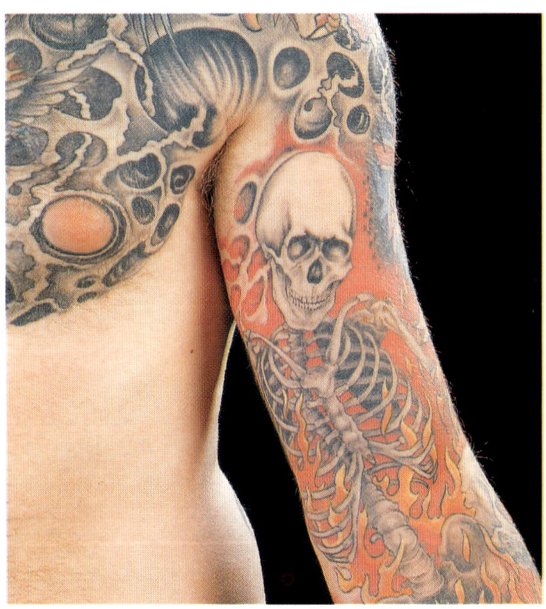

Rechts: Mehrfarbiges Skelett-Tattoo von Carl Honeybone, ausgeführt von Ian aus Reading (England); es symbolisiert unsere Sterblichkeit, insbesondere die Vergänglichkeit des Fleisches.

HENRY FERGUSON

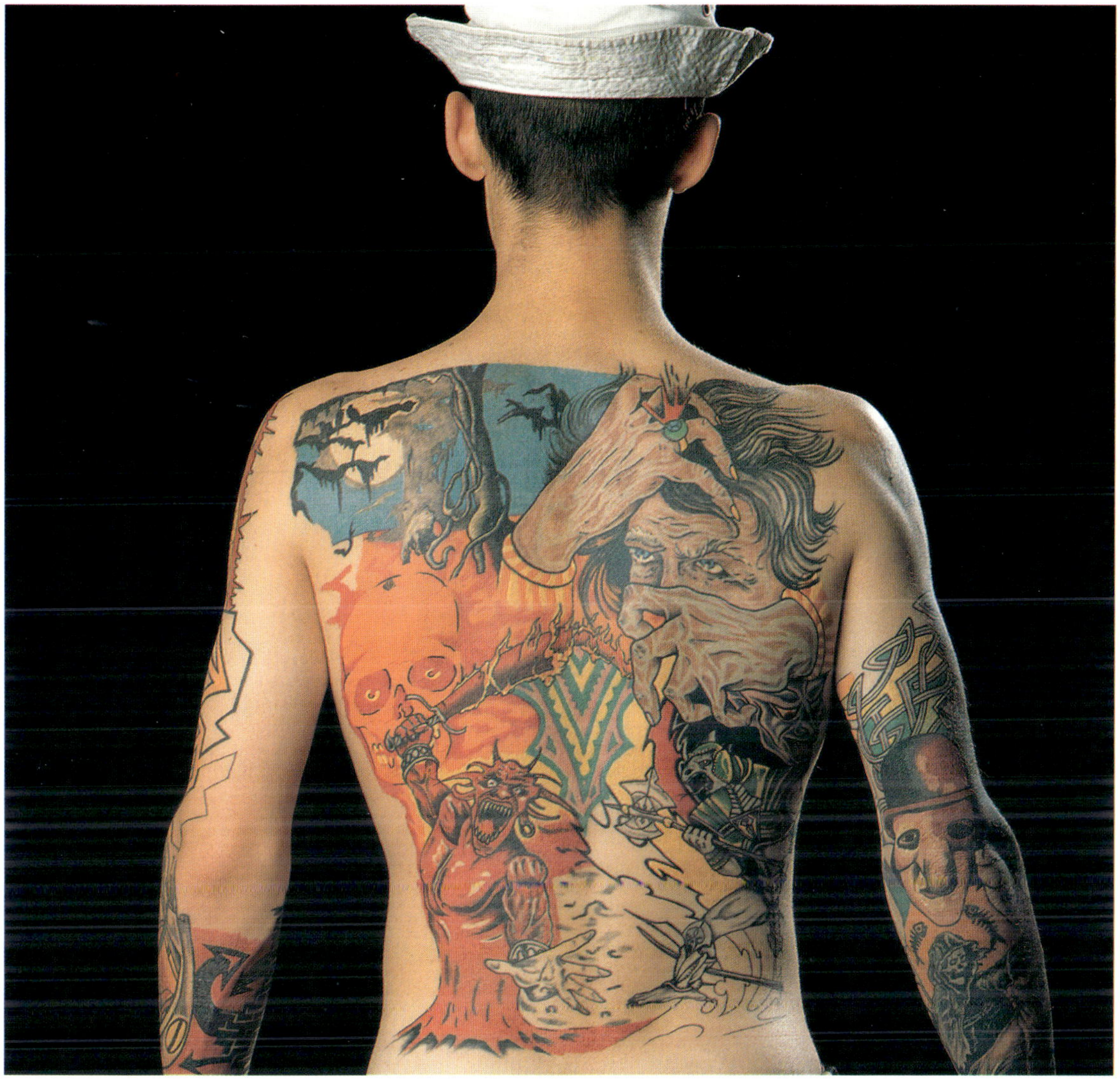

Links: Rücken-Tattoo von Neil Orange, ausgeführt von Dave Ayres (Skin Deep Tattooing aus Bristol, England). Es charakterisiert in leuchtenden Farben einige Horrorgestalten.

HENRY FERGUSON

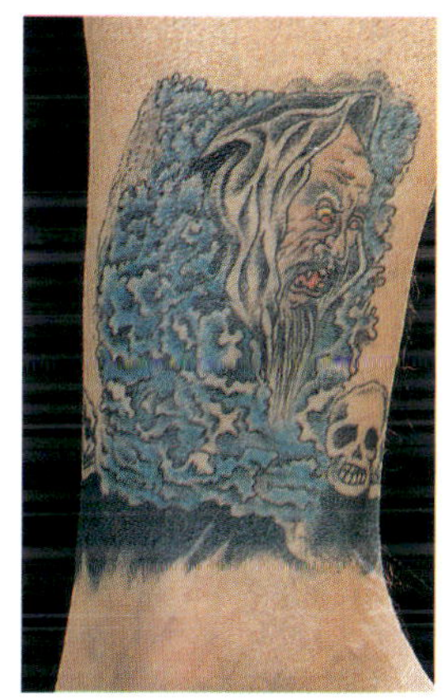

Oben: Hexenmeister mit Schädel – ein Tattoo von Jack Yount, ausgeführt von Dennis Watkins aus Fort Mead (USA).

HENRY FERGUSON

Rechts: Tattoo mit Totenköpfen, das die Evolution des Menschen veranschaulichen soll, ausgeführt von Darren Stares:
Ich hatte Fotos von Schädeln aus mehreren Stufen der Evolution vor mir, ordnete sie chronologisch, und Darren hat daraus Porträts gemacht. Es handelt sich um ein Totenkopf-Tattoo mit einer neuen Idee: Der oberste Schädel ist dem Film *Hardware* nachgebildet, in dem der Cyborg 'Mark 13' als höchste Entwicklungsstufe des Menschen gilt. (21)

HENRY FERGUSON

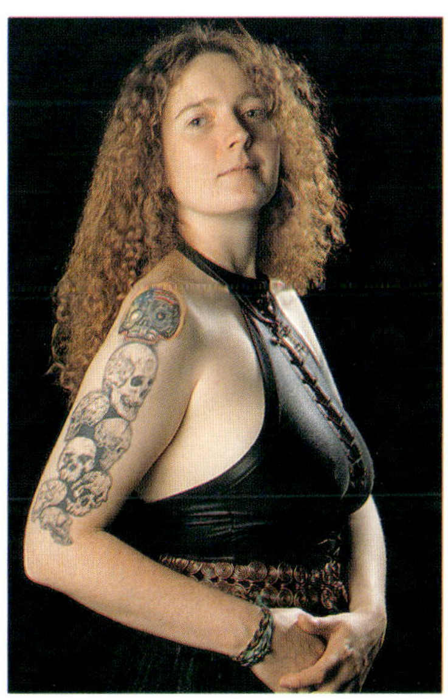

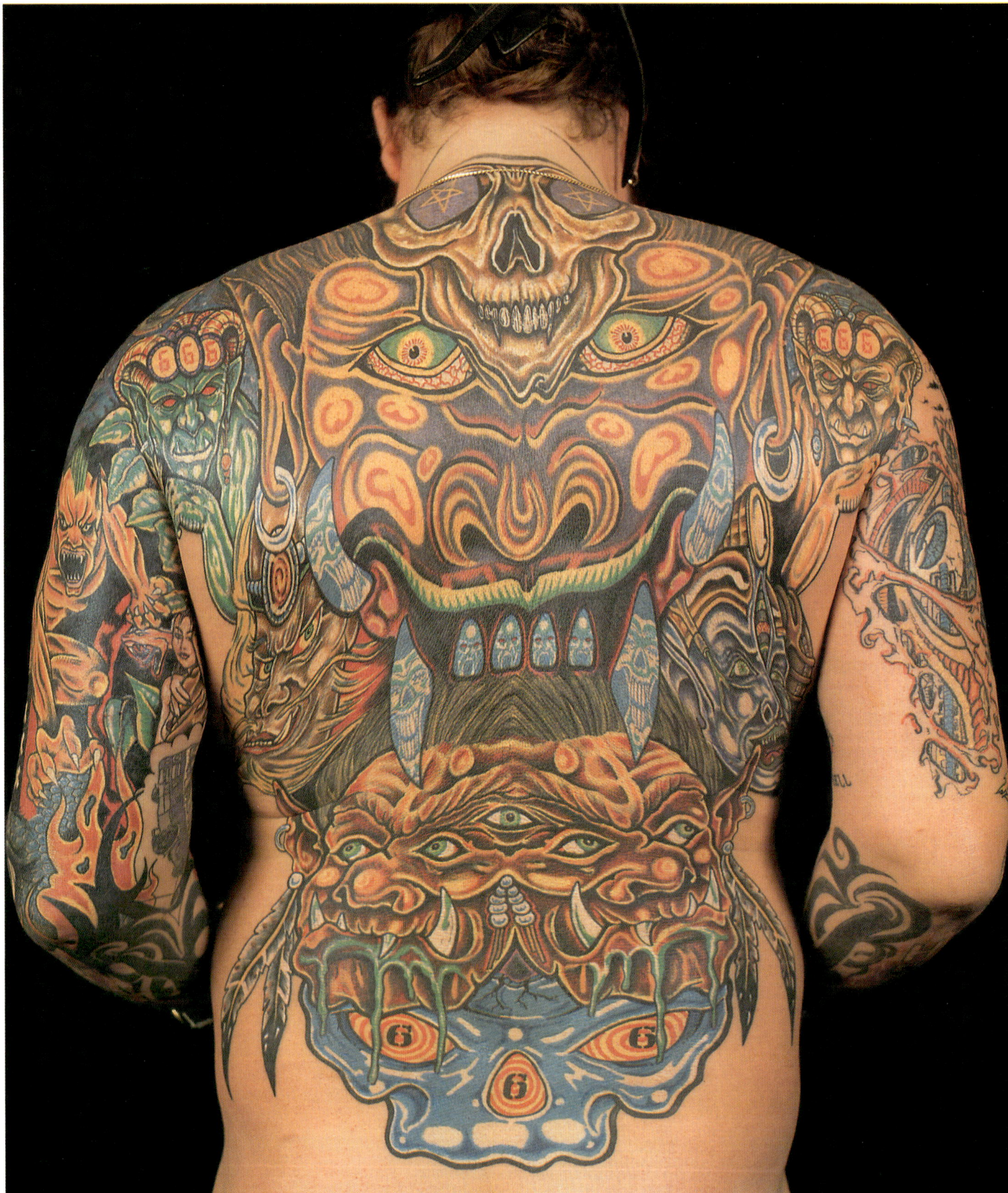

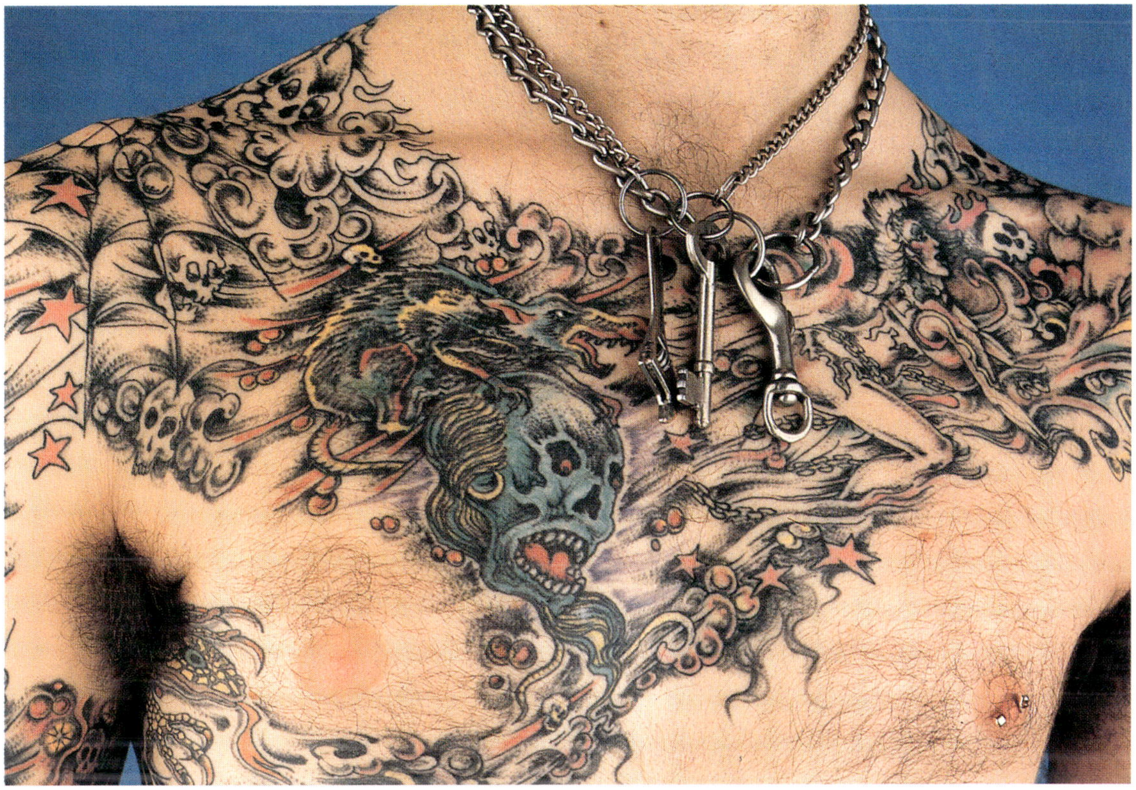

Links: Tattoo auf der oberen Brustpartie von S. Curtis, ausgeführt von Dave Ross aus Colchester (England). Das Motiv zeigt eine Schädelstätte.

HENRY FERGUSON

Unten: Frankensteins Monster und seine Gefährten, tätowiert auf dem Rücken von Fritz von The Fatman; fotografiert in Tennessee.

JAN SEEGER

Rechts: Detail mit grimassenschneidenden Totenköpfen, die ein Gorgonenhaupt einfassen. Ein Tattoo auf dem Oberkörper von Kenneth Hill, ausgeführt von Micky Sharpz aus Birmingham.

HENRY FERGUSON

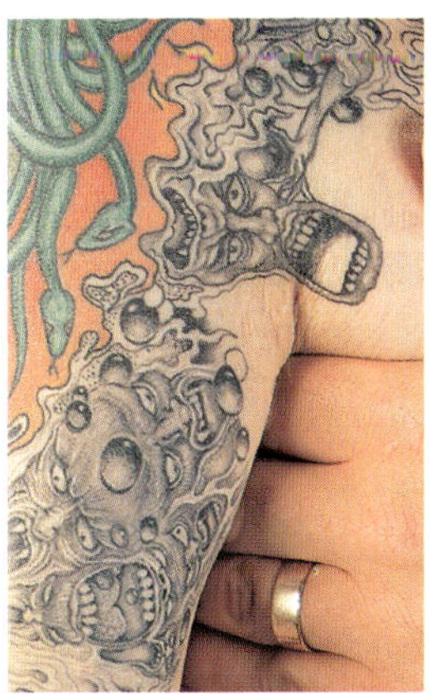

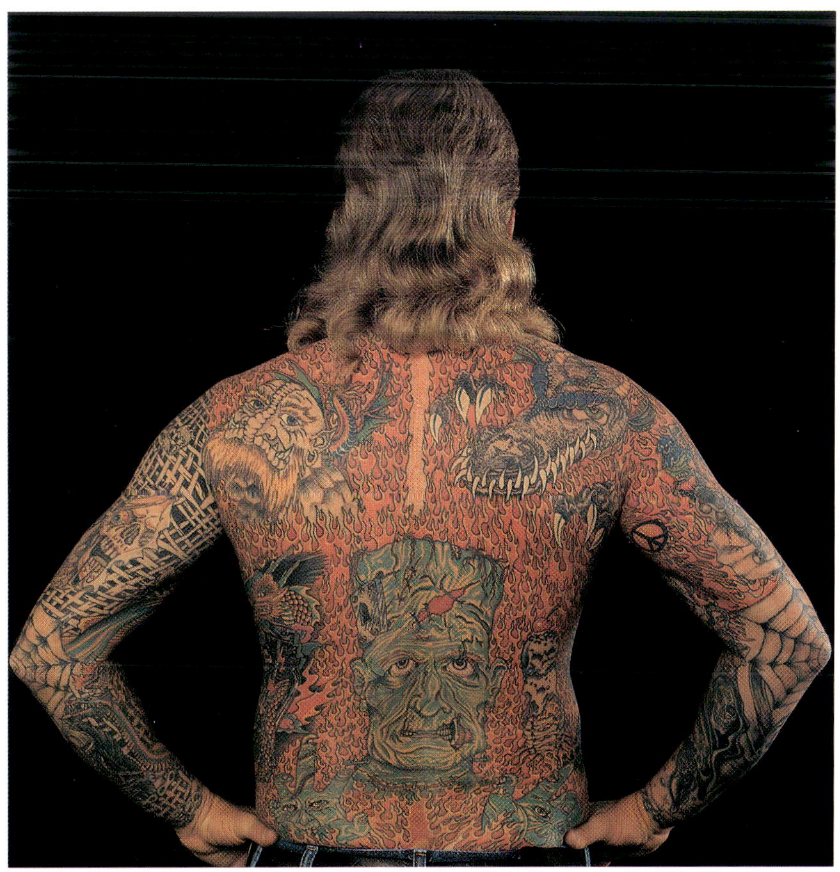

Gegenüber: Rücken-Tattoo von Stéphane, ausgeführt von Reynald Mougenout. Es zeigt in bunter Vielfalt ein Horrorkabinett mit fratzenhaften Gesichtszügen, dämonischen Augen, unheilverkündenden Reißzähnen und gierigen Mäulern.

JAN SEEGER

Rechts: Makabres Rücken-Tattoo von Barbara, ausgeführt von Paul Booth (fotografiert in New Jersey).

JAN SEEGER

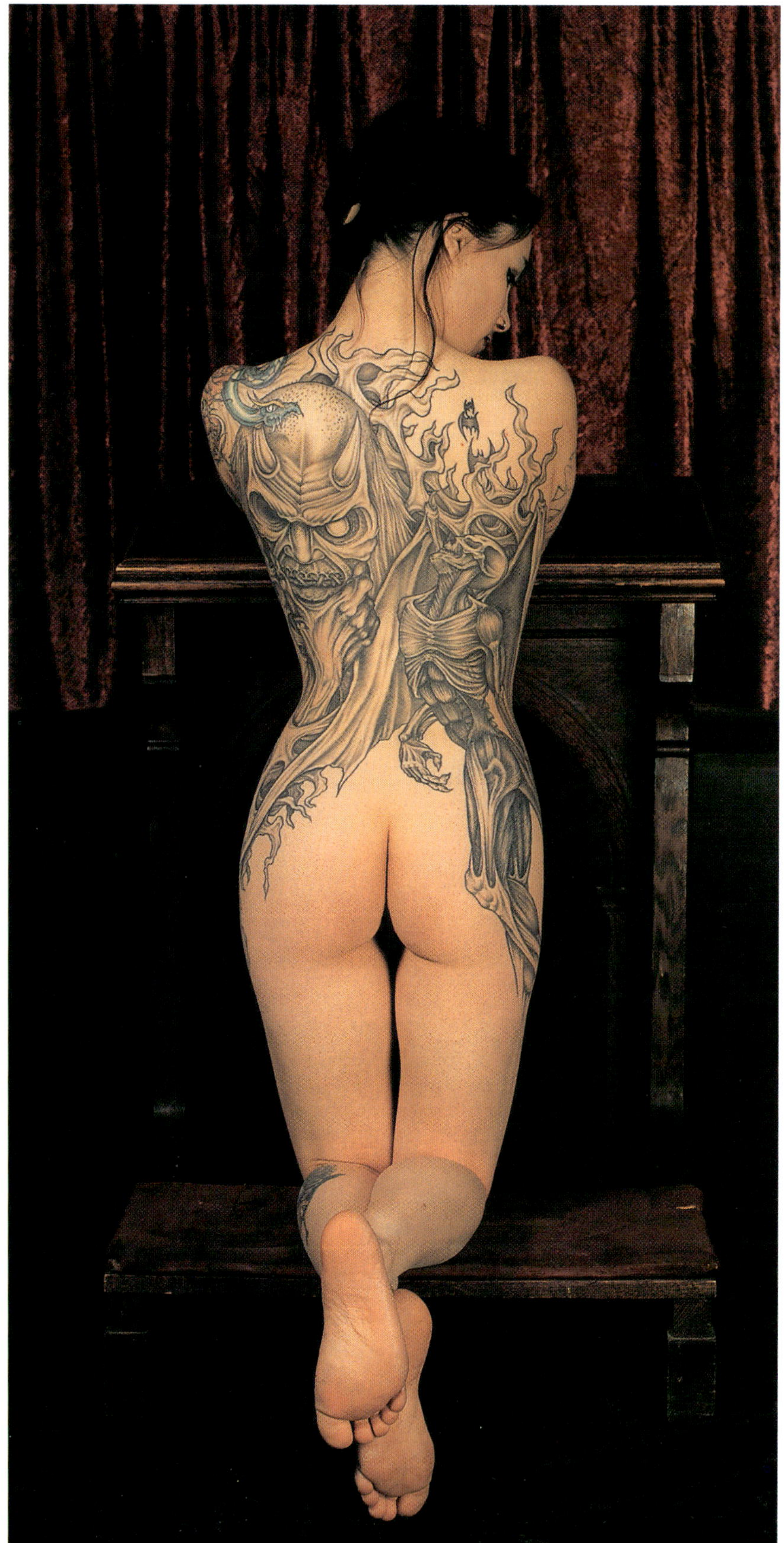

„Die Symbolik des Todes findet sich in allen Kulturen und wird in der darstellenden Kunst, der Poesie und im Liedgut ebenso verwendet wie bei den vielerlei Begräbnisritualen, die sich im Laufe der Kulturgeschichte entwickelt haben. Diese Symbolik zeugt von Ehrerbietung, drückt aber auch die Hoffnung auf ein Weiterleben nach dem Tode aus. Die künstlerische Verarbeitung der Todesthematik, mit einem Schädel, Skelett, Sensenmann (oder ähnlichem), möchte die Tag für Tag uns bedrängende Unwägbarkeit des Lebens übersteigen. Jener kleine Hoffnungsfunke, der eigentlich das ausmacht, was wir 'Leben' nennen, ist immer aufs neue allen irdischen Fährnissen unterworfen, dem ewigen Wechselspiel des Geschehens und dem Hin und Her zwischen Zufall und Wahrscheinlichkeit."

Kris Sperry MD (22)

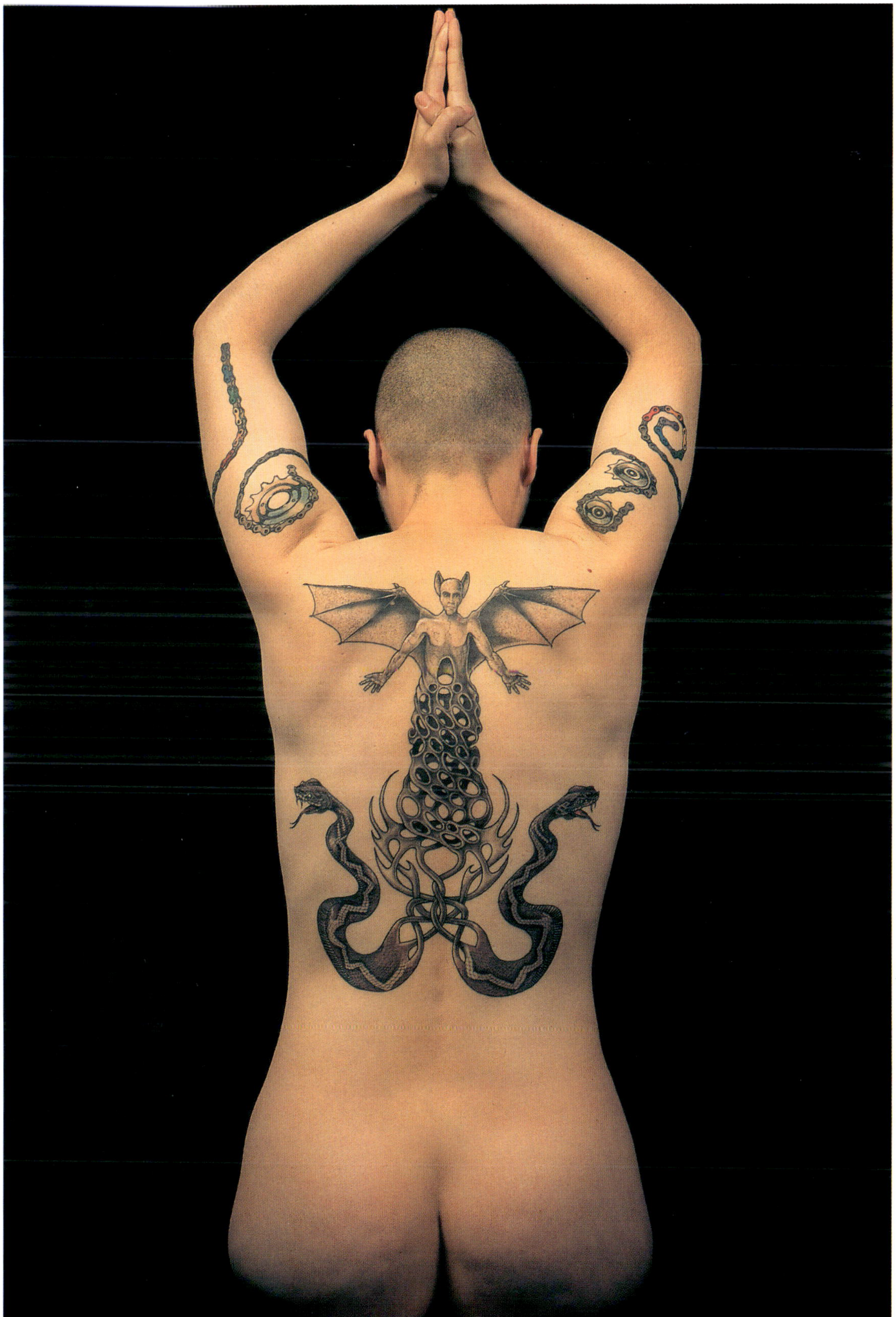

Links: Rücken- und Oberarm-Tattoo von Sunny Maya, ausgeführt von Preston Wood (fotografiert in Kanada). Im Mittelpunkt dieser Arbeit steht die Teufelsgestalt, in der christlichen Tradition oftmals mit Fledermausschwingen, so auch hier. Die Herkunft des Schlangenmotivs in diesem Zusammenhang ist nicht so klar. Schlangen können je nach Kulturkreis von Tod und Zerstörung bis zu Leben und Auferstehung so gut wie alles symbolisieren:

Sie stehen für Sonne und Mond, Leben und Tod, Gott und Teufel, Weisheit und wilde Leidenschaft, Heilung und Gift, Bewahrung und Zerstörung sowie auch für körperliche Reinkarnation und seelische Wiedergeburt. Sie sind phallisch und symbolisieren die Manneskraft ... beziehen sich aber auch auf weibliche Eigenschaften, auf das Verborgene, Rätselhafte und die Gabe zur Intuition. Ihr Erscheinen kann ebenso plötzlich geschehen wie ihr Verschwinden und ist nicht vorhersagbar. (23)

JAN SEEGER

Mythen und Legenden

Schon in frühen Jahren wird unsere Vorstellungswelt von den vielen Mythen und Legenden geprägt, die jede Generation an die nachfolgende weitergibt. Selbst in unserer hochzivilisierten westlichen Welt bleiben der Weihnachtsmann, Engel, Kobolde und viele andere Fabelwesen gegenwärtig, jedenfalls in unserem Hoffen und Bangen, für manche auch ganz real.

Jede Kultur entwickelt ihre eigenen Mythen und Legenden, in denen Monster, Heldengestalten, Gottheiten, gute und böse Geister das Zepter schwingen und in denen unsichtbare Kräfte walten. Diese Welt ist von hohem Symbolgehalt und bietet reichlich Stoff für unsere Phantasie, die wir gern auf Wesenhaftes sowie auf Orte und Geschehnisse lenken möchten, kurz – auf all das, was für uns Bedeutung hat. Viele wünschen sich dabei dauerhafte Ausdrucksformen, und nicht wenige entscheiden sich für Tätowierungen.

Tattoo-Motive sind so zahlreich, wie der Mythen- und Legendenstoff vielsagend ist. Manche finden sich gern ein in die hauchzart-pastellfarbene Welt kindlicher Unschuld, die von geflügelten Pferden und verspielten Meerjungfrauen belebt ist, andere möchten sich verzaubern lassen. Das beliebteste Motiv in der westlichen Tattoo-Szene stellt heute der Drache dar.

Das hat zweifellos mit dem Einfluß der traditionellen japanischen Tattoo-Kunst zu tun. Aber es gibt dafür auch noch andere Gründe:

Der Drachen ist eine der stärksten und am weitesten verbreiteten Symbolfiguren. Der Glaube an die Kraft der Drachen, auch der Schlangen findet sich in vielen Kulturen der Alten Welt, zum Beispiel in Babylon, Griechenland und der Mongolei. Aus den schlangenförmigen Wassergottheiten in Indien und China und der „gefiederten Schlange" *(Quetzalcoatl)* der mesoamerikanischen Maya und Tolteken ging schließlich ein Drache als heilige Gestalt und Lebensspender hervor. Sterblichen soll er entsprechend dieser Vorstellung oft in der Form eines Regenbogens erschienen sein.

In der jüngeren abendländischen Tradition erscheinen Drachen als schreckliche Echsen. Sie verkörpern die Kräfte der Dunkelheit und des Bösen, das Unheimliche, das es zu vernichten gilt. Dagegen steht der Drache in der fernöstlichen Kultur für die rohe und pure Urkraft des Lebens; er ist eine magische Kreatur, die die Ausgewogenheit der Gegensätze von *Yin* und *Yang* verkörpert.

... In Asien speit er Feuer und Wasser, gewöhnlich in spiralförmig gedrehten Wolken, was als Zeichen kosmischer Gewalten gewertet wird ... Oft gilt seine Aufmerksamkeit einer Feuerkugel, die er mit seinen Klauen umklammert hält oder zu erbeuten trachtet. Diese Kugel symbolisiert teils die Sonne, teils den Mond, teils den rollenden Donner oder auch das uranfängliche Samenkorn, aus dem die dualen Kräfte der Natur hervorgegangen sind. (24)

Entsprechend der vielfältigen Bedeutung, die ihm gegeben werden kann, ist auch seine Darstellung äußerst unterschiedlich. Ob nun im Kampf mit dem Heilgen Georg, als feuerspeiendes Ungeheuer etc., der Drache taugt vielfältig als das bildnerische Herzstück einer Tätowierung.

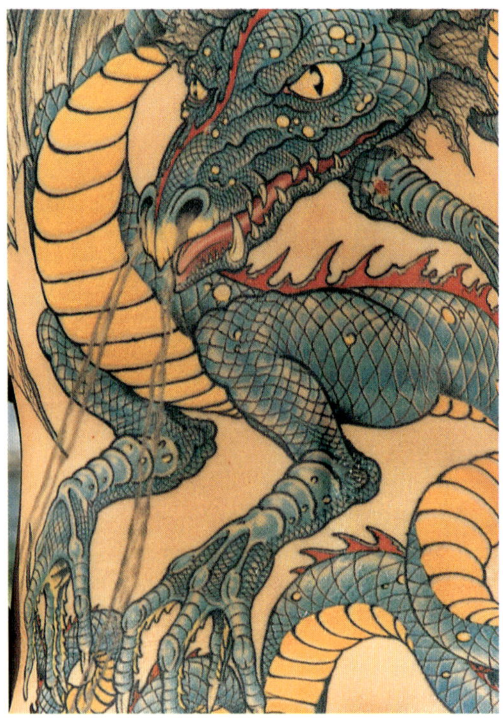

Oben: Ausschnitt eines Drachen-Tattoos auf dem Rücken von Malin Sonesson aus Genf (Schweiz), ausgeführt von Filip Leu aus der Schweiz *(siehe Seite 87)*.

JAMES DRURY

Gegenüber: Rücken-Tattoo von Peer, ausgeführt von Greg Orie. Es zeigt eine mythische Kreatur in der Gestalt eines Hundekopfes. Dieses Fabelwesen war halb Hund, halb Löwe, und man erzählt, einst wurde der Pekinese geschaffen, um diese Kreatur sichtbar zu machen (das Foto wurde in Tennessee gemacht).

JAN SEEGER

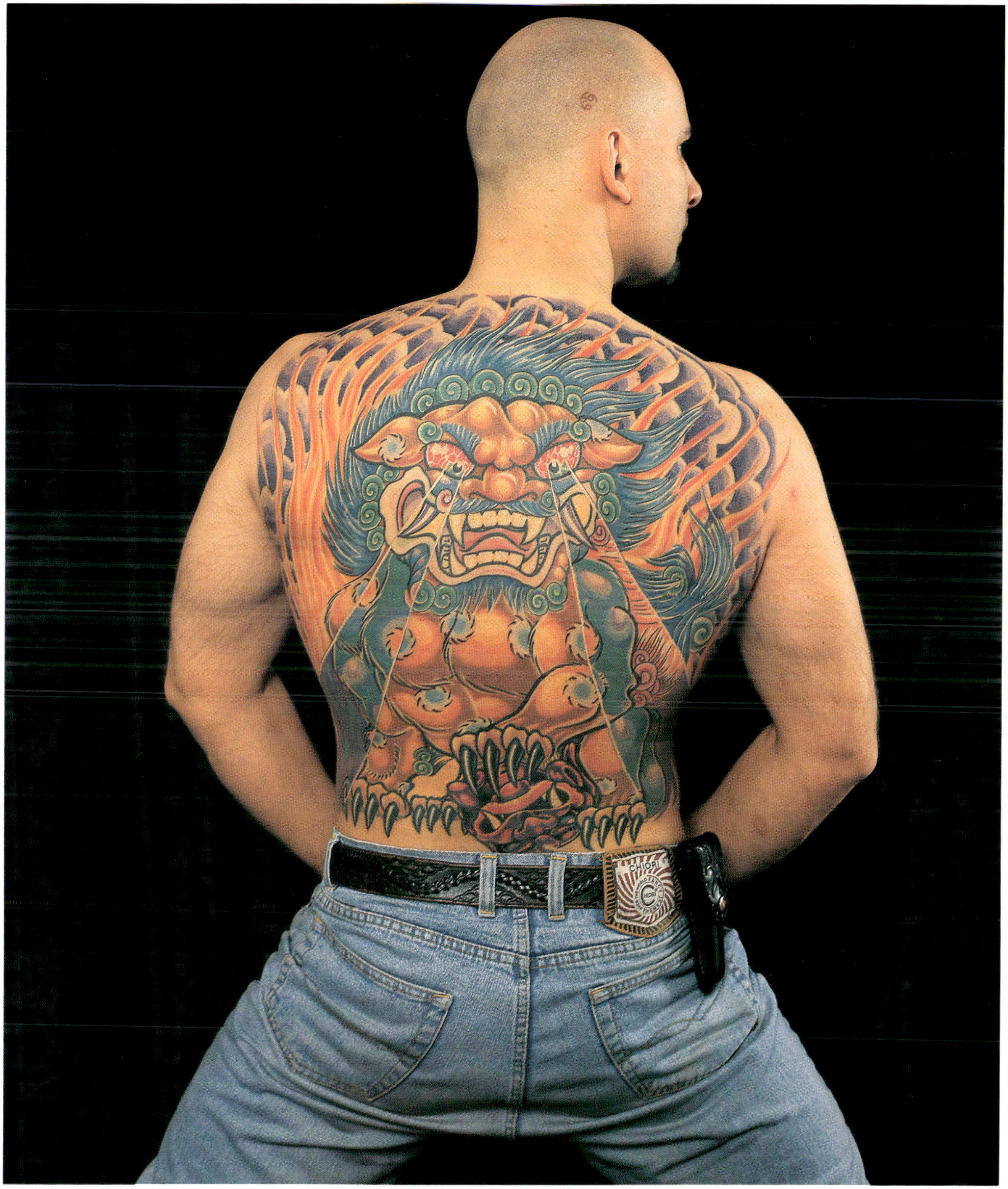
CHIORI

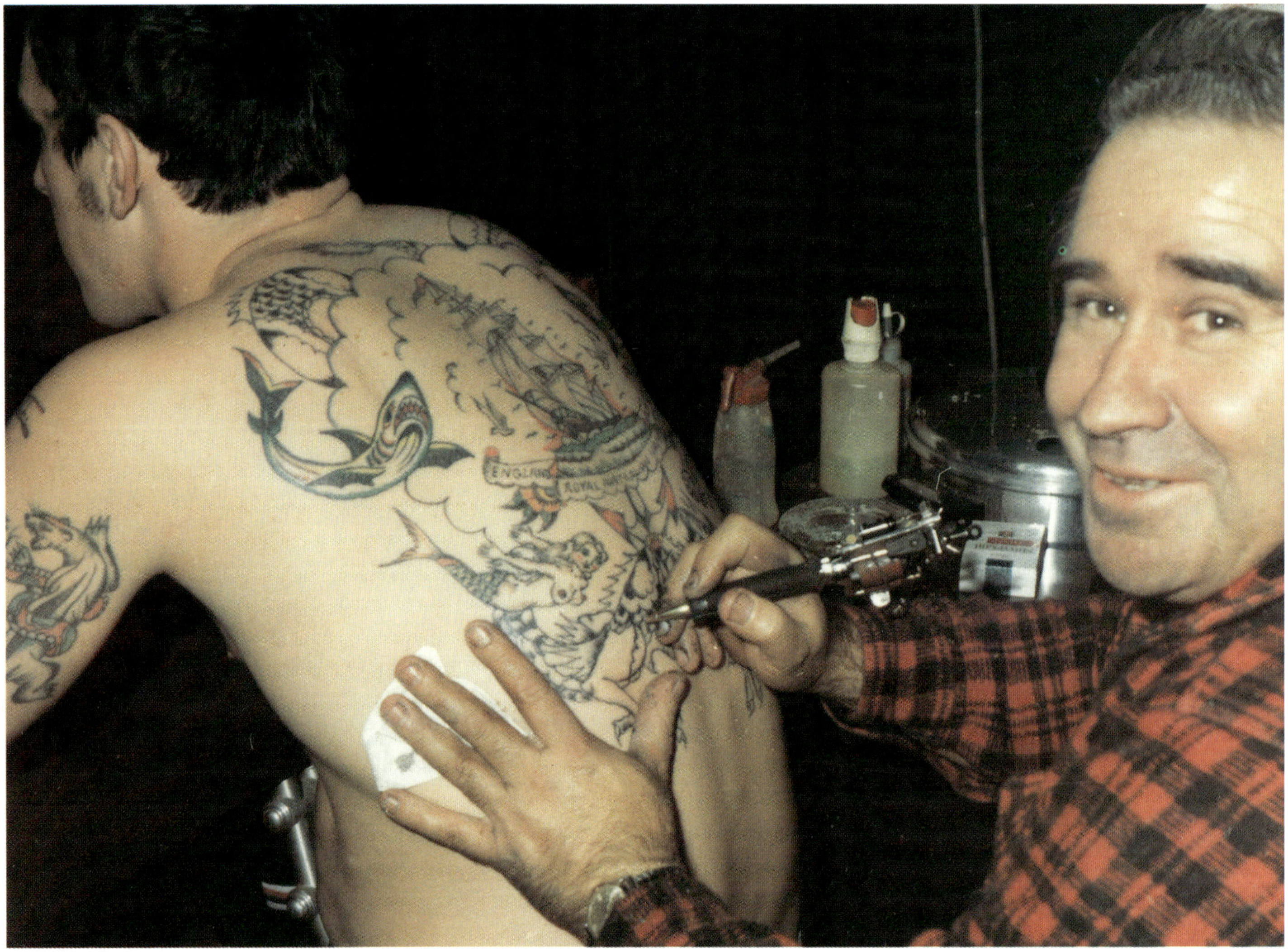

Oben: Tom aus Sydney, der in den 1970er Jahren dieses Rücken-Tattoo geschaffen hat – mit Motiven, die mit dem Element Wasser assoziiert werden, u. a. erkennt man ein Schiff, einen Hai und eine Meerjungfrau.

THE SKUSE COLLECTION

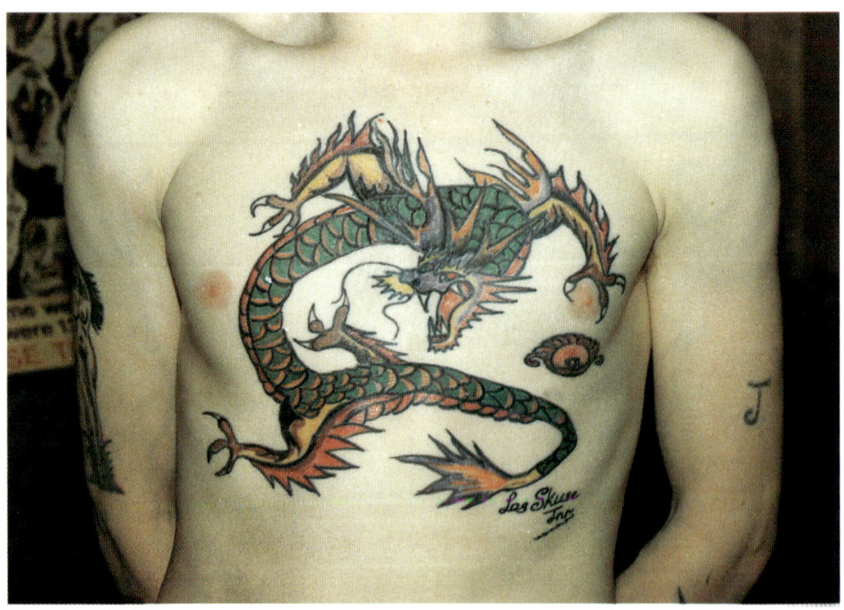

Rechts: Ein japanischer Drache mit vier Klauen, ausgeführt von Les Skuse.

THE SKUSE COLLECTION

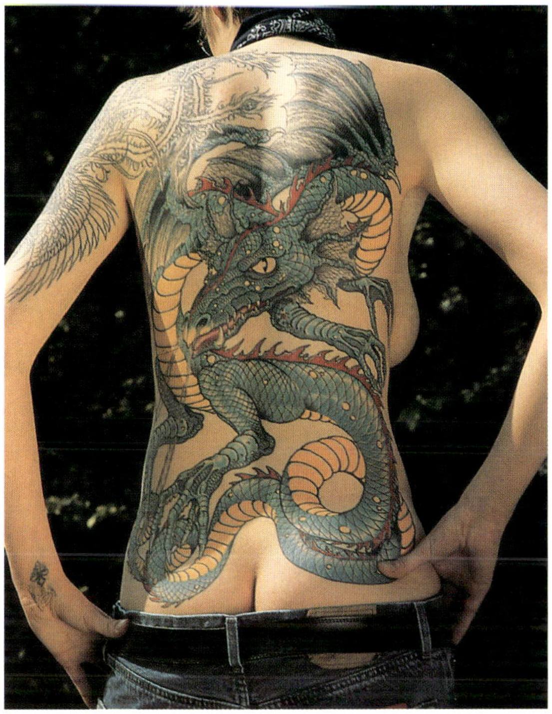

Oben: Drachen-Tattoo, ausgeführt von Filip Leu aus der Schweiz.

Der keltische Drache verkörpert Souveränität (ein roter Drache ist das Wappentier von Wales). Chinesische Drachen und Schlangen symbolisieren die Urkraft des Lebens, aber auch den Wandel; der azurblaue Drache lebt im Himmel und repräsentiert die höchste geistige Macht. Der kaiserliche Drache hat fünf Klauen, sein Kopf weist nach Süden und der Schweif nach Norden. Der hornlose Drache lebt im Meer und ist Herrscher über die Tiefsee. Gewöhnlich wird der Drache mit vier Klauen dargestellt, in älterer Zeit mit drei Klauen. Daraus hat sich der japanische Drache entwickelt. Zwei gegenüberstehende Drachen verkörpern das Prinzip *Yin* und *Yang*.

JAMES DRURY

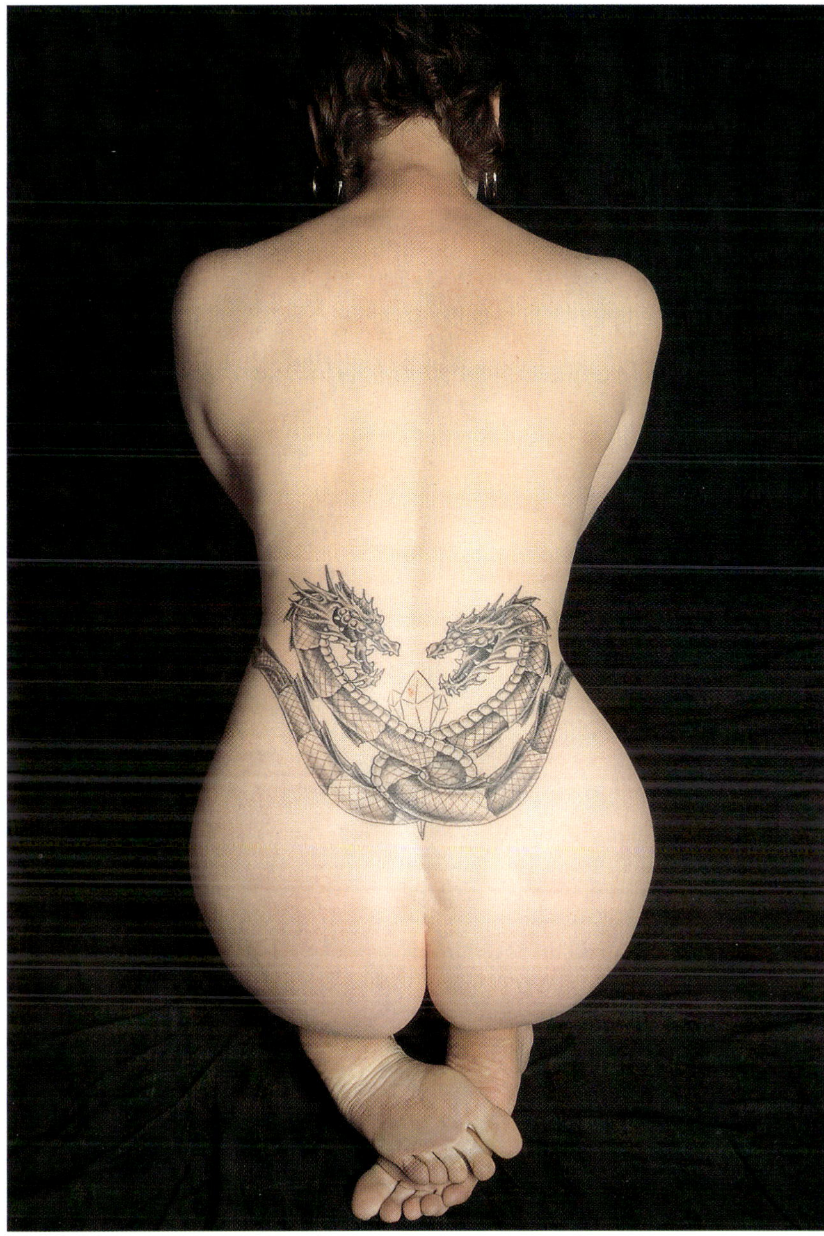

Oben: Zwei kämpfende Drachen auf der unteren Rückenpartie von Vanessa aus Fullerton (USA), ausgeführt von Corey Miller.

WILLIAM DEMICHELE

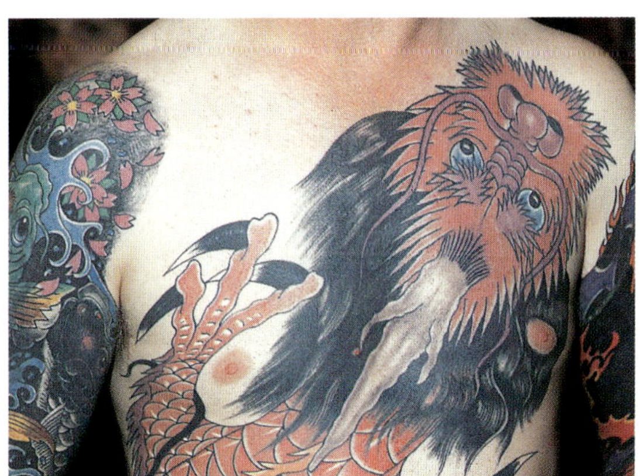

Links: Detail aus dem Drachen-Tattoo von John Birch, ausgeführt von D. Cockell.

HENRY FERGUSON

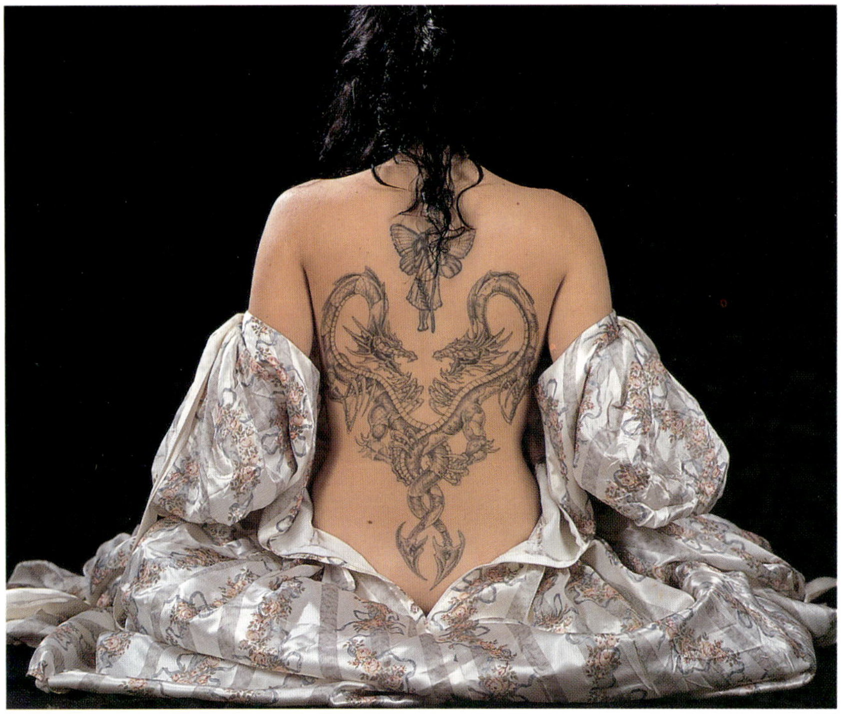

Unten: Ein Drache im japanische Stil von Ian aus Reading (England).

HENRY FERGUSON

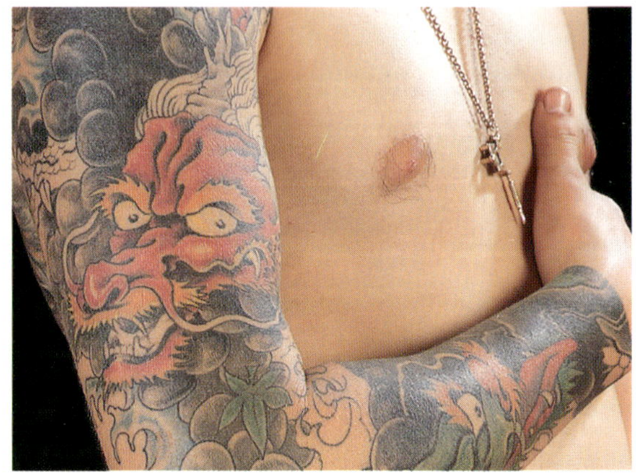

Oben: Cindies Rücken-Tattoo mit Drachenmotiv, ausgeführt von Cory Miller. Es stellt zwei kämpfende Drachen dar (fotografiert in Kalifornien).

JAN SEEGER

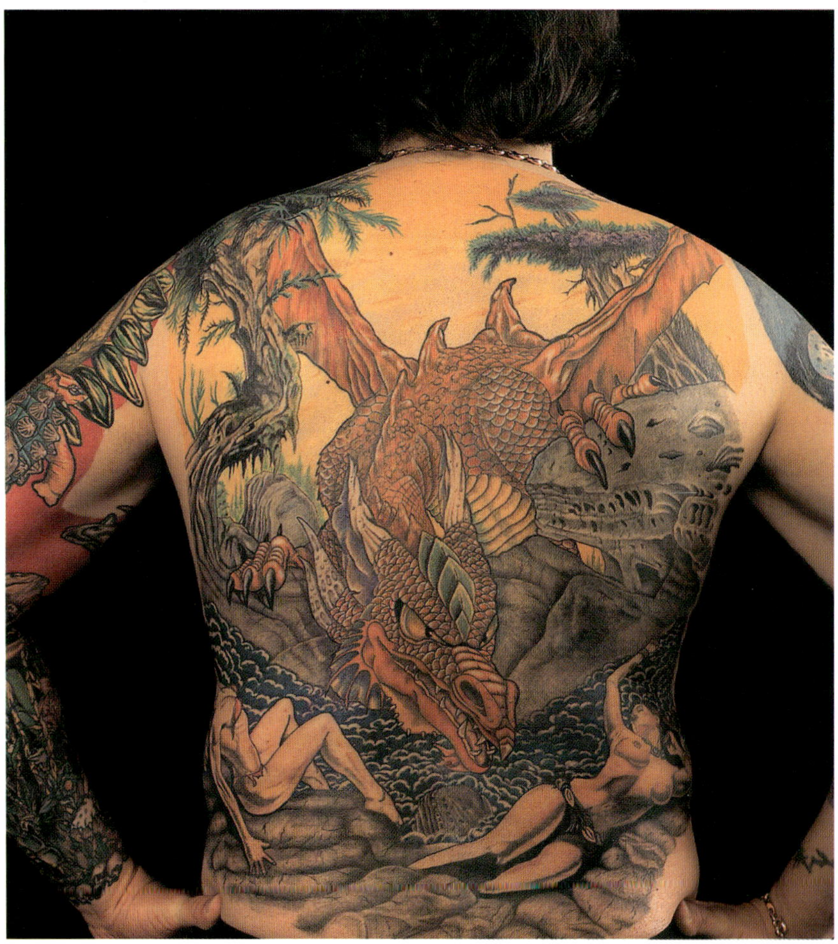

Links: Drachen-Tattoo von David, ausgeführt von Junebug. Dieses Motiv entstammt der abendländischen Mythologie – ein feuerspeiendes Ungeheuer, das die weibliche Schönheit bedroht (fotografiert in Tennessee).

JAN SEEGER

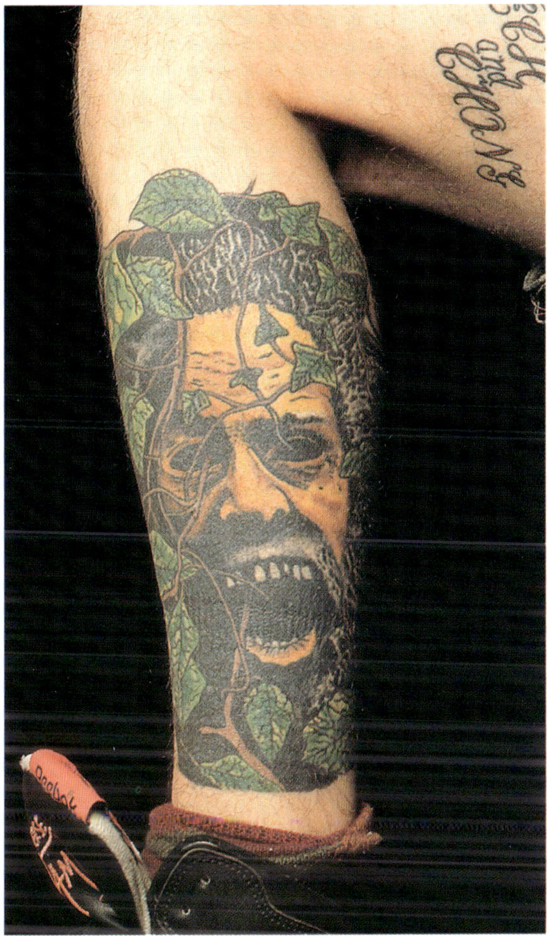

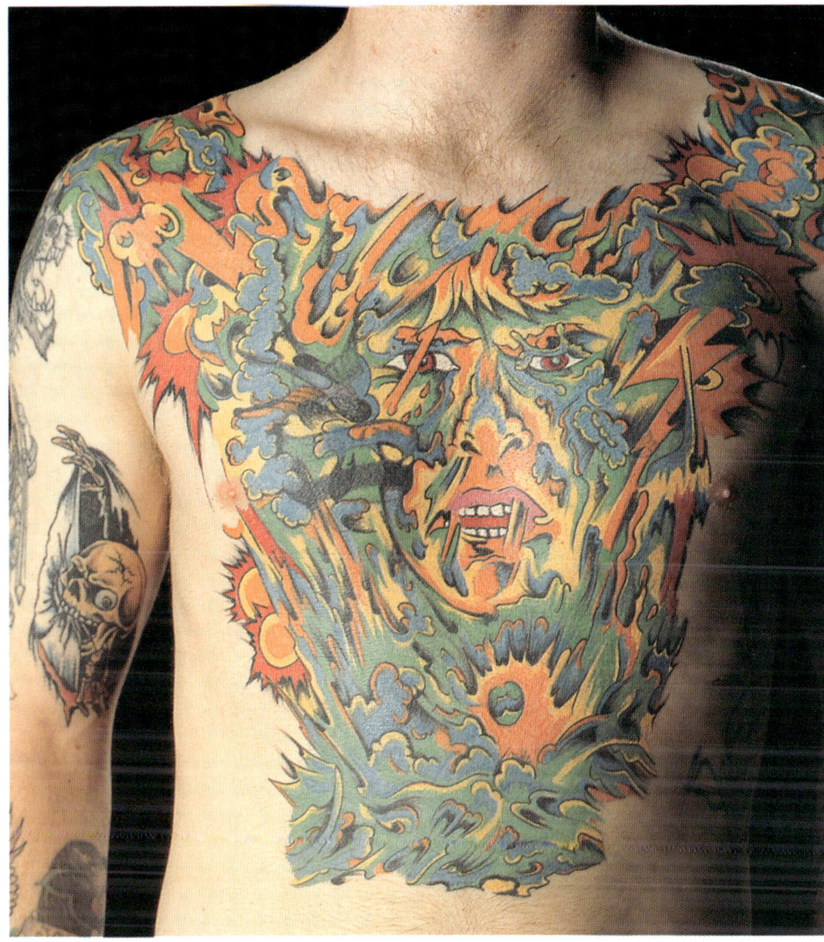

Oben: Der „Grüne Mann“, Tattoo am Unterschenkel von Neil Orange, ausgeführt von Dave Ayres (Skin Deep Tattooing, Bristol). Dieses vorchristliche Symbol verkörpert die Kräfte der Natur und die Tiefe des Waldes.

HENRY FERGUSON

Oben: Der „Grüne Mann“, Tattoo auf der Brust von John Barry Kelleher aus Norfolk (England), ausgeführt von John C. Taylor, ebenfalls aus Norfolk.

HENRY FERGUSON

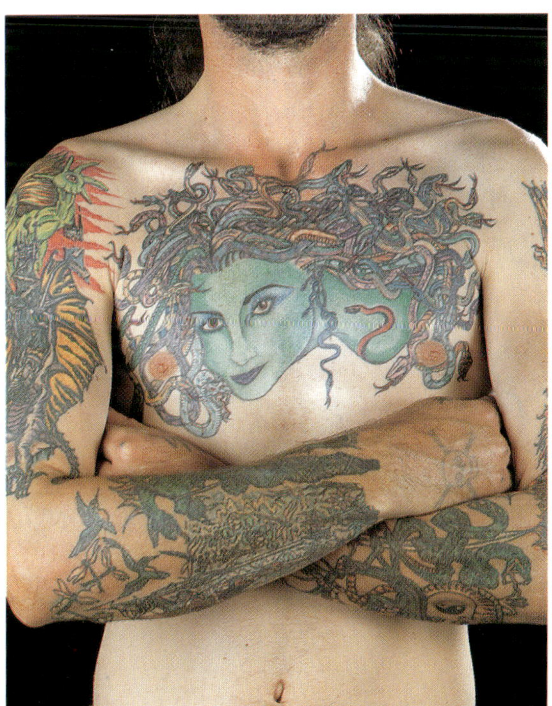

Links: Brust-Tattoo von John Williams, ausgeführt von Lisa (Art In The Skin). Das Motiv zeigt ein hübsches Medusenhaupt mit Schlangenhaar. *Medusa* ist eine der Gorgonen (die Ungeheuer der griechischen Mythologie).

HENRY FERGUSON

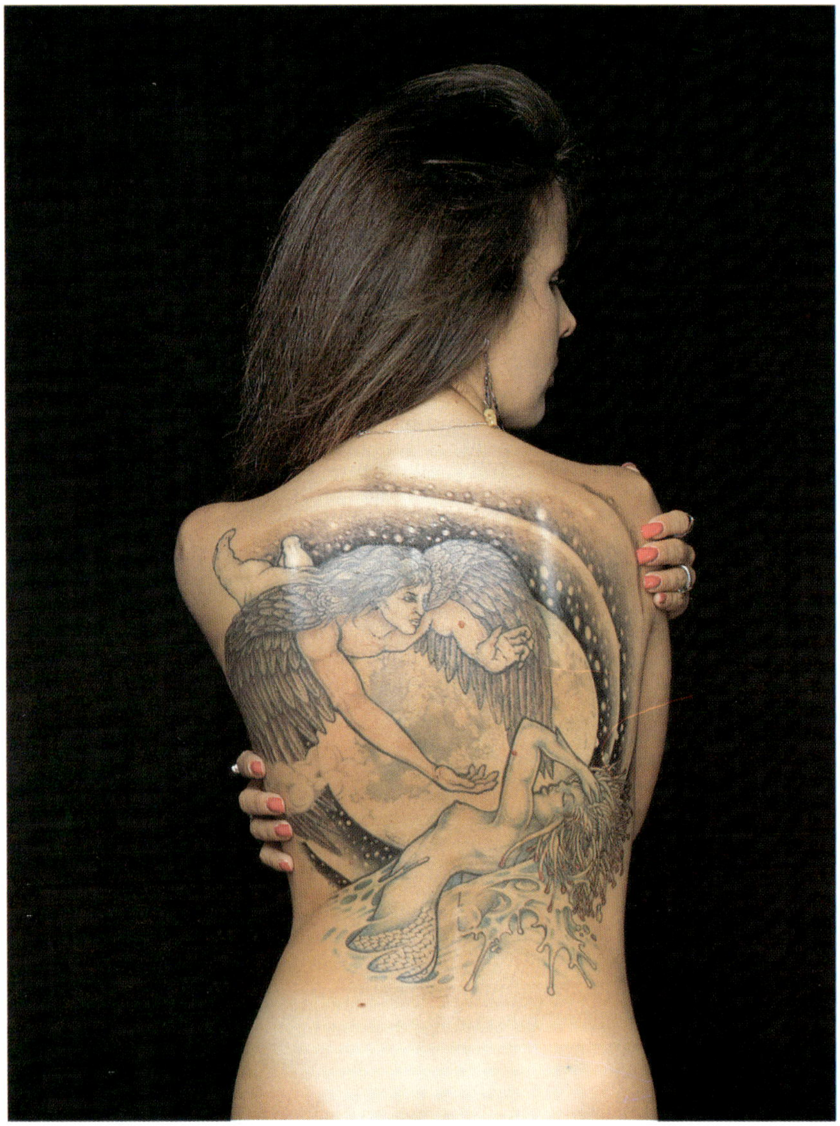

Oben: Der Engel und die Meerjungfrau, Rücken-Tattoo von Jennifer aus San Francisco, ausgeführt von Shotsie Gorman. In allen Mythen und Legenden finden sich auch Symbole der Milde und Barmherzigkeit.

WILLIAM DEMICHELE

Unten: Ein stilisierter *Pegasus*, das geflügelte Pferd der griechischen Mythologie, ausgeführt von Paul O'Connor aus Weymouth (England). Heute scheint *Pegasus* eine enge Verbindung mit dem „Weißen Einhorn" eingegangen zu sein, woraus sich das „kleine weiße Pony mit Flügeln" entwickelt hat.

HENRY FERGUSON

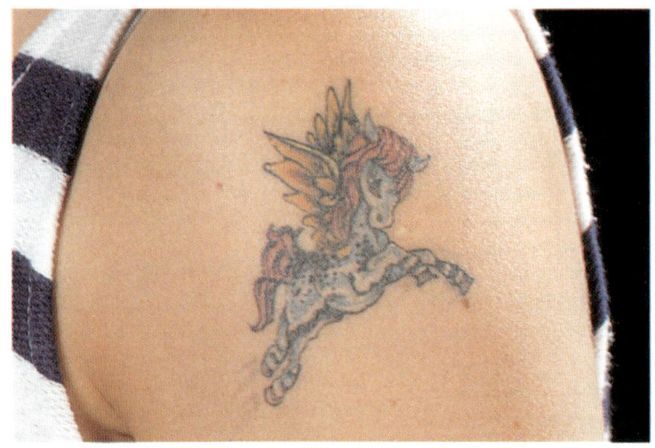

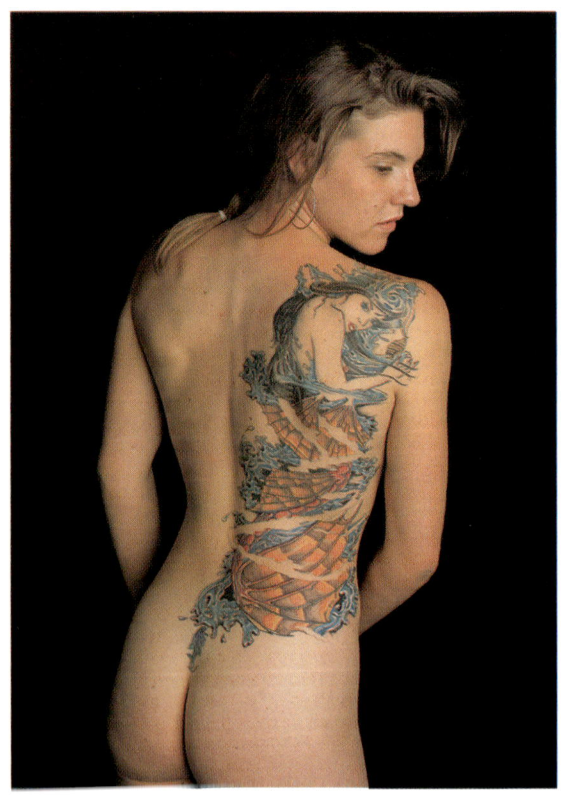

Rechts: Rücken-Tattoo von Erica aus Tucson (USA), ausgeführt von Todd Evans. Es scheint, als wolle Erica die Meeresschöne für sich sprechen lassen.

WILLIAM DEMICHELE

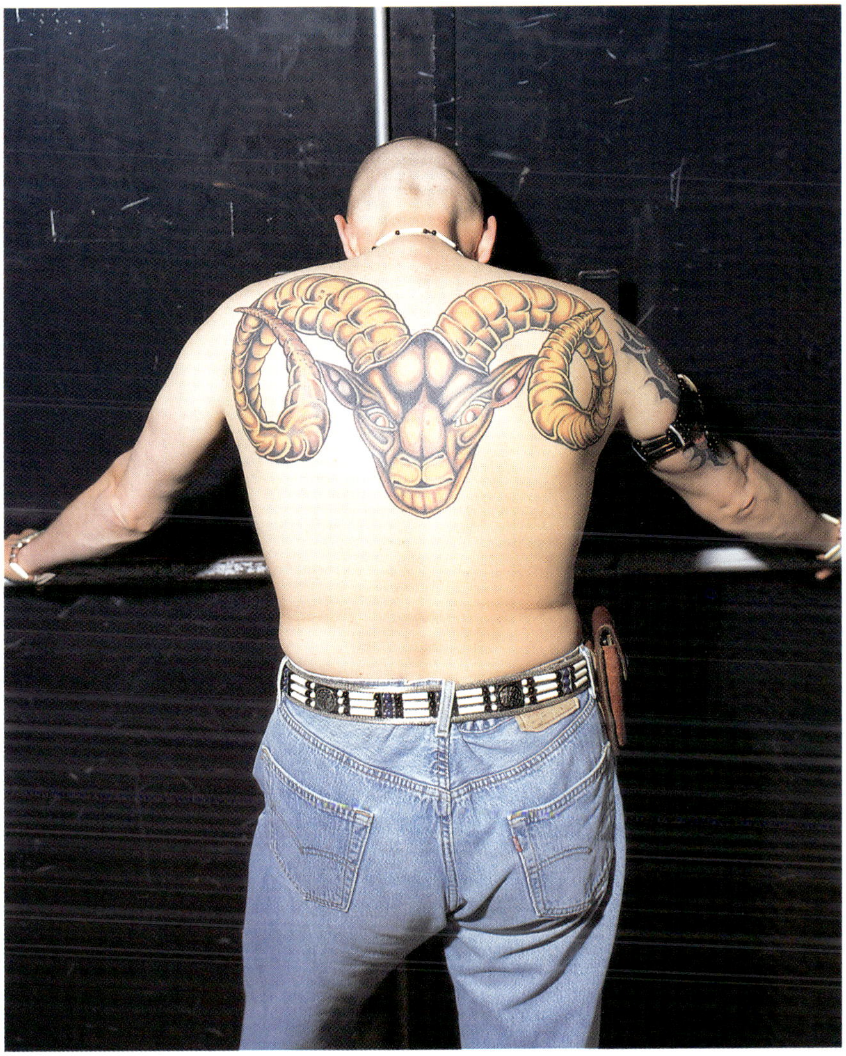

Links: Rücken-Tattoo von Nico, ausgeführt von Eddy und Tattoo Peter. Das Motiv zeigt einen Widder, das Symbol für Mut, Manneskraft und Kreativität (fotografiert in Amsterdam).

JAN SEEGER

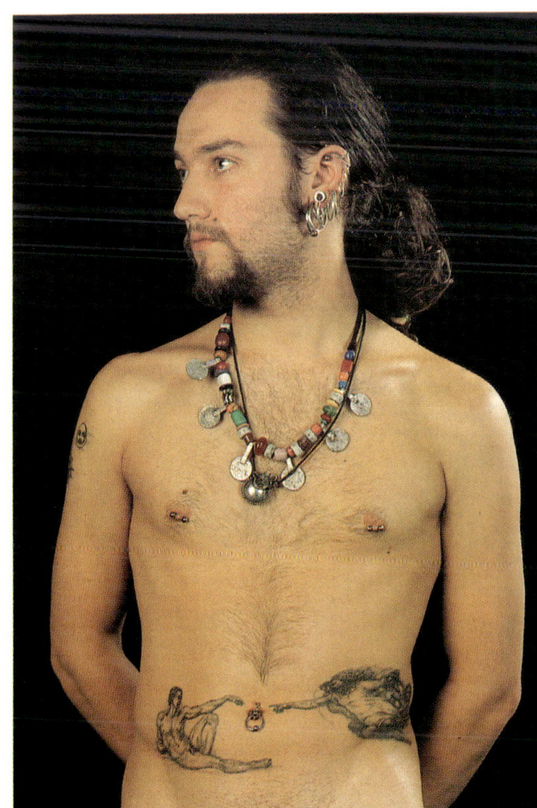

Rechts: Bauch-Tattoo von Fido, ausgeführt von Terry Scott. Auch die christliche Tradition bedient sich mythologischer Stilmerkmale. Hier wird Michelangelos berühmte *Erschaffung Adams* aus seinem Deckenfresko in der Sixtinischen Kapelle im Vatikan dargestellt.

HENRY FERGUSON

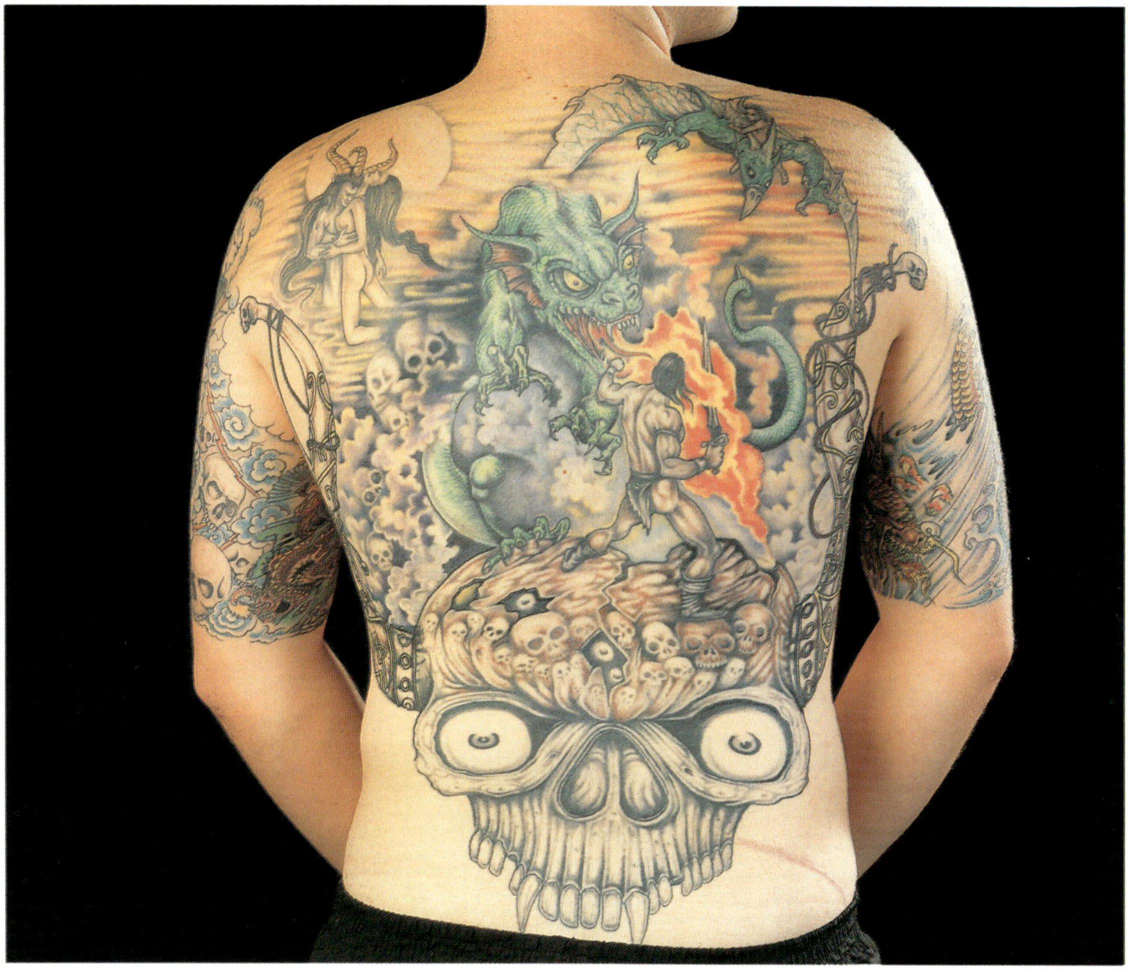

Links: Rücken-Tattoo von Paul Bentley, ausgeführt von Kevin Shercliffe. Hier kämpft ein Krieger wie *Conan der Barbar* mit einem feuerspeienden Drachen.

HENRY FERGUSON

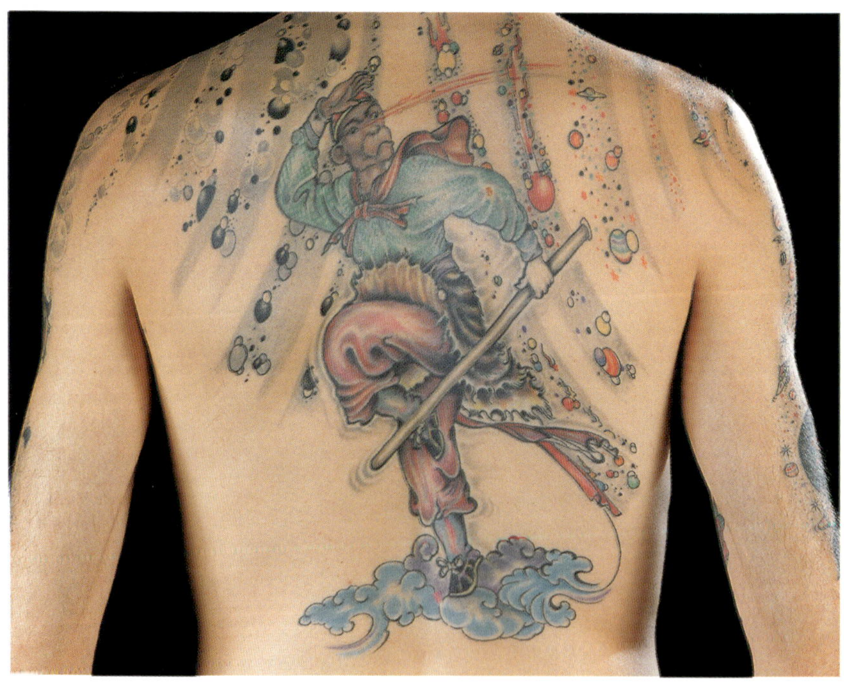

Rechts: Rücken-Tattoo von Digby Cleaver, ausgeführt von Micky Sharpz. Es stellt den Affengott der chinesischen Mythologie dar.

HENRY FERGUSON

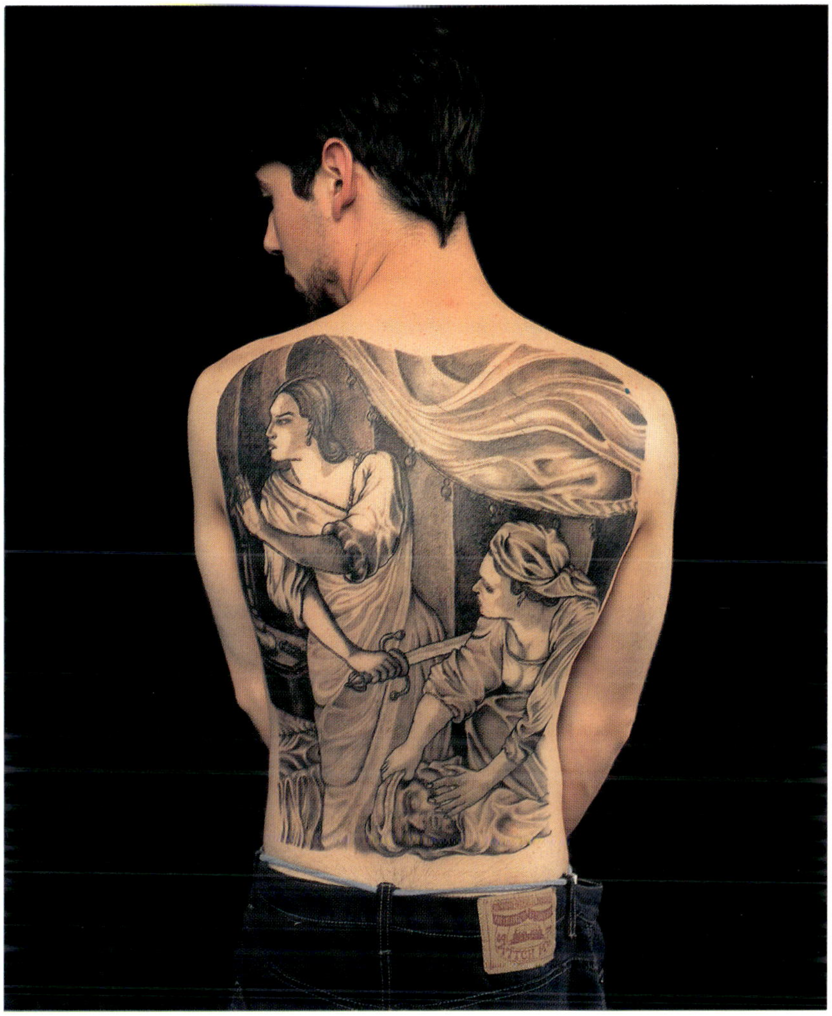

Links: Rücken-Tattoo von Stan, ausgeführt von Joey Palmer. Es zeigt Salome, die ihren Stiefvater, den Judenkönig Herodes Antipas, um den Kopf Johannes' des Täufers bat (fotografiert in Tennessee).

JAN SEEGER

Unten: Der chinesische Affengott, fotografiert 1983 während einer Convention des Tattoo Club of Britain in Weybridge (England).

HENRY FERGUSON

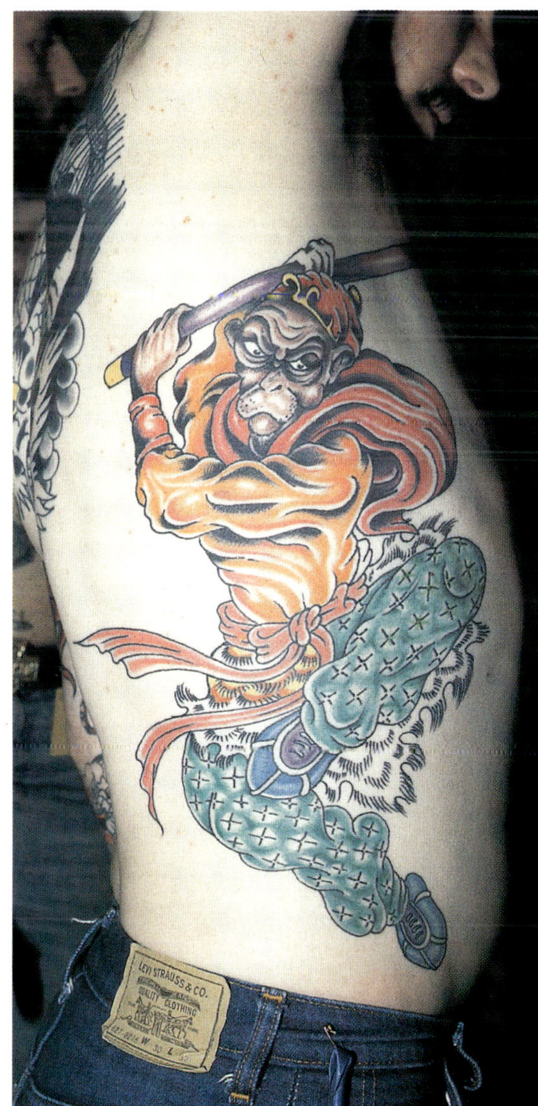

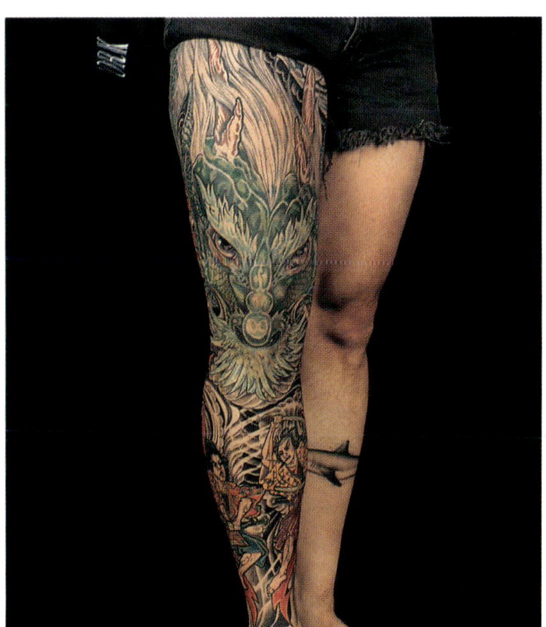

Rechts: Noch einmal das Motiv des „Grünen Mannes“. Tätowierung am rechten Bein von Brian, ausgeführt von Larry Davis (fotografiert in Kanada).

JAN SEEGER

Fantasy

In unserer Vorstellung kommen nicht nur Heldengestalten, Gottheiten und mythische Ungeheuer vor. Auch Fantasy-Romane, Filme u. a., in denen märchen- und mythenhaftes Erzählgut ausgebreitet wird, ziehen uns in ihren Bann. In dieser magischen Welt begegnen wir Feen, Elfen, Hexen, Zauberern, Zwergen, Kobolden, auch verwunschenen Prinzen und Prinzessinnen. Diese Wesen verströmen geheimnisvolle Kräfte, die auf uns einwirken und mit denen wir in einem „inneren Dialog" stehen können. Geschichten und Gestalten dieser magischen Welt sind aber dem Wandel unterworfen. Zeitgenössische Künstler schaffen immer neue Stoffe, und so gerät älteres in Vergessenheit.

Boris Valeho und Chris Achilleos waren die Pioniere unter den Künstlern dieser Ausrichtung. Ihre Begabung, sich farbenfrohe, von fremdartigen Wesen bevölkerte Welten vorzustellen und dieses für uns zu Papier zu bringen, stellte für viele Tattoo-Künstler eine wahre Fundgrube dar, aus der sie unermeßlich schöpfen konnten.

Und man tat es: Für die Tattoos wurden Valehos und Achilleos' Illustrationen kopiert. Die exotische Sexualität dieser Kreationen machte vielen klar, daß Fantasy nicht nur der kindlichen Vorstellungswelt angehören muß.

In der Nachfolge von Valeho und Achilleos arbeiteten auch andere Künstler und übten einen nicht minder großen Einfluß auf die Tattoo-Szene aus. Tätowierer begannen inzwischen selbst, ihre Kreativität darauf zu lenken und entwickelten so ihren eigenen charakteristischen Fantasy-Stil. Einige konzentrierten sich dabei auf unheimlich anmutende Blackworkmotive mit verwunschenen oder trutzhaften Burgen auf bizarren Felsformationen, andere haben sich auf Zauberer, Feen oder grotesk anmutende Kobolde spezialisiert. Heute hat sich herumgesprochen, daß diese Motive nicht nur unsere eigene Phantasie reflektieren, sondern auch auf unsere kulturellen Wurzeln der Frühzeit verweisen.

Die Kunden der Tattoo-Studios haben heute gelernt, daß ihnen in den Händen eines erfahrenen Künstlers nur die Grenzen ihrer eigenen Phantasie gesetzt sind. Fantasy-Helden haben ihre Zeichen inzwischen tausendfach auf der Haut hinterlassen und bringen dem Betrachter eine Welt in den Blick, in der das Unvorstellbare vorstellbar wird – eine Begegnung mit Außerirdischen in fernen Galaxien, die Enttarnung von Außerirdischen unter uns oder die Überwindung von Raum und Zeit.

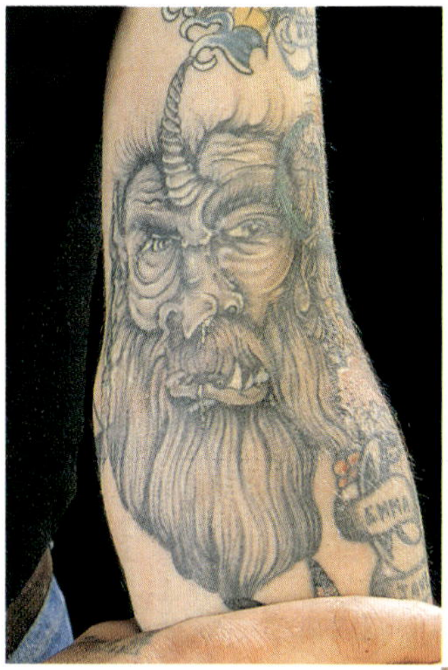

Links: Ein bärbeißiger, gehörnter Kobold, ausgeführt von Paul O'Connor.

HENRY FERGUSON

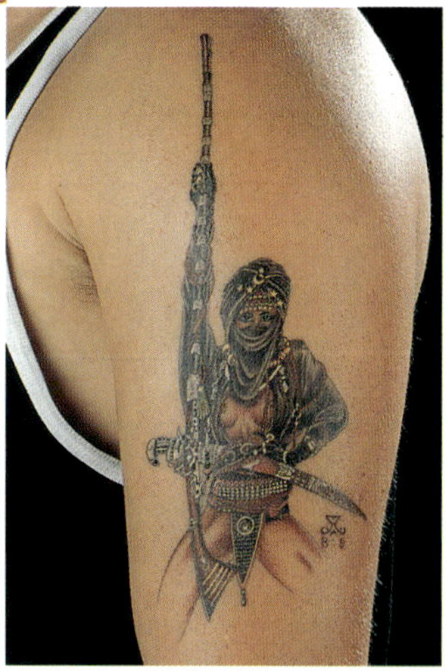

Rechts: Fantasy-Kriegerin auf dem Oberarm von Mark Pedley, ausgeführt von Saz Saunders.

HENRY FERGUSON

Gegenüber: Oberkörper-Tattoo von Art, einem Mitglied des Bristol Tattoo Club, ausgeführt von Les Skuse. Das Foto stammt aus den 1940er Jahren. Das Interesse an Fantasy-Motiven gab es bereits vor dem Zweiten Weltkrieg. Hier kämpft das Mädchen mit einem Gorilla, derweil *Tarzan* zu ihrer Rettung herbeieilt.

THE SKUSE COLLECTION

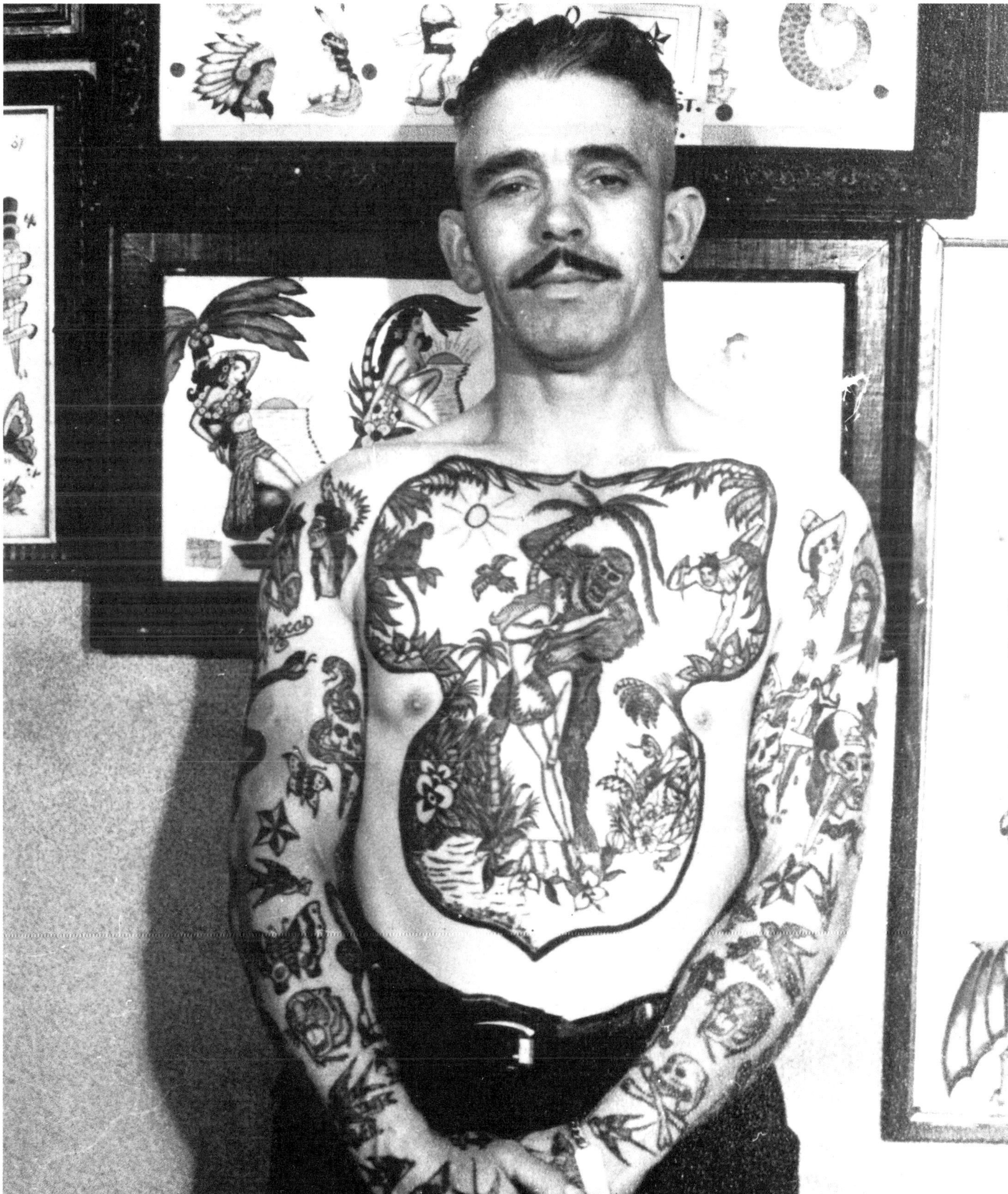

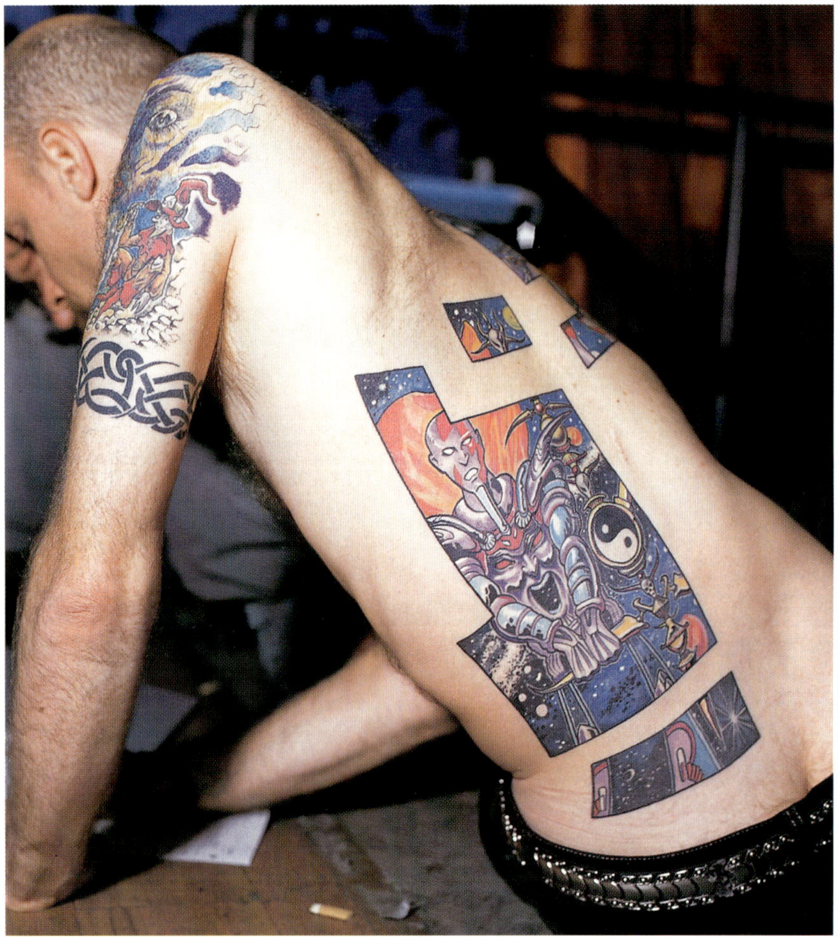

Links: Eindrucksvolles Rücken-Tattoo von Sarian, ausgeführt von Amar und Tin Tin, den bekannten französischen Tattoo-Künstlern. Die rechteckigen „Fenster" in exakter Konturierung lassen das Tattoo noch effektvoller wirken (fotografiert in Amsterdam).

JAN SEEGER

Unten: Rücken-Tattoo von Jean, ausgeführt von Antoine Muguens. Das futuristisch anmutende Motiv zeigt einen Fötus (fotografiert in Arizona).

JAN SEEGER

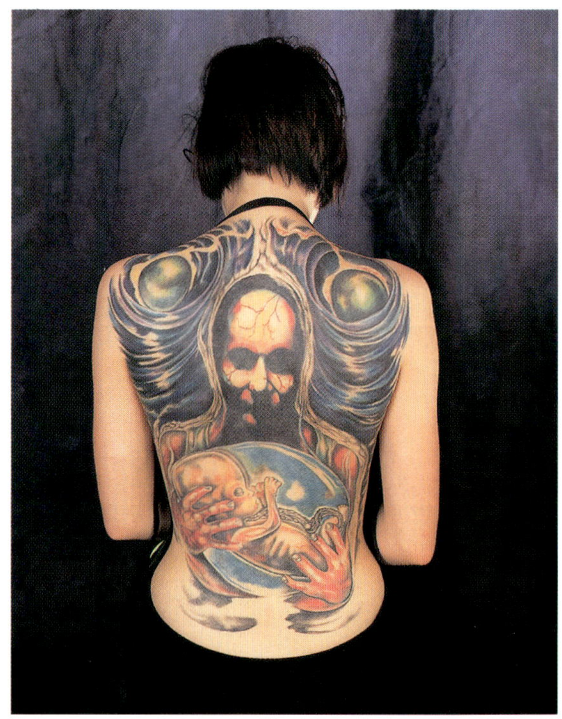

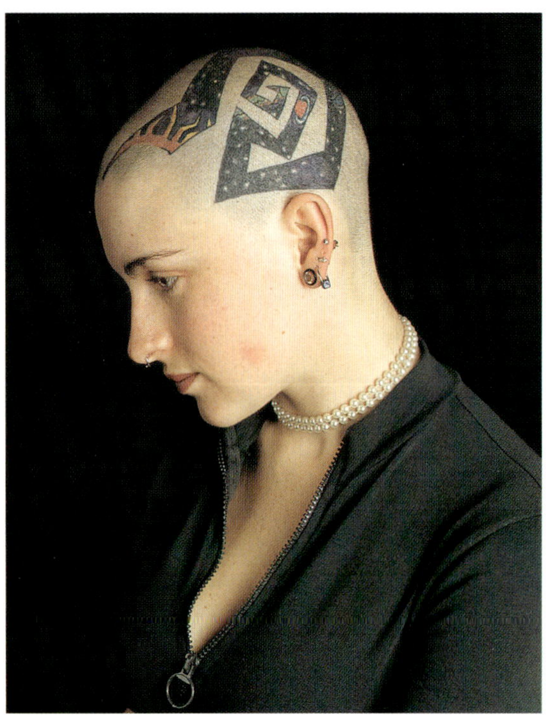

Rechts: Kopf-Tattoo von Amie aus Philadelphia in geometrischen Mustern, ausgeführt von Don Juan. Obwohl Science Fiction eine lange Tradition hat (man denke z. B. an die Roboter Isaac Asimovs) und schon in den 1950er Jahren die Phantasie der Menschen anregte, konnten diese Inhalte erst in jüngster Zeit Eingang in die Tattoo-Szene finden.

WILLIAM DEMICHELE

Gegenüber: Rücken-Tattoo von Rodolphie, ausgeführt von Manu. Hier wird der Raumfahrer von einem außerirdischen Monster angegriffen (fotografiert in Arizona).

JAN SEEGER

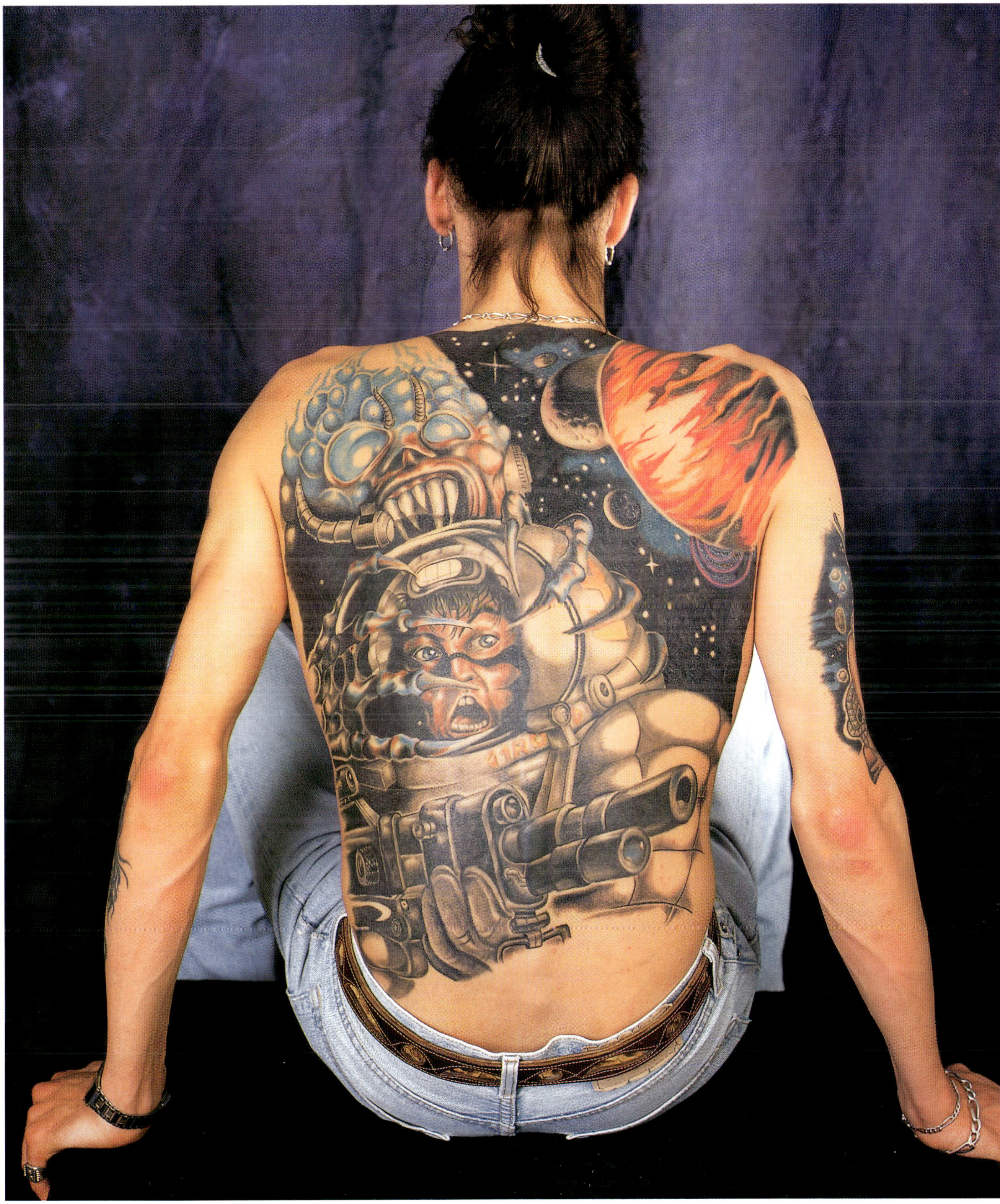

Rechts: Zauberer und Einhorn, Rücken-Tattoo von Barry Eisenhauer aus Binenweide (Deutschland), ausgeführt von Erich.

HENRY FERGUSON

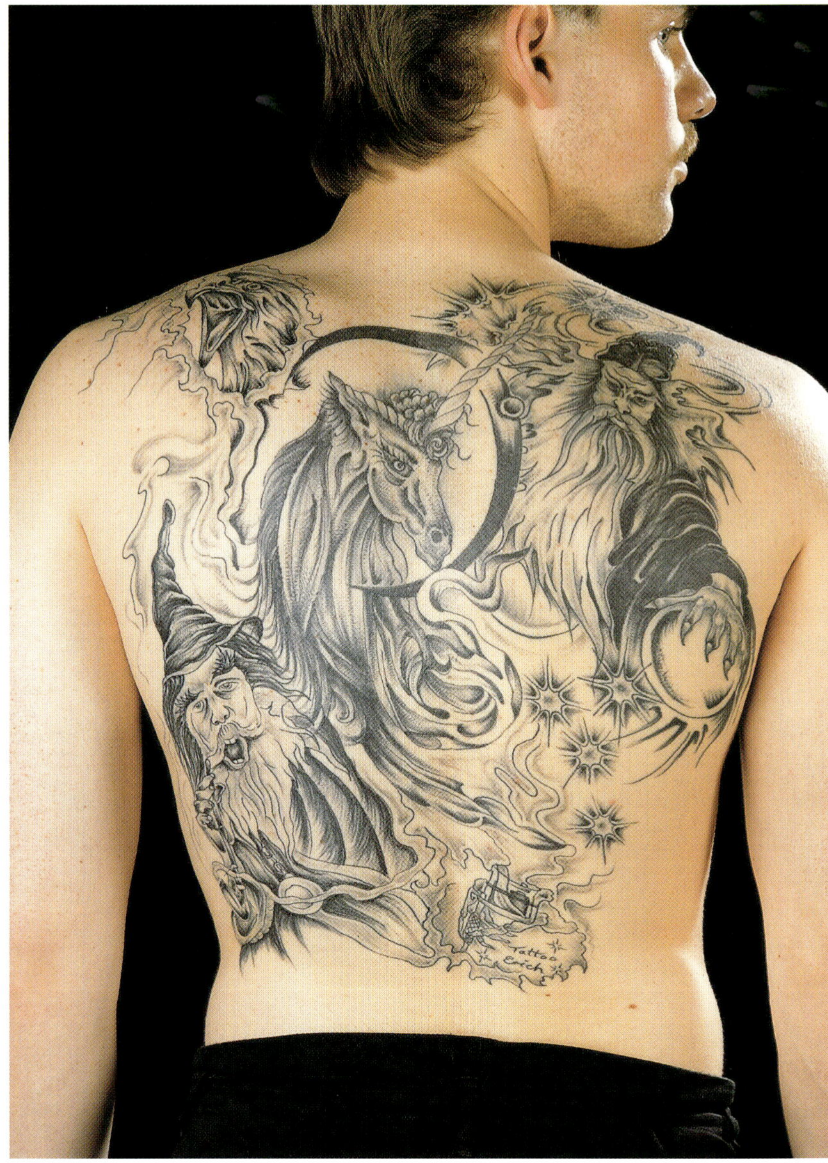

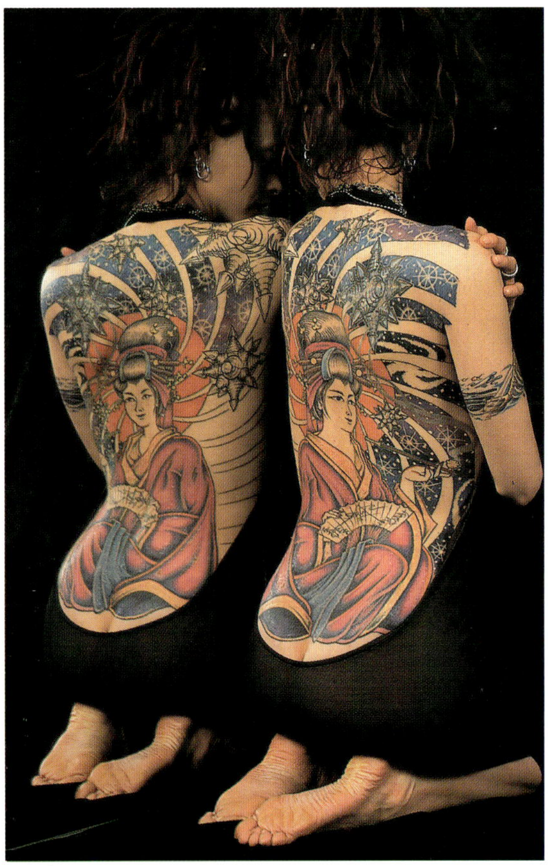

Oben: Geisha im Weltraum-Look; Rücken-Tattoo von Debi, ausgeführt von Bee. Hier sind der traditionelle japanische Stil und der Fantasy-Stil miteinander kombiniert worden (fotografiert in Tennessee).

JAN SEEGER

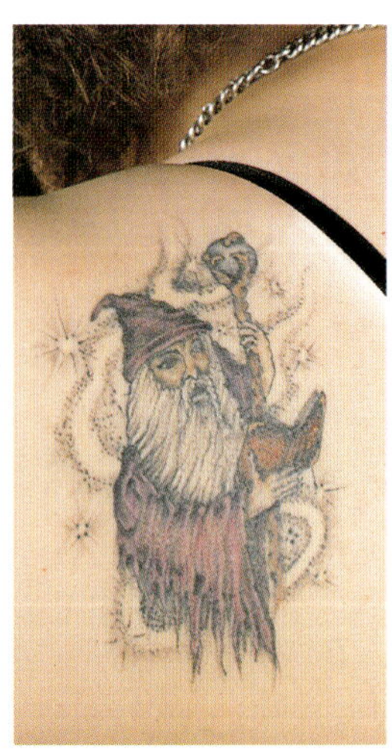

Links: Schulter-Tattoo mit Zauberer, ausgeführt von Paul O'Connor aus Weymouth (England).

Zauberer sind bei Männern und Frauen ein beliebtes Fantasy-Motiv.

HENRY FERGUSON

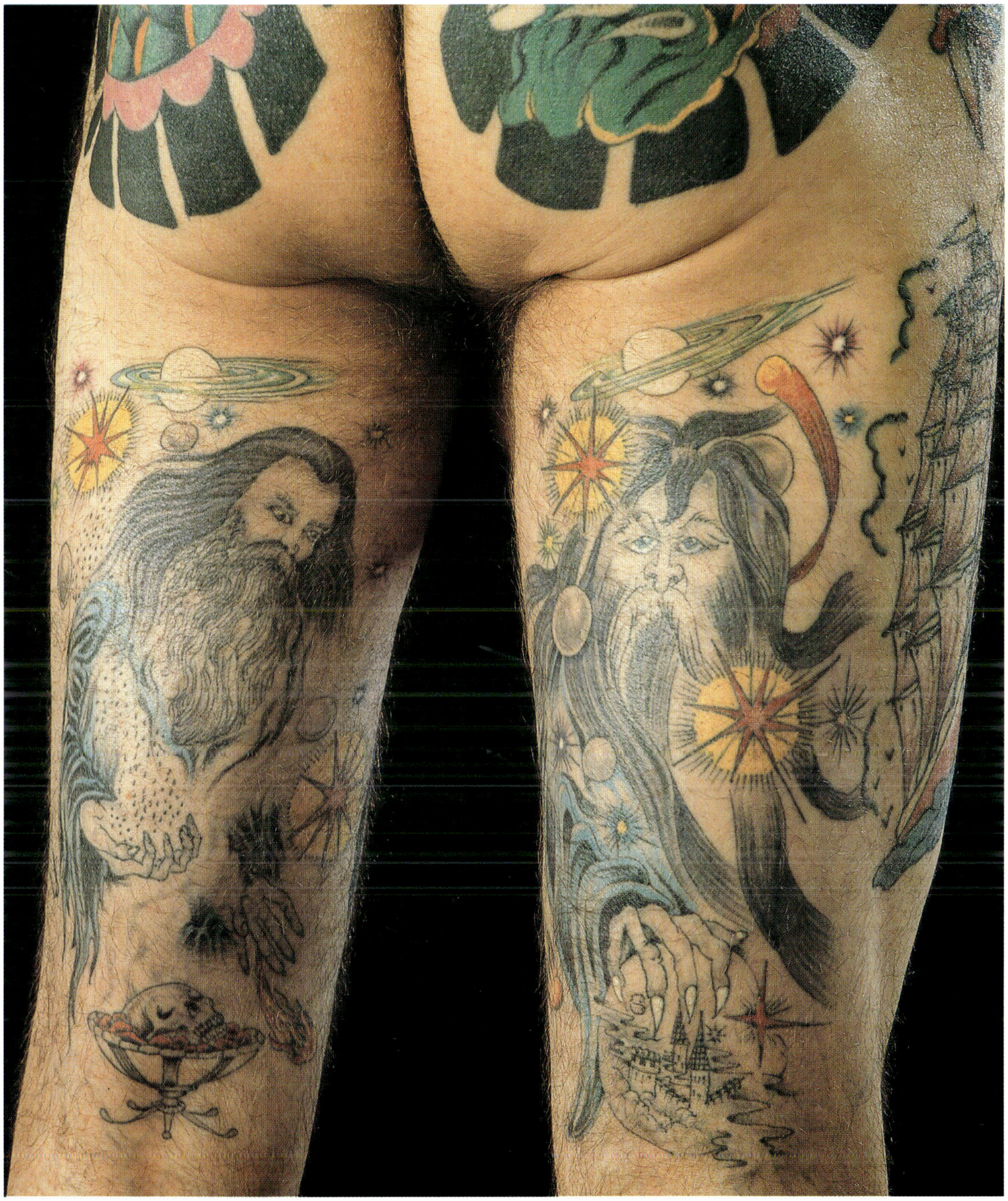

Oben: Zauberer mit magischen Symbolen; Tattoo auf den Oberschenkeln von Michael Kickham O'Farrell, ausgeführt von Brian Carville.

HENRY FERGUSON

Unten: Liebespaar mit Flügeln; Tattoo von Rhiannon Easton, ausgeführt von Terry Scott. Das Motiv symbolisiert Liebe und Unschuld.

HENRY FERGUSON

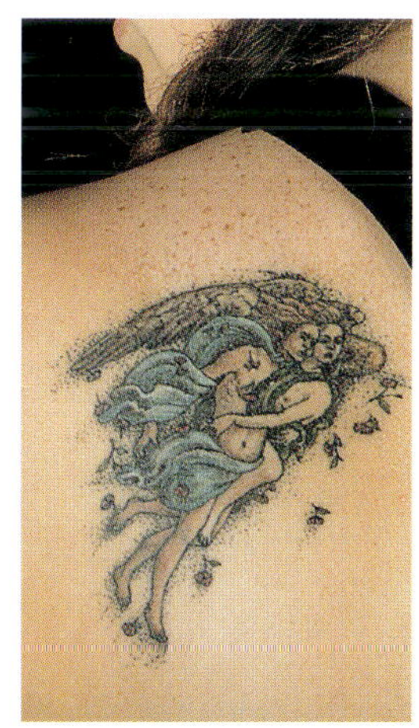

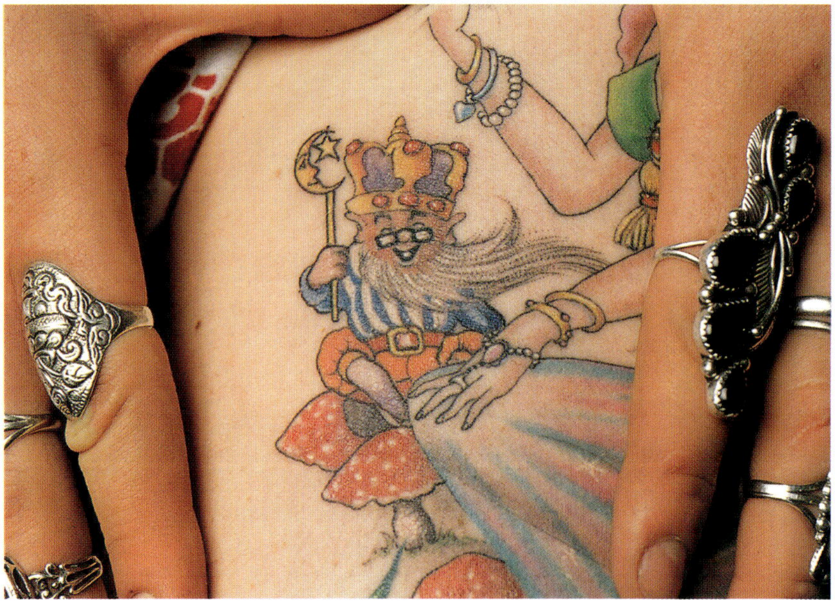

Oben und rechts: Tattoos von Nellie, überaus schmuckvoll ausgeführt von Julie Moon aus New Hampshire:

Zu meinen Tattoos zählt auch ein großes Fantasy-Motiv auf dem linken Bein, das von Julie Moon stammt. Ich habe diese Arbeit etwa ein Jahr lang geplant. Als ich dann 1992 für sechs Monate nach Amerika ging, ergab sich eine passende Gelegenheit, die Arbeit in Auftrag zu geben. Das Tattoo liegt mir sehr am Herzen, weil es entstand, als es mir sehr gut ging. Einige Details erinnern mich noch sehr lebhaft an die damalige Zeit. Diese Arbeit erforderte viel Nachdenken, aber wir brachten unsere Ideen zusammen, und ich war mit dem Ergebnis sehr zufrieden. (25)

HENRY FERGUSON

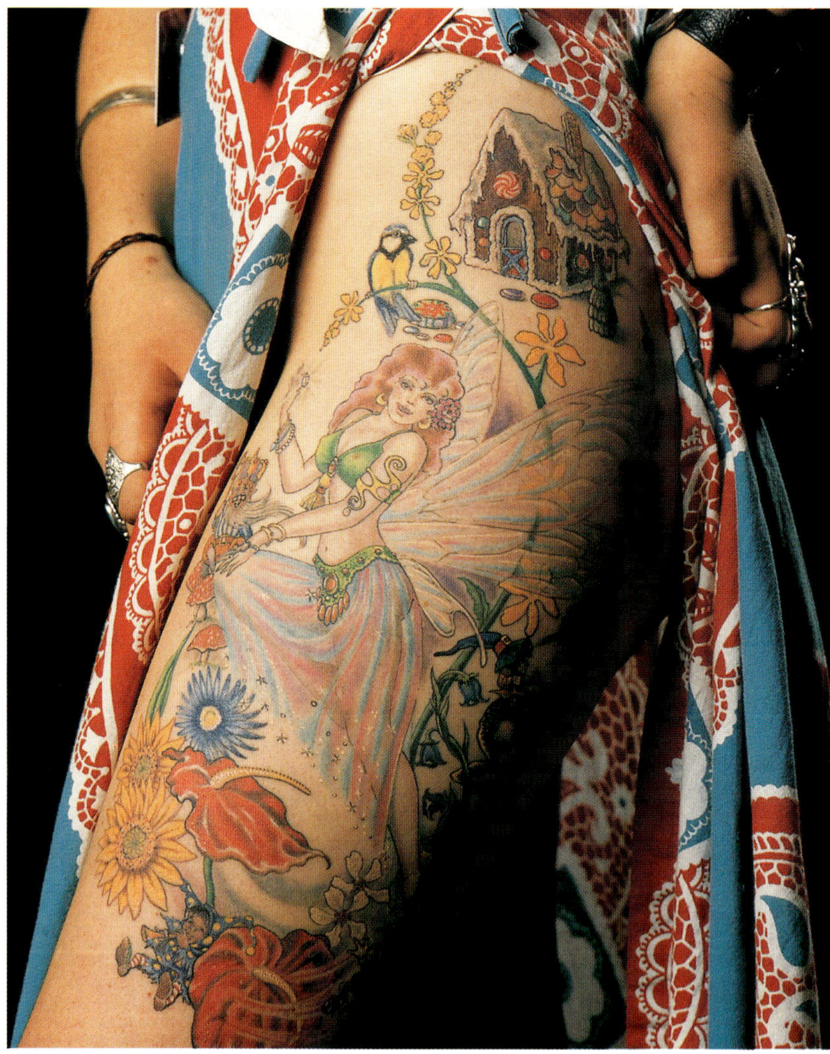

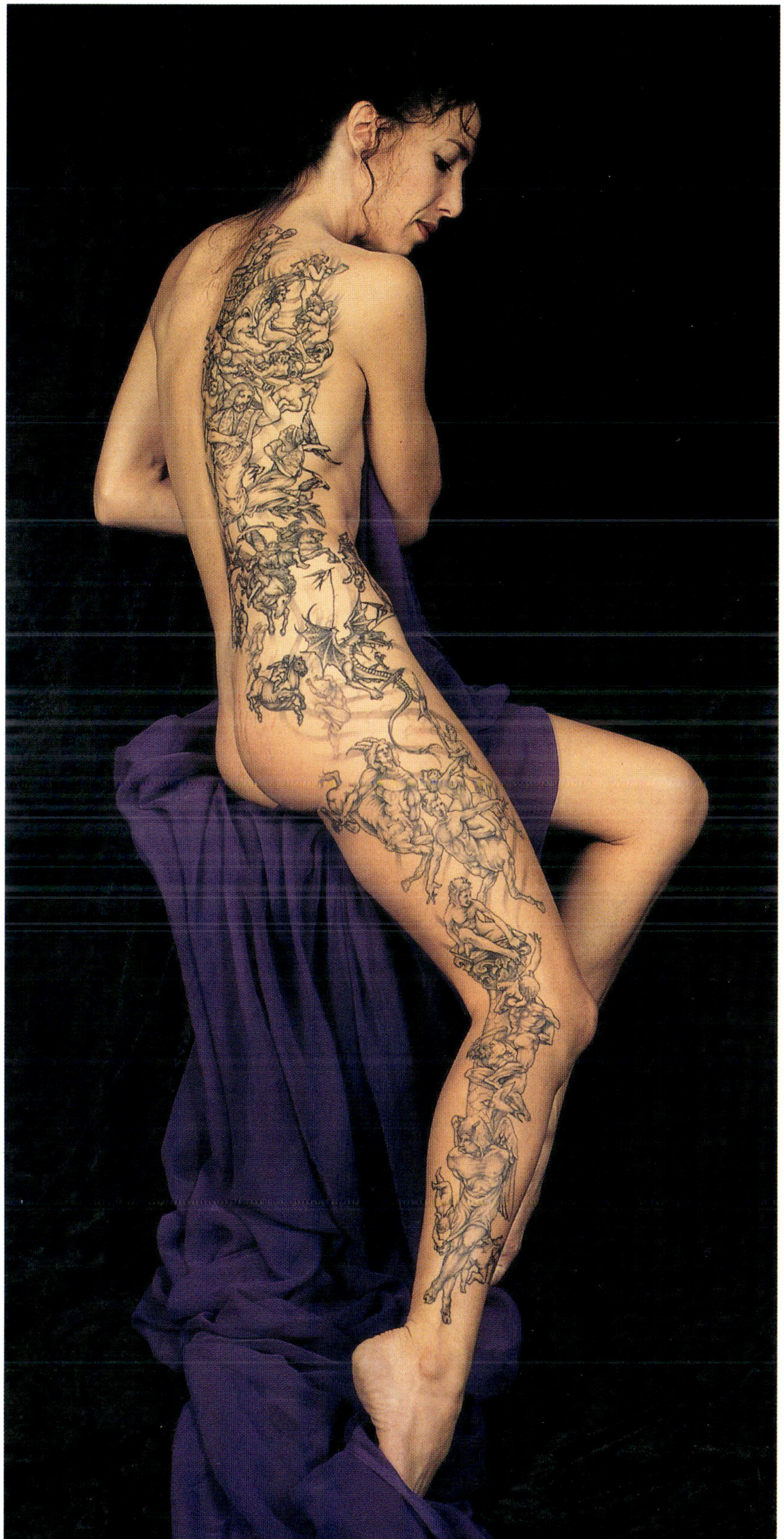

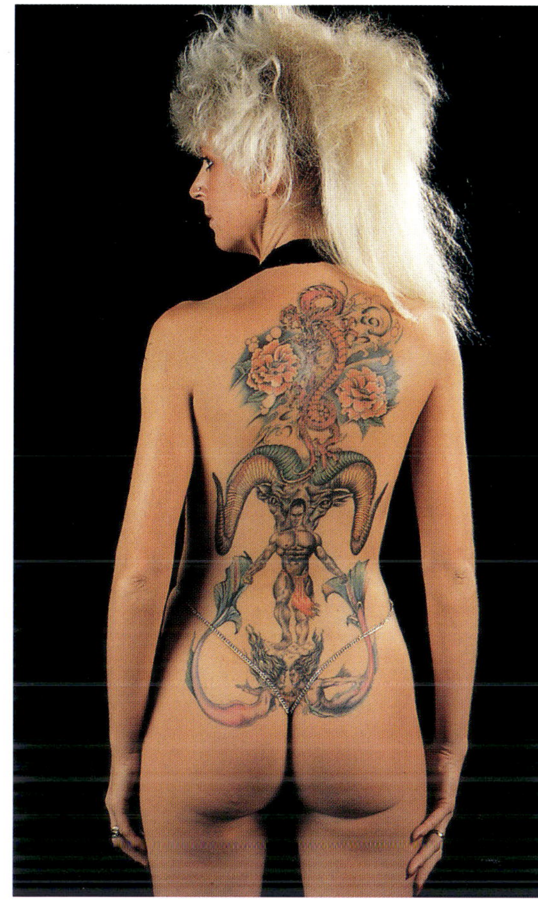

Oben: Rücken-Tattoo von Tina Isherwood, ausgeführt von Saz Saunders. Hier werden mehrere Fantasy-Motive zusammengeführt – u. a. ein Drache mit vier Klauen, ein Widderkopf, eine muskulöse Heldenfigur und zwei Meerjungfrauen.

HENRY FERGUSON

Links: Fantasy-Motiv auf voller Körperlänge von Carol, ausgeführt von Jeff Tulloch (fotografiert in Kanada).

JAN SEEGER

Rechts: Rücken-Tattoo von Claudia Becker, ausgeführt von Fritz aus Landshut. Dieses Motiv einer Meerjungfrau, das ursprünglich von Chris Achilleos stammt, besticht vor allem durch seine eindrucksvolle Farbgebung.

HENRY FERGUSON

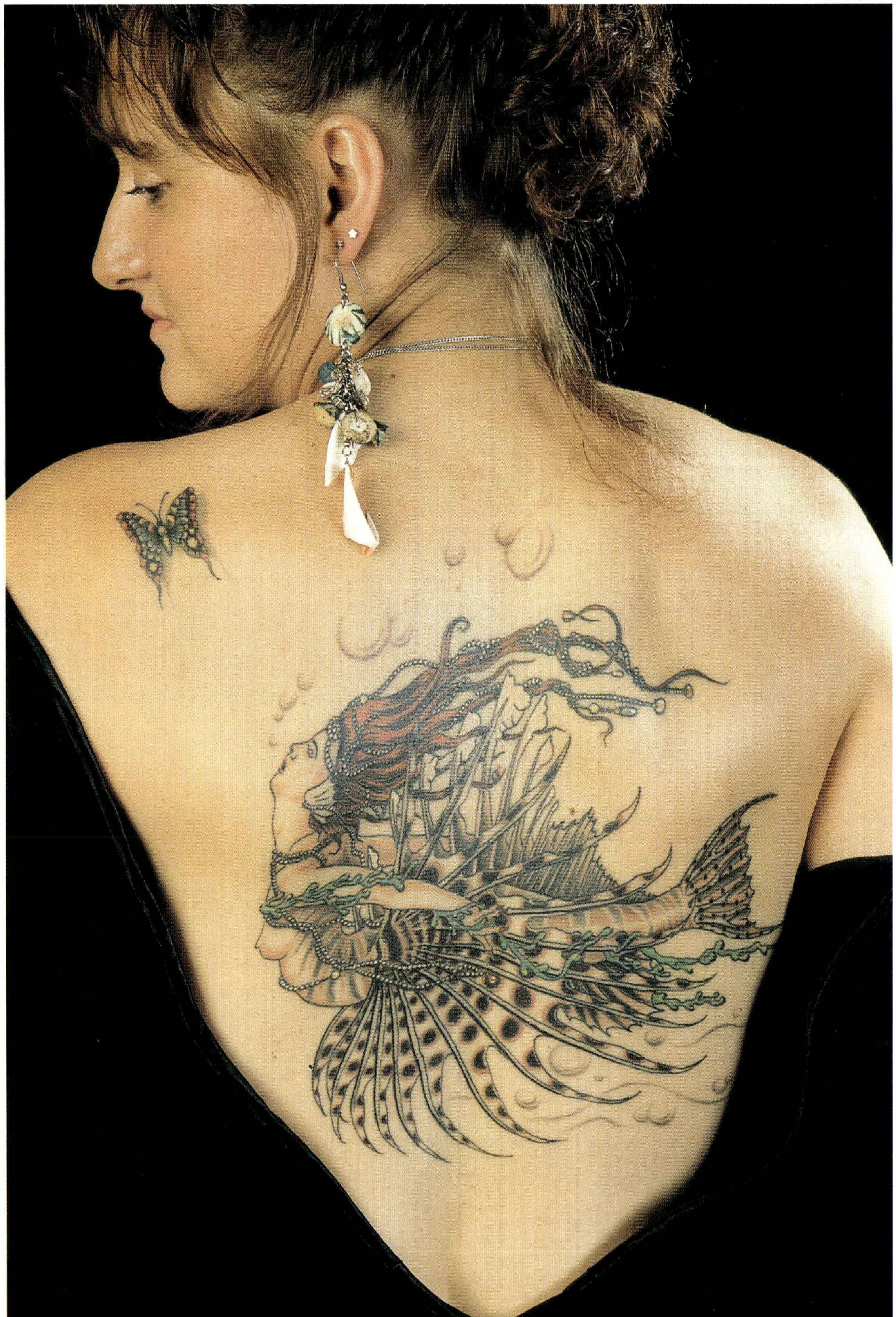

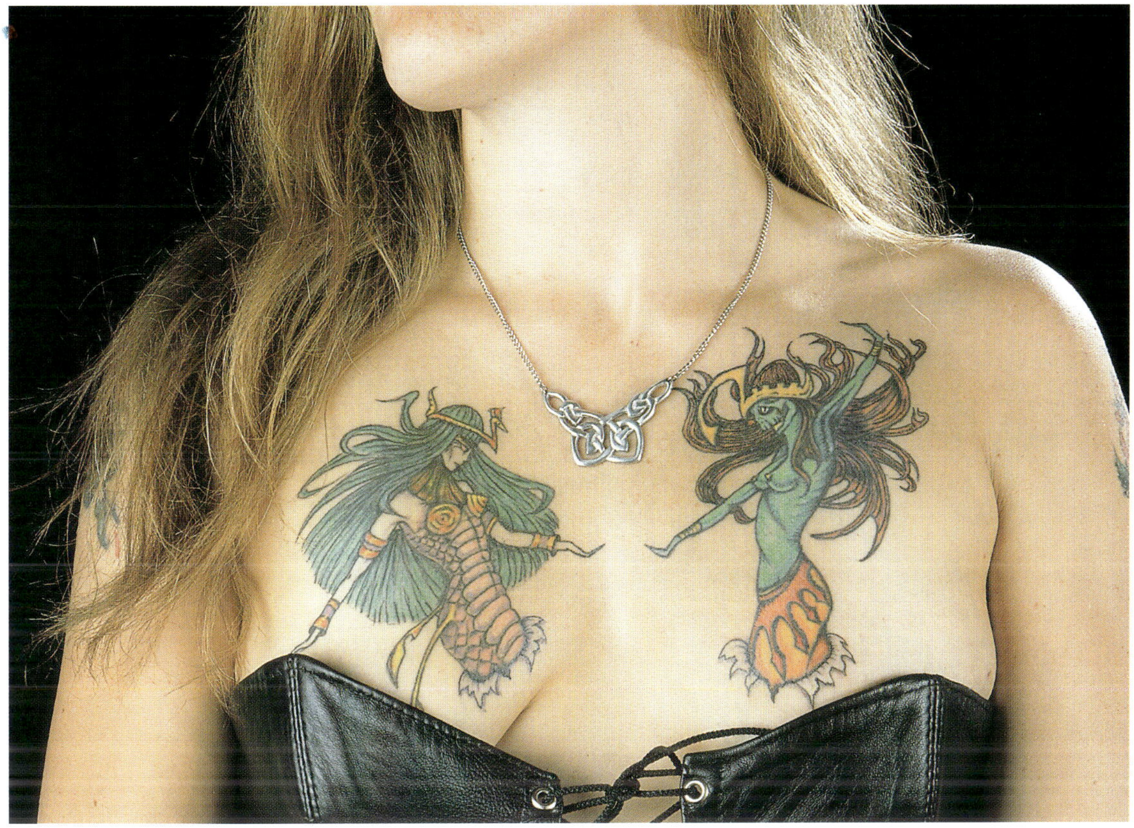

Links: Zwei Fantasy-Gestalten des Meeres; Brust-Tattoo von Ness aus Brighton (England), ausgeführt von Lisa (Art In The Skin).

HENRY FERGUSON

Rechts: Die Elfe auf dem Baum; einfarbiges Tattoo auf der rechten Schulter von Tony Shaw aus Birmingham, ausgeführt von Micky Sharpz.

JAMES DRURY

Bevor eine Arbeit in Auftrag gegeben wird, sollte man sich unbedingt vergewissern, daß die Motive mit und ohne Bekleidung gleichermaßen gut wirken. Alle auf dieser Doppelseite abgebildeten Tattoos verdeutlichen dies.

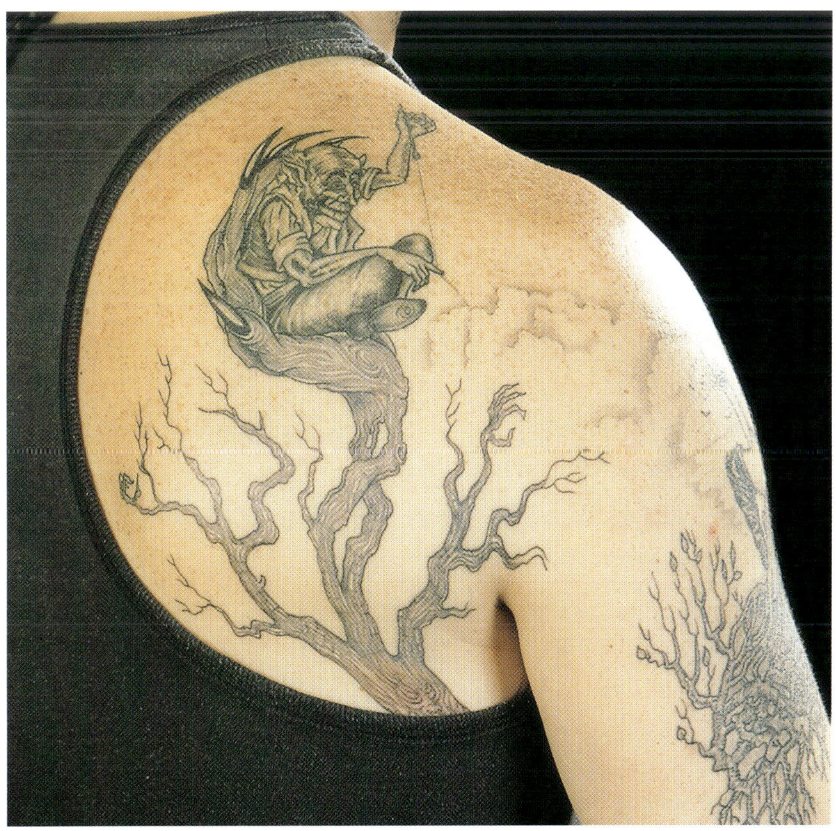

Porträts

Wenn wir uns bei der Motivwahl für unsere Tattoos für einen Fantasy-Helden oder eine Gestalt aus der Mythologie entscheiden, dann weil diese Person gewöhnlich für uns eine besondere Bedeutung hat. Die Person unseres starken Bezuges ist oftmals aber keine Phantasiegestalt, sondern ein Mensch aus Fleisch und Blut.

Bühnen-, Leinwand- oder TV-Stars wie zum Beispiel Marilyn Monroe, Clint Eastwood, Jack Nicholson und John Wayne finden sich seit langem nicht nur auf T-Shirts und Lederjacken, sondern auch als Porträt-Tattoos auf unserer Haut. Entscheiden Sie sich aber mit Bedacht! Gefühle und Vorlieben können sich ändern. Und so mag es weise sein, besonders was Ihre Liebste bzw. Ihren Liebsten anbelangt, zurückhaltend vorzugehen. Beziehungen können in die Brüche gehen. Porträts und Namenszüge der vormals geliebten Person sind dann plötzlich unerwünscht und müssen durch ein Cover-up übertätowiert werden. Ähnliches kann einem natürlich auch bei jedem beliebigen Medienstar passieren. Kürzlich wurde uns über einen Fußballfan berichtet, der sich das Bild des Starspielers seiner Lieblingsmannschaft tätowieren ließ – am Tag, nachdem das Tattoo vollendet war, hat dieser Spieler dann den Verein gewechselt.

Weniger unwägbar ist die Entscheidung für ein Porträt-Tattoo, wenn so eine verstorbene Persönlichkeit geehrt werden soll. Deshalb sind Porträt-Tattoos beispielsweise von Marilyn Monroe, James Dean, Bob Marley etc. oder von überragenden Persönlichkeiten der jüngeren Geschichte (z. B. John F. Kennedy oder Martin Luther King) auch überaus beliebt in der Szene.

Bei den Porträtarbeiten hat sich zuletzt der realistische, technisch akkurat und anspruchsvoll ausgeführte Stil durchgesetzt. Ihn verkörpert in England u. a. Darren Stares. Andere Tattoo-Künstler haben das Konzept inzwischen erweitert, indem sie ihre Porträts in Szene setzen, wie das beispielsweise auch bei einem Kinoplakat geschieht. Sie wollen ein „Gesamtkunstwerk“ schaffen und haben damit in den letzten Jahren viel Zuspruch erfahren.

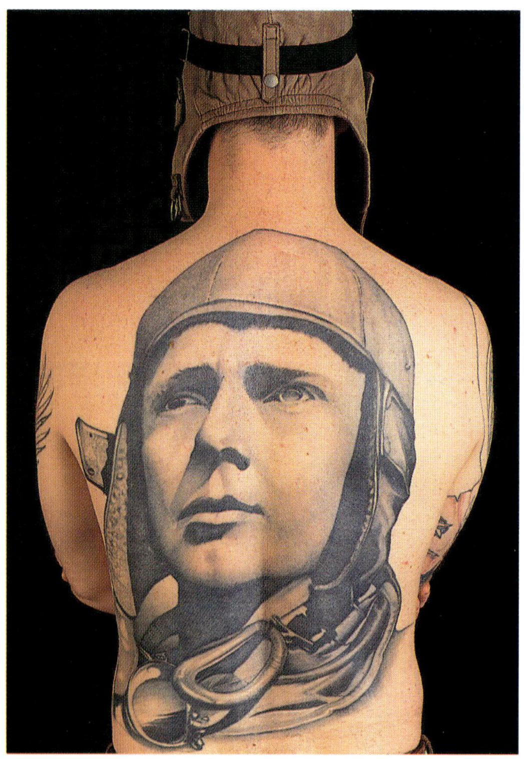

Rechts: Porträt-Tattoo von Scotty aus Texas, ausgeführt von Shotsie Gorman. Das Porträt zeigt den amerikanischen Pionierflieger Charles Lindbergh.

JAN SEEGER

Gegenüber: Tattoo von Benoit, ausgeführt von Reynald Mougenout. Porträts können viel mehr zeigen als nur ein Gesicht. Dieses Porträt zeigt Alfred Hitchcock inmitten szenischer Details aus einigen seiner berühmtesten Filme (fotografiert in Kanada).

JAN SEEGER

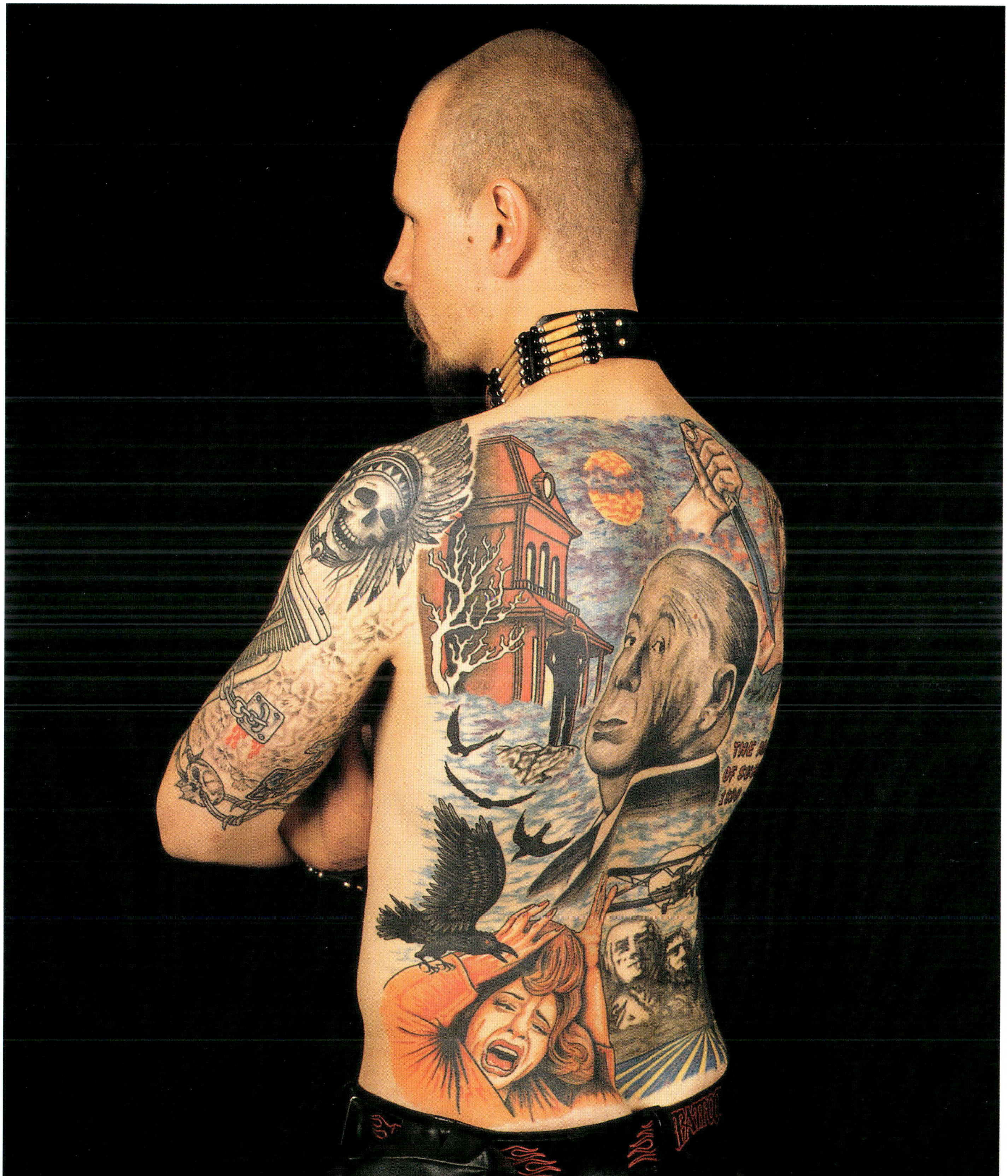

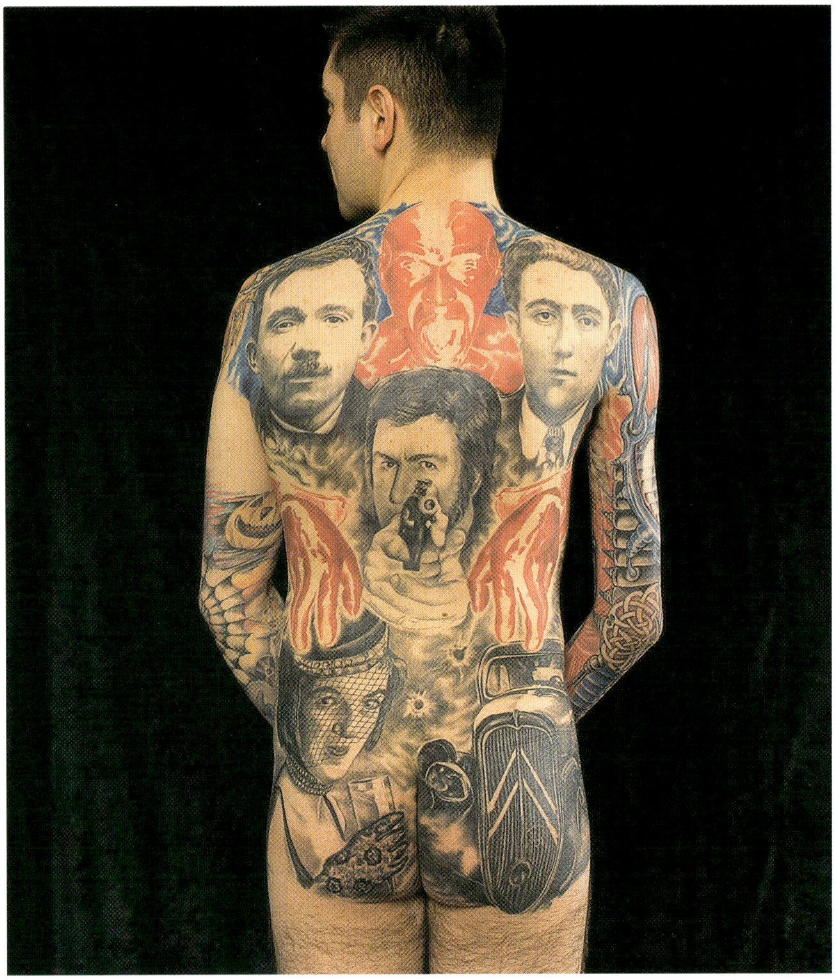

Oben: Rücken-Tattoo von David, ausgeführt von Stéphane Chaudesaigues (fotografiert in Tennessee). Helden oder Antihelden? Wofür hat David sich entschieden?

JAN SEEGER

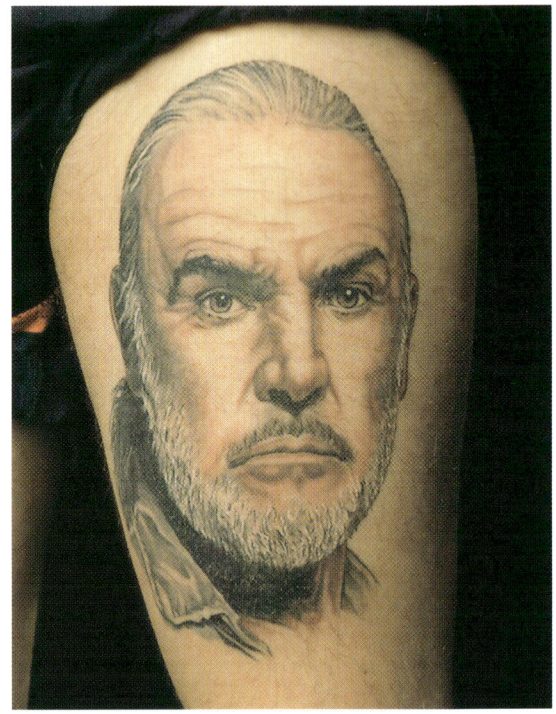

Oben: Porträt Sean Connerys; Tattoo von Paul Lashley; ausgeführt von Darren Stares von Unique Tattooing in Portsmouth (England). 1992 hat Stares bei der Tattoo-Expo in Dunstable (England) mit diesem Porträt den Preis für das „Men's Individual" Tattoo gewonnen. Gleichzeitig ehrte die Expo ihn mit dem Preis „herausragendster Künstler Großbritanniens".

HENRY FERGUSON

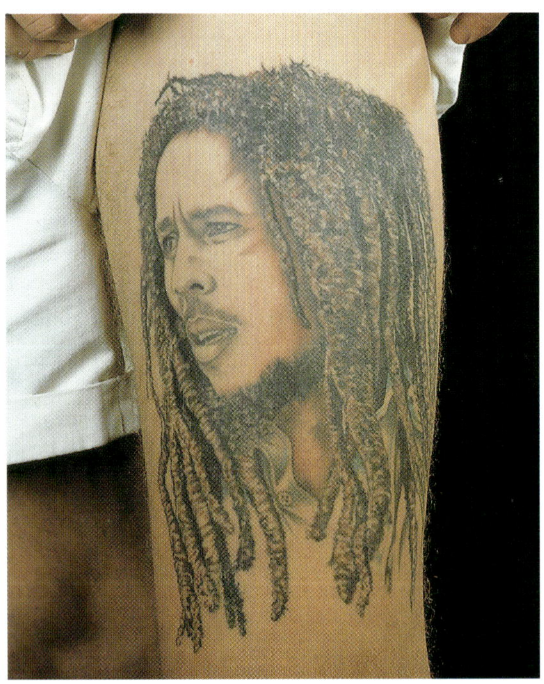

Links: Dieses Porträt Bob Marleys stammt von Darren Stares von Unique Tattooing in Portsmouth (England). Hier hat er den Oberschenkel seines Bruders Gary tätowiert. Darren Stares gilt inzwischen als einer der besten Porträttätowierer und ist für seine Arbeiten schon mehrfach ausgezeichnet worden. Mit diesem Porträt war er 1989 Sieger im Wettbewerb um das beste „Men's Individual" Tattoo bei der Tattoo-Expo in Dunstable (England).

HENRY FERGUSON

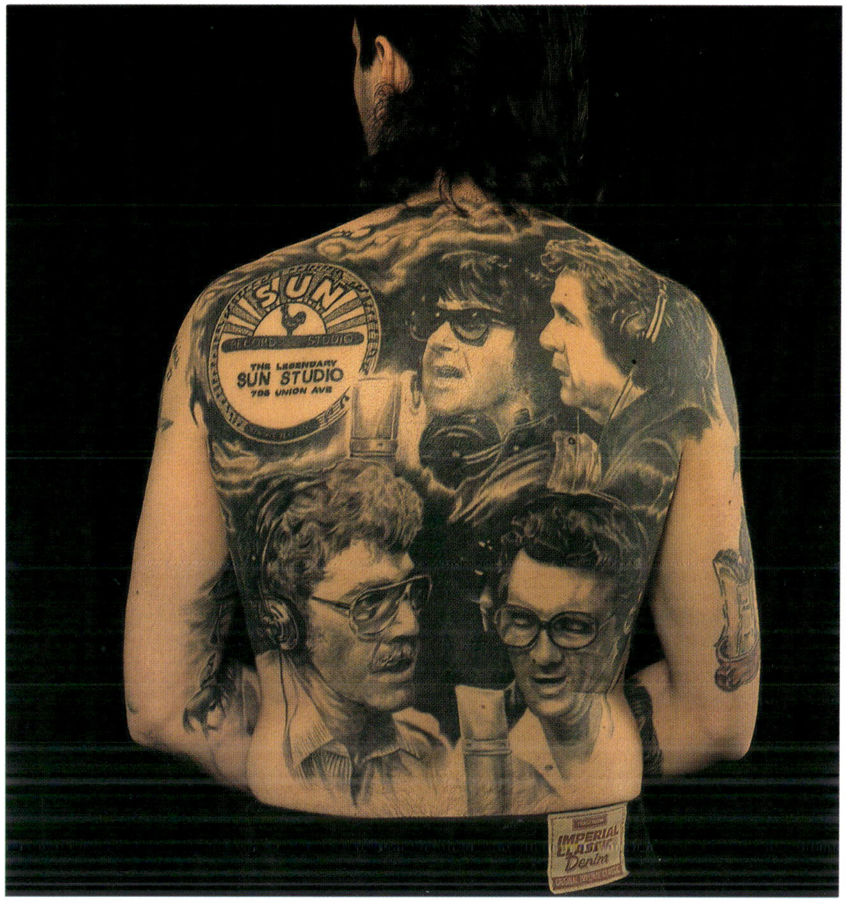

Links: Rücken-Tattoo von Alain, ausgeführt von Stéphane Chaudesaigues, als die legendären Sun Studios von Memphis ihre große Zeit hatten. Die Arbeit zeigt berühmte Plattenstars ihrer Zeit (fotografiert in Tennessee).

JAN SEEGER

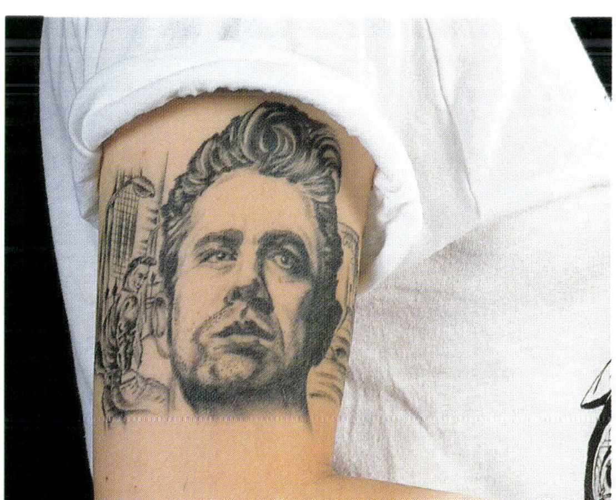

Oben: Oberarm-Tattoo, ausgeführt von Bugsy aus London. Der Künstler hat mit diesem Porträt James Dean verewigt. Andere Tattoo-Anhänger entscheiden sich für Marilyn Monroe, John Wayne oder Buddy Holly. Bei manchen Eingeborenenstämmen war es üblich, sich zum Gedenken an den Tod eines Häuptlings tätowieren zu lassen. Auch bei uns wird ein Verstorbener aus der Verwandtschaft gern mit einem Tattoo geehrt.

HENRY FERGUSON

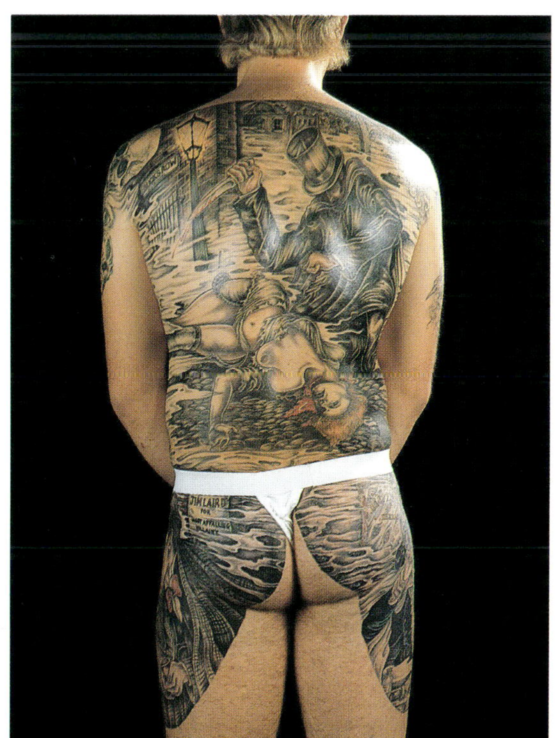

Links: Jack The Ripper auf dem Rücken, Gesäß und Oberschenkel von Jim Laird, ausgeführt von Ian aus Reading (England). Bei dieser preisgekrönten Arbeit ist das Konzept der realistischen Porträtkunst ins Szenische erweitert worden.

HENRY FERGUSON

Flora und Fauna

In der Tattoo-Kunst werden immer neue Einflüsse wirksam; aber bestimmte Themen bleiben und erfreuen sich gleichbleibender Beliebtheit. Dazu zählen vor allem auch solche von Flora und Fauna. Die technische Ausführung wie auch der künstlerische Ausdruck dieser Themen sind dem Wandel unterworfen.

Schon in frühester Zeit haben Tiermotive die Künstler wie die Tätowierten offenbar fasziniert. Tiere standen (und stehen) motivisch oftmals im Mittelpunkt großflächiger Rücken- und Brust-Tattoos, beispielsweise bei dem klassischen Thema des Kampfes eines Tigers oder Adlers mit der Schlange. Aber auch andere Wildtiere (z. B. der Schwarze Panther, erstmals in den 30er Jahren des 20. Jahrhunderts) wurden dargestellt und erfreuen sich bis heute großer Beliebtheit.

Blumen wie Pfingstrosen, Kirschblüten oder Chrysanthemen gehörten zum traditionellen japanischen Stil und wurden gern in eine größere Komposition eingearbeitet. In der westlichen Welt hat man Blumen meist in einfachen schwarzen Linien gezeichnet und dann farbig ausgemalt. Oftmals sollten sie viele kleine Motive zu einem Gesamtkunstwerk verbinden. Aber auch größere, meist stilisierte, für sich sprechende Blumenmotive kennen wir. Besonders die weibliche Kundschaft schätzte die prächtige Blume auf der Haut, gern auch als erstes Tattoo, das später zu einer Girlande über Brust und Schultern oder auf dem Rücken erweitert wurde.

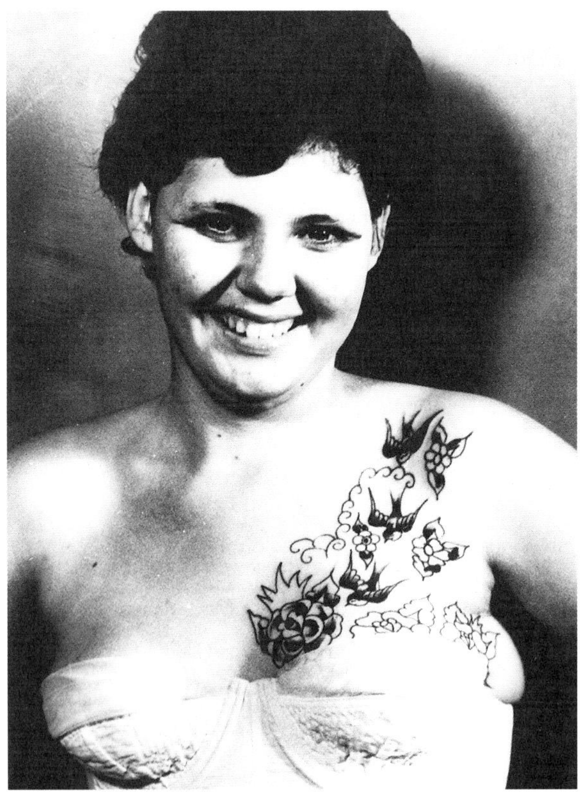

Oben: Tattoo einer jungen Frau aus den 1960er Jahren. Das Motiv zeigt einen Schwarm Drosseln in Form einer traditionellen Girlande.

THE SKUSE COLLECTION

Heutzutage sind Motive aus Flora und Fauna beliebter denn je und vielgestaltig wie niemals zuvor: Wir können uns entscheiden für eine großartige Seelandschaft mit farbenfrohen tropischen Fischen, bunte Schmetterlinge, zarte Blumengirlanden, die aus einer mittelalterlichen Handschrift stammen könnten, einen pastellfarbenen Blütenregen, für einfach gezeichnete Schwertlilien und Lotosblumen, Sinnlichkeit verströmende Rosen, sich tummelnde Delphine oder eine uns Angst einflößende Krake, die ihre Tentakel bedrohlich auswirft.

Was die Auswahl an Tiermotiven anbelangt, so steht die Familie der Katzen in der Beliebheitsskala ganz oben – mal ist das süße kleines Hauskätzchen auf der Jagd nach Schmetterlingen, mal reißt der Königstiger im Dschungel seine Beute, mal umhegt die Löwin der Savanne ihren Nachwuchs. Vielleicht liegt der Grund für diese Katzenvorliebe darin, daß diese Tiere die Extreme unserer eigenen Natur verkörpern – Wärme und Familiensinn einerseits, die ungezähmte Natur in uns, das „Gesetz des Dschungels“, andererseits.

Gegenüber: Rücken-Tattoo, ausgeführt von Les Skuse. In der ersten Hälfte des 20. Jahrhunderts war das Motiv einer auf Leben und Tod kämpfenden Bestie sehr beliebt. Das klassische Tattoo dieser Art läßt den Tiger oder Adler mit einer Schlange kämpfen.

THE SKUSE COLLECTION

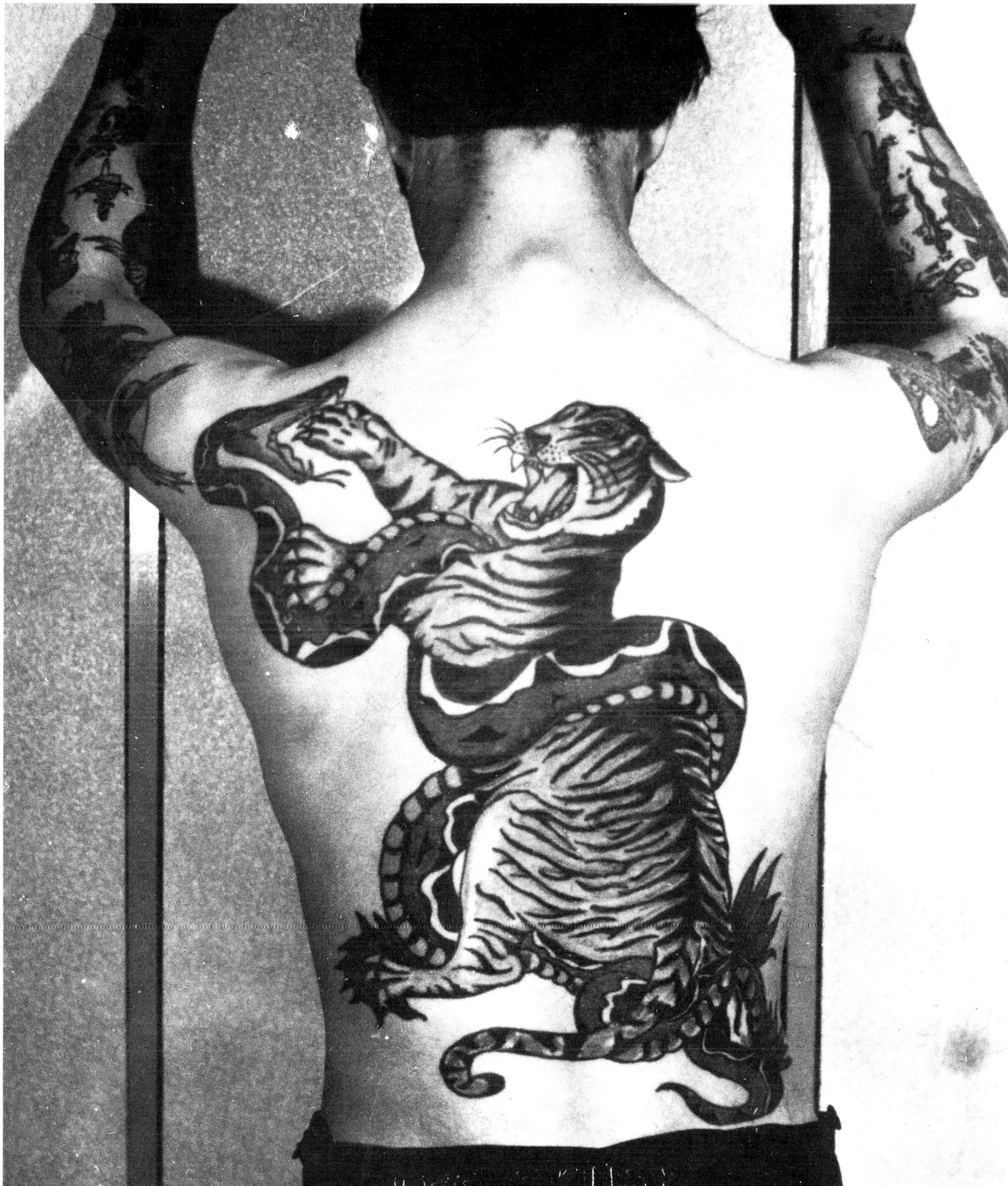

Unten: Arm- und Schulter-Tattoo von Carla, ausgeführt von Trevor Marshall. Auch heute regen Blumen aller Art die Phantasie der Künstler und ihrer Kunden an, besonders der weiblichen. Aber im Vergleich zu dem früher üblichen konventionellen Design *(siehe Seite 108)* reicht die stilistische Vielfalt heute vom Hyperrealismus bis zu starken Stilisierungen (fotografiert in Kalifornien).

JAN SEEGER

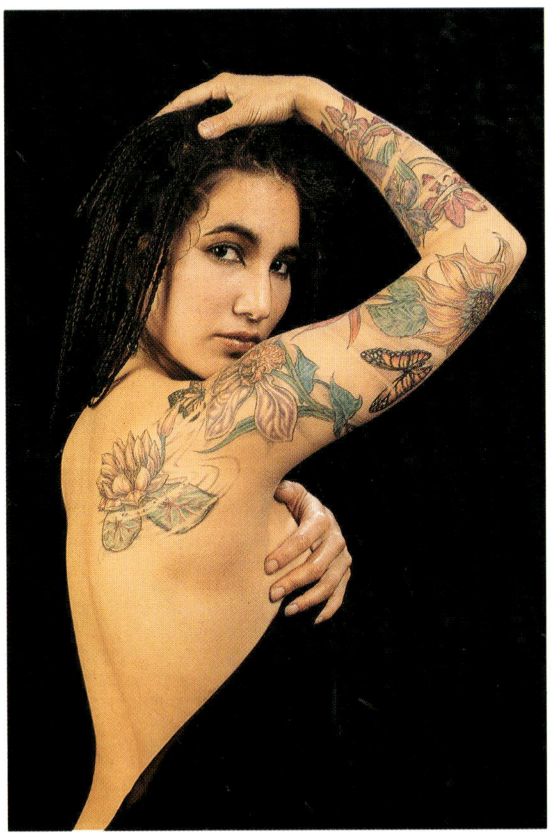

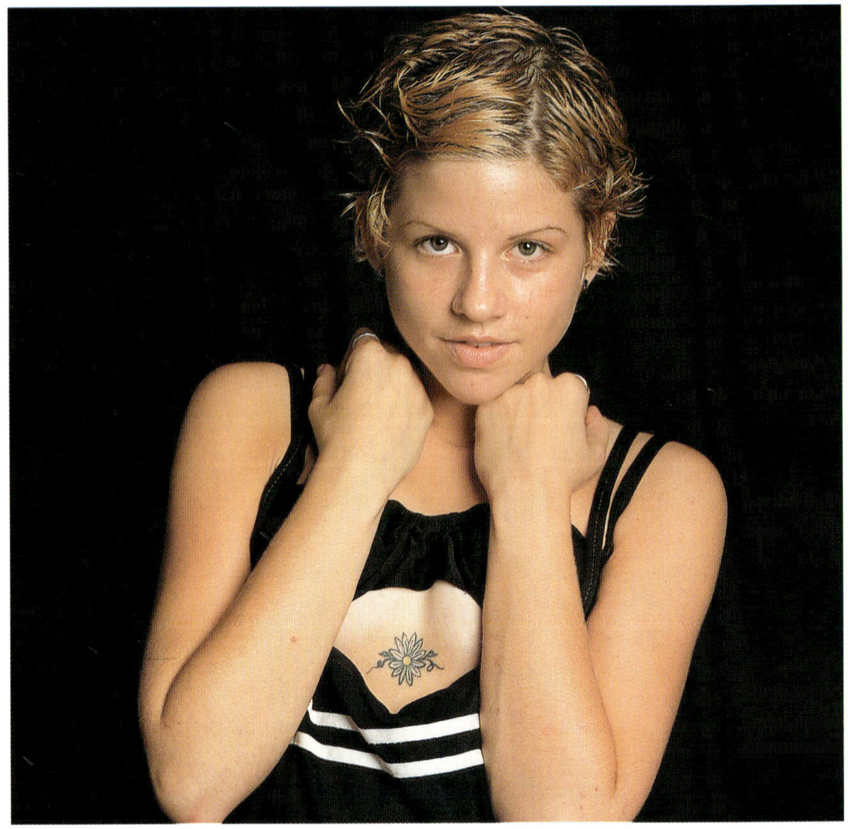

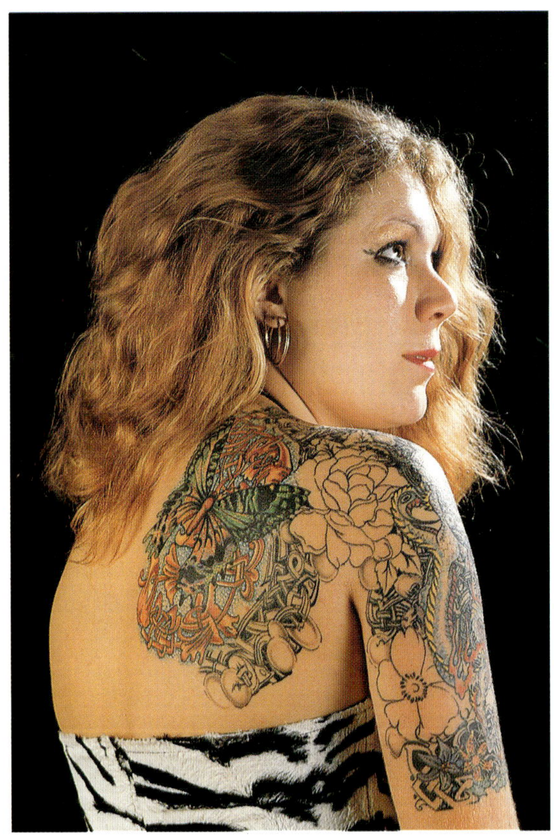

Oben: Annalee aus Castletown (USA), ausgeführt von Pete Mahr. Diese fein gearbeitete und im übrigen etwas gewagt, aber effektvoll angeordnete Einzelblüte macht viel von sich her. Man sieht: ein Tattoo muß nicht groß, nicht spektakulär und auch nicht kompliziert sein, um ausdrucksstark zu wirken.

WILLIAM DEMICHELE

Rechts: Tattoo von Liselle, ausgeführt von Brent aus Dunstable (England). Das Motiv zeigt einen Schmetterling inmitten einer Blumenornamentik, z. T. pointilistisch ausgearbeitet.

HENRY FERGUSON

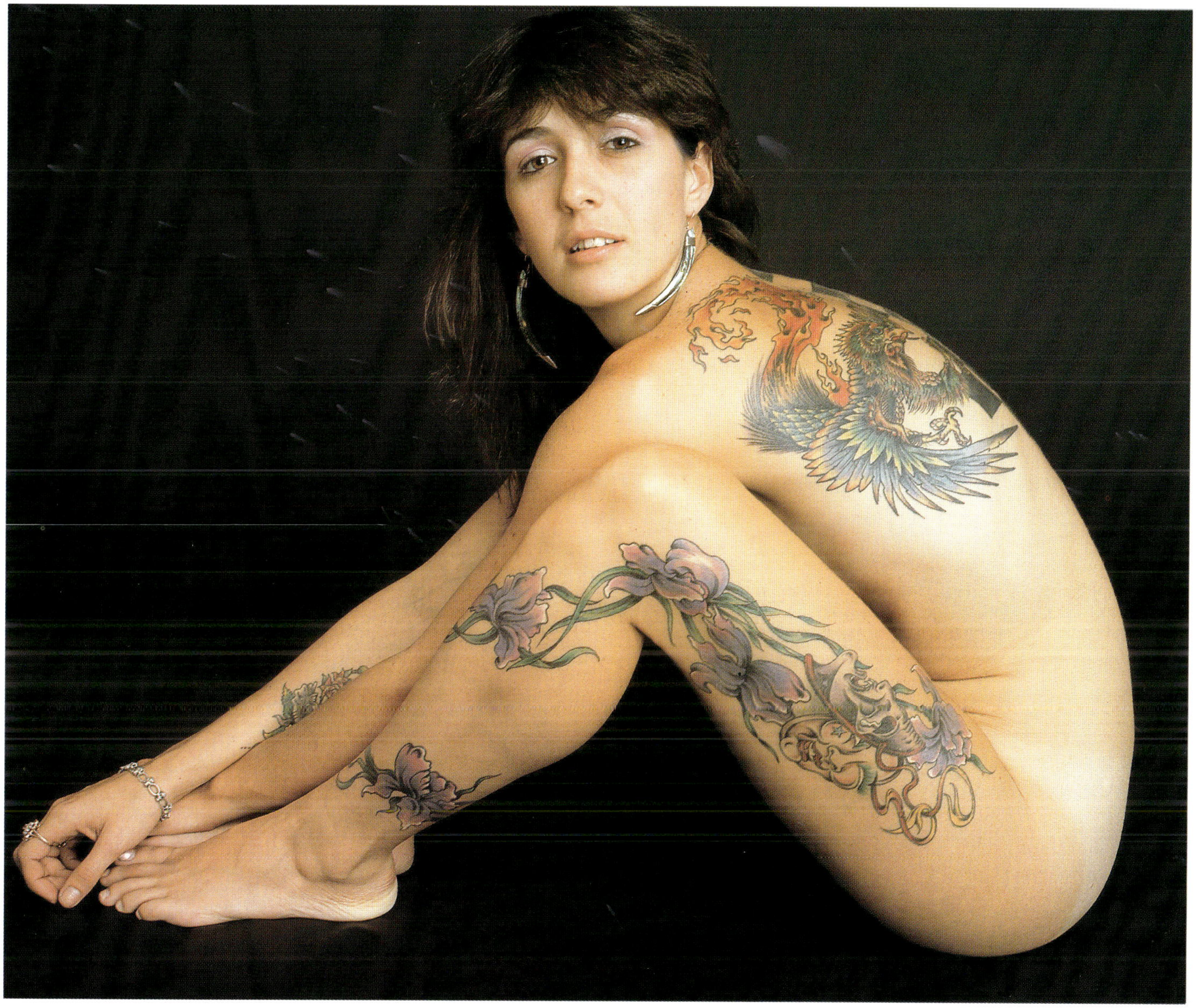

„Es gehört zu den vielleicht bemerkenswertesten Zeichen unserer Zeit, daß viele vormals als primitiv angesehene Bräuche, zum Beispiel Tätowierungen, Piercing, Narbenzeichnungen oder 'wilde' Frisuren, in unserer hochtechnisierten westlichen Welt inzwischen bei allen Altersstufen Verbreitung gefunden haben. Wo Technik und Hightech unsere Welt beherrschen und immer mehr Kälte verströmen, halten Poesie, Märchen und Magie Einzug in unser Leben und bestimmen mehr und mehr über uns. Wir erstreben die Einheit aus Körper, Geist und Seele und wollen, daß Empfindsamkeit, Sinnlichkeit und mentale Gelassenheit zusammengehen." Dick Taylor (26)

Oben: Tattoos von Lynn aus Scottdale (USA), ausgeführt von „Painless" Paul Nelson. In dieser Pose kommt die hübsche Girlande aus Schwertlilien besonders gut zur Geltung.

WILLIAM DEMICHELE

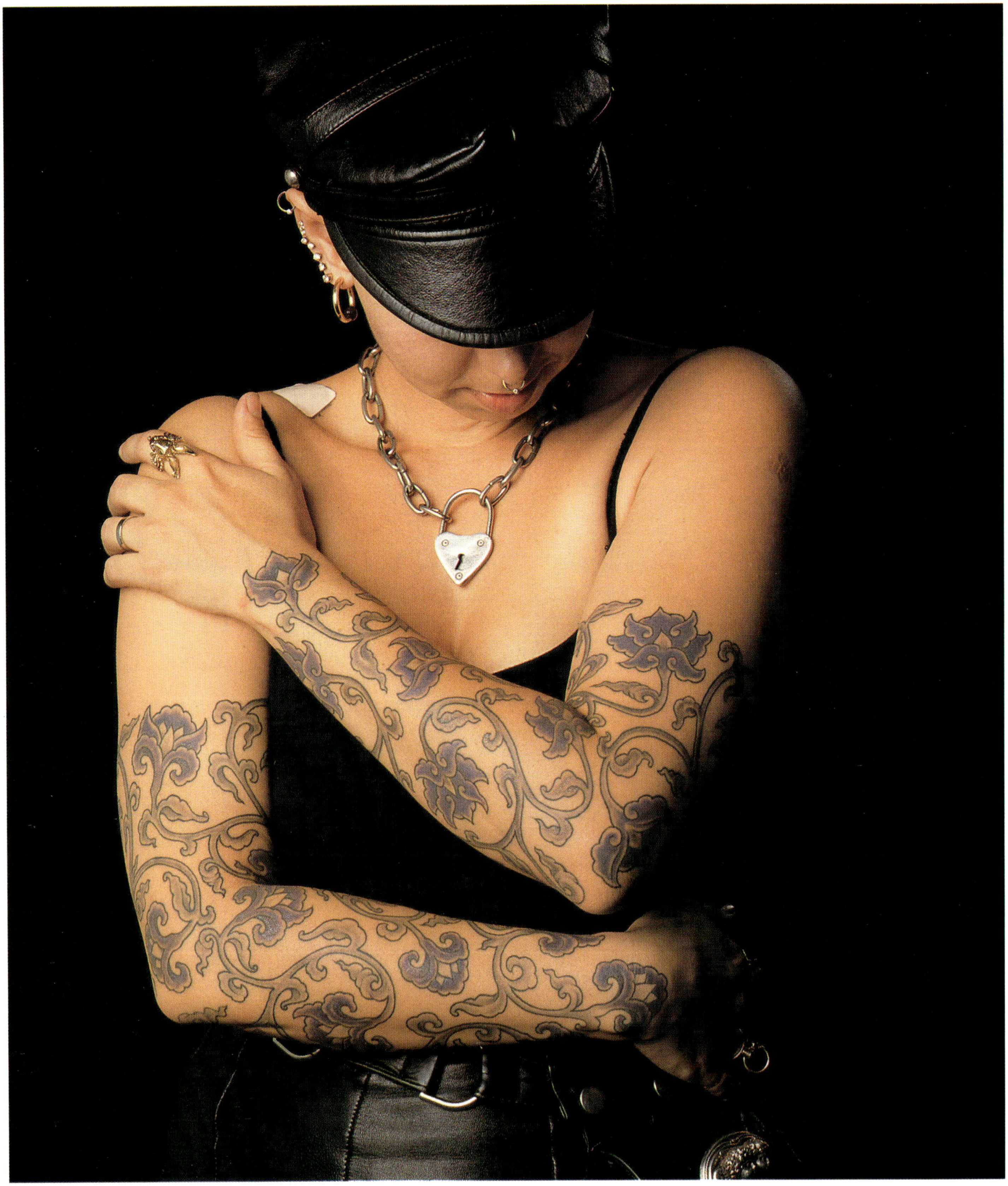

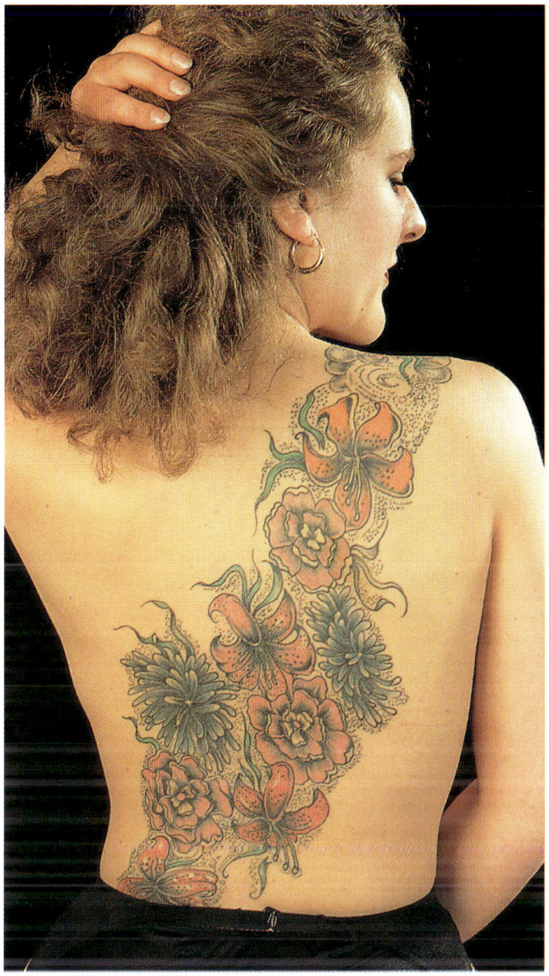

Links: Teil einer Rücken-Girlande, die sich über Schulter und Taille fortsetzt; Tattoo von Martina Ruhstarfe aus Hannover, ausgeführt von Erich.

HENRY FERGUSON

Unten: Rücken-Tattoo von Rose A. Starr aus London, ausgeführt von Louis Molloy. Das Motiv zeigt ein Ensemble aus naturgetreu wiedergegebenen Rosen. Wie man sieht – ein Blumen-Tattoo diesen Stils kann ebenso begeistern wie ein stilisiertes Muster.

HENRY FERGUSON

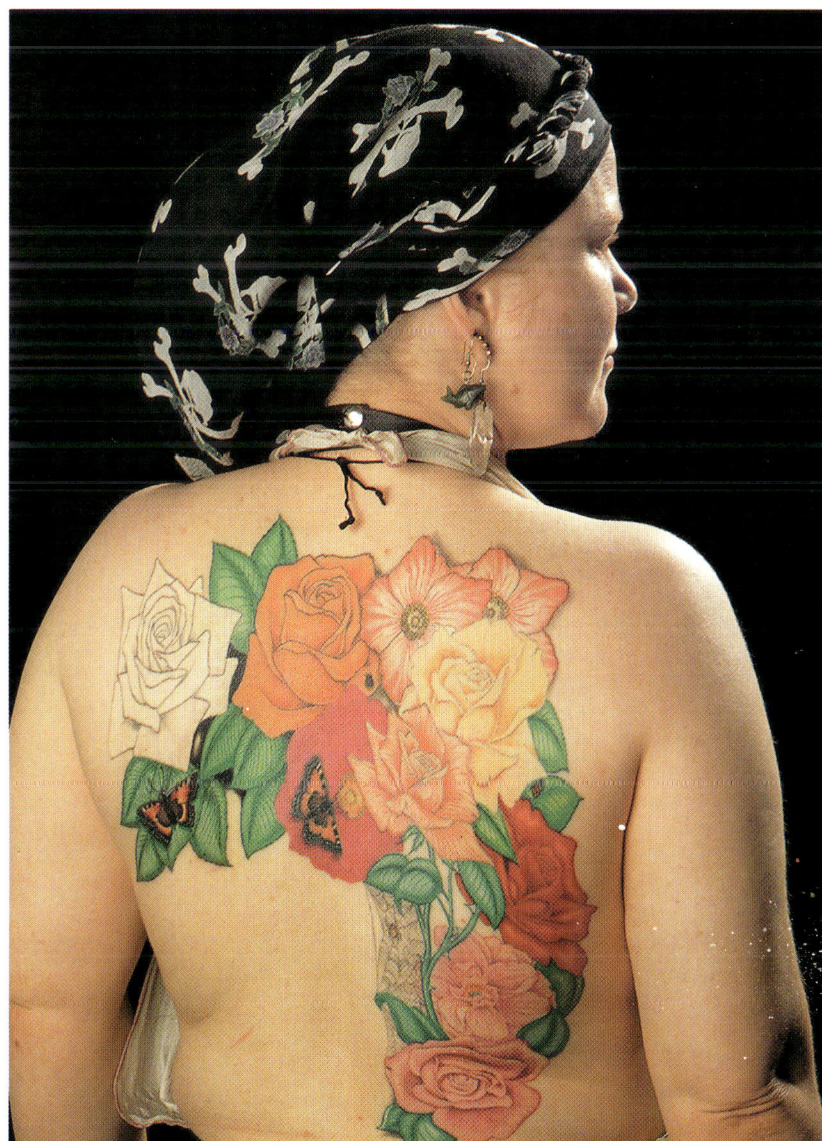

Gegenüber: Arm-Tattoo von Elayne Binnie, ausgeführt von Alex Binnie. Dieses stilisierte Girlandenmuster ist den klassischen Blumen- und Blätter-Motiven nachgebildet, wofür es in der Geschichte der Malerei unzählige Beispiele gibt – man denke etwa an die Verzierung in einem Koran aus dem 12. Jahrhundert, die illuminierten Handschriften aus dem europäischen Mittelalter oder auch an eine Tradition des ausgehenden 19. Jahrhunderts, wie sie etwa William Morris verkörperte. Seine Muster finden sich noch heute auf Stoffen und Tapeten.

HENRY FERGUSON

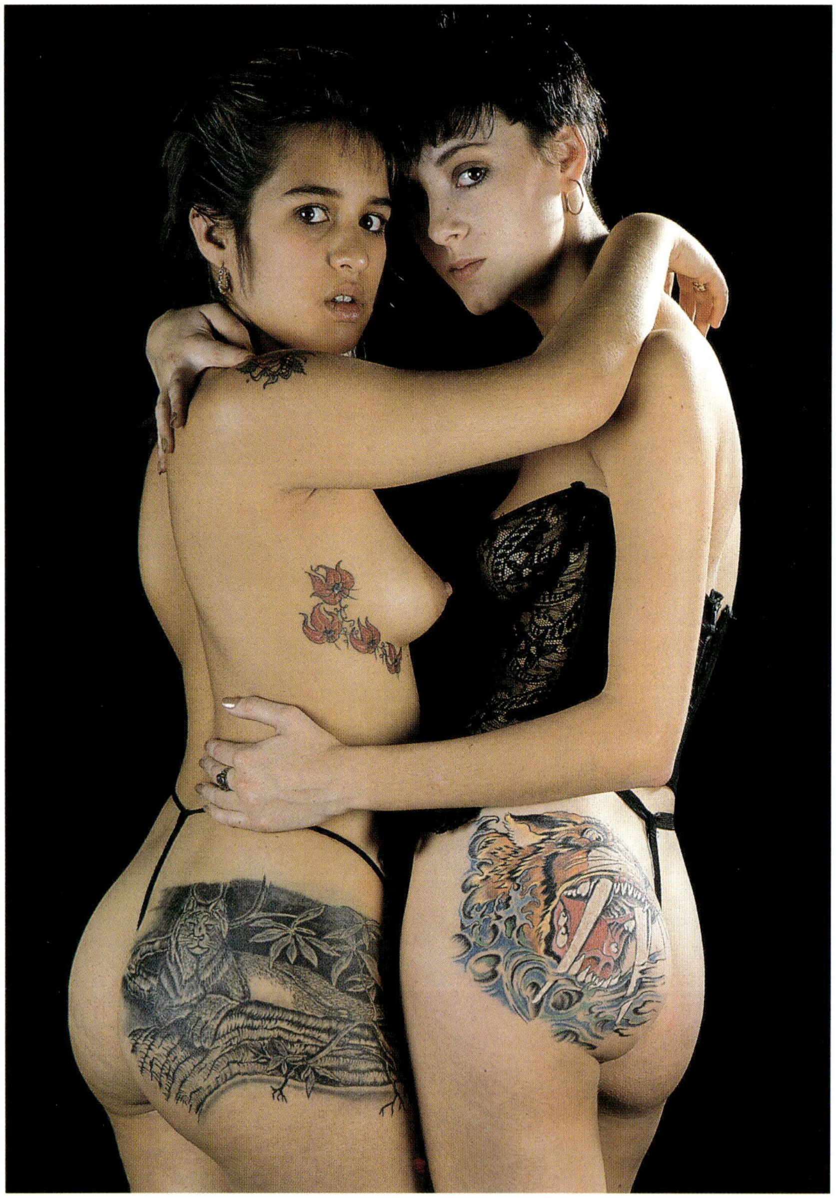

Oben: Lisa Bland und Martha Shaw aus Gloucestershire (England) enthüllen ihre Tattoos, die Bob Moore aus Cheltenham ausgeführt hat.

HENRY FERGUSON

***Lisa:* Ich liebe einfach Tattoos; für mich ist das eine schöne Sache. Die meisten glauben, in einem Studio gäbe es nur die Wahl zwischen einem Anker und einem Herzen mit lieben Worten für Mama und Papa. Doch das ist Quatsch! Du kannst Dir ein richtiges Kunstwerk tätowieren lassen.**

***Martha:* Genau! Ich wollte schon immer ein Tattoo.**

***Lisa:* Nur hattest Du früher nie den Mut dazu.**

***Martha:* Das ist es nicht, nur – es gab immer die langweiligen kleinen Rosen und blöden roten Teufelchen – darauf stand ich nicht. Als Bob mir aber dieses Motiv zeigte, fand ich es toll. Das war mein Ding! …** [27]

Unten: Tattoo auf dem Oberschenkel von Natalie Smart, ausgeführt von Terry Scott. Ein Katzenmotiv kann beim Betrachter sehr unterschiedliche Assoziationen wecken. Dieses verspielte Kätzchen sendet eine ganz andere Botschaft aus als eine gefährliche Großkatze, die von vielen Kunden gewünscht wird.

HENRY FERGUSON

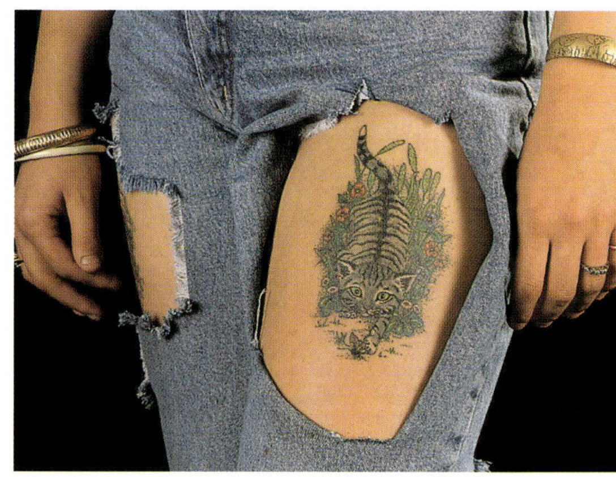

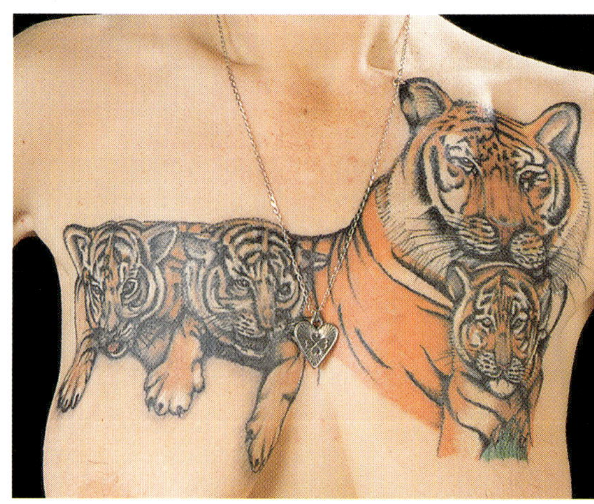

Oben: Tigermotiv von Bobby Salter aus Manchester, ausgeführt von Paul O'Connor: **Bobby Salter … kam eines Tages herein, schaute auf die Flashs und sagte: „Ich möchte einen richtigen Tiger, nicht so einen"; dann brachte sie ihre eigenen Bilder mit. Das erste Tattoo kam auf ihren Rücken, da war sie begeistert, und es folgten weitere Motive.** [28]

HENRY FERGUSON

Rechts: Zwei Großkatzen auf den Schultern von Paul Bennett aus Surrey (England), ausgeführt von Terry Scott. Katzenmotive sind Terrys Spezialität *(siehe auch unten rechts).*

HENRY FERGUSON

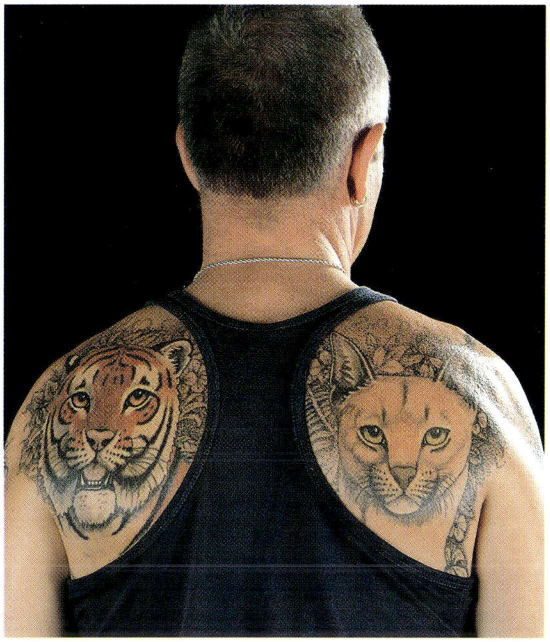

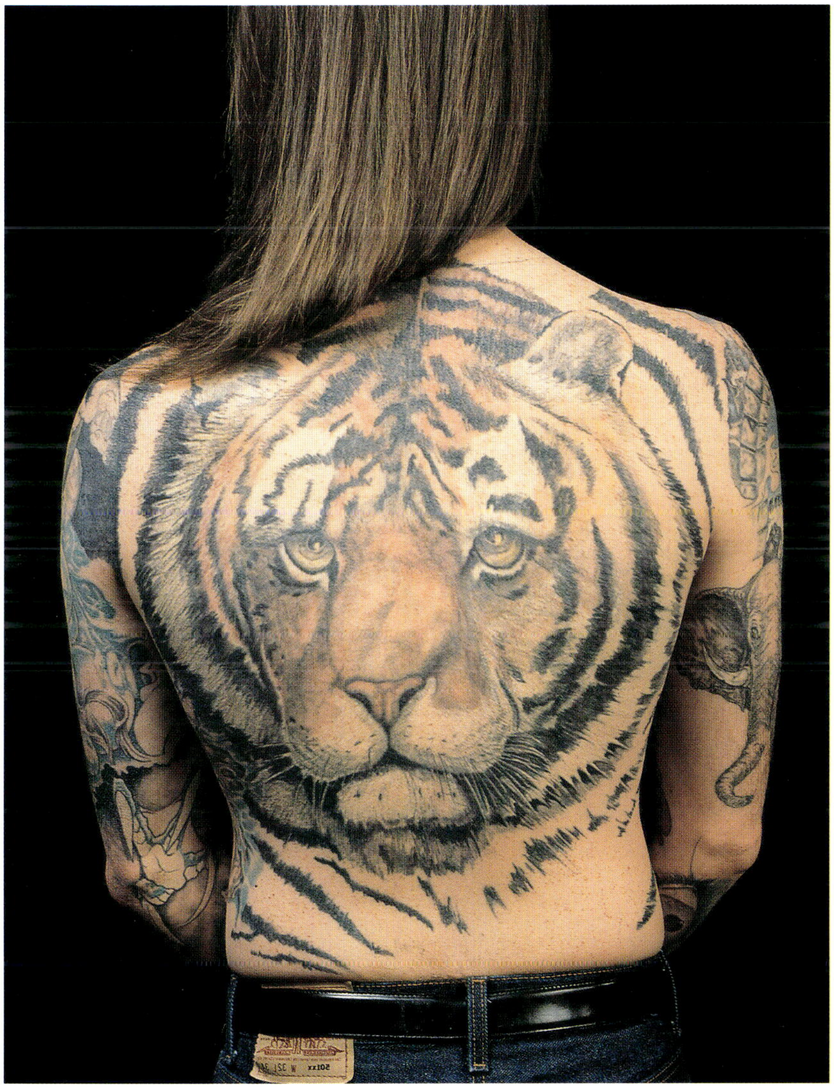

Oben: Rücken-Tattoo von James, ausgeführt von Kerry Miller. Durch Größe und naturgetreue Darstellung verfügt dieser Tiger über eine alles beherrschende Ausstrahlung (fotografiert in Kalifornien).

JAN SEEGER

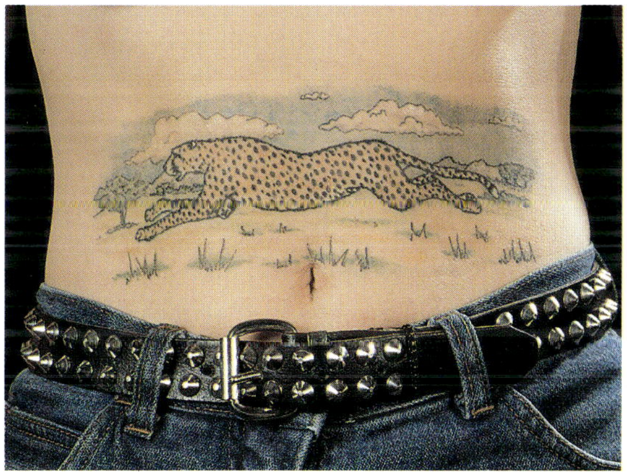

Oben: Terry Scott aus Reigate (England) zeigt ihr Gepardenmotiv, das sie an sich selbst ausgeführt hat. Sie verkörpert einen neuen Künstler-Typus – sie ist selbstbewußt, von femininer Austrahlung und in der Lage, auch mit anderen Materialien zu arbeiten:

Ich habe angefangen zu malen ... als ich drei Jahre alt war ... nach meiner Schulzeit versuchte ich, damit mein Geld zu verdienen. Zum Tätowieren kam ich durch Zufall: Ich ließ mir ein Tattoo machen. Mein Tätowierer wollte gerade seine ganze Ausrüstung loswerden. Ich sagte o. K. und übernahm den ganzen Kram ... Das war die klügste Entscheidung meines Lebens ... Ich glaubte nicht, daß ich Kunstwerke schaffen würde, für mich waren es „nur" Tattoos. Erst nach einem Jahr wußte ich, daß mir alles gelang, was ich ausprobierte ... Meine Lieblingsmotive waren schon immer Tiere, meist Katzen, und sie waren sehr beliebt. (29)

HENRY FERGUSON

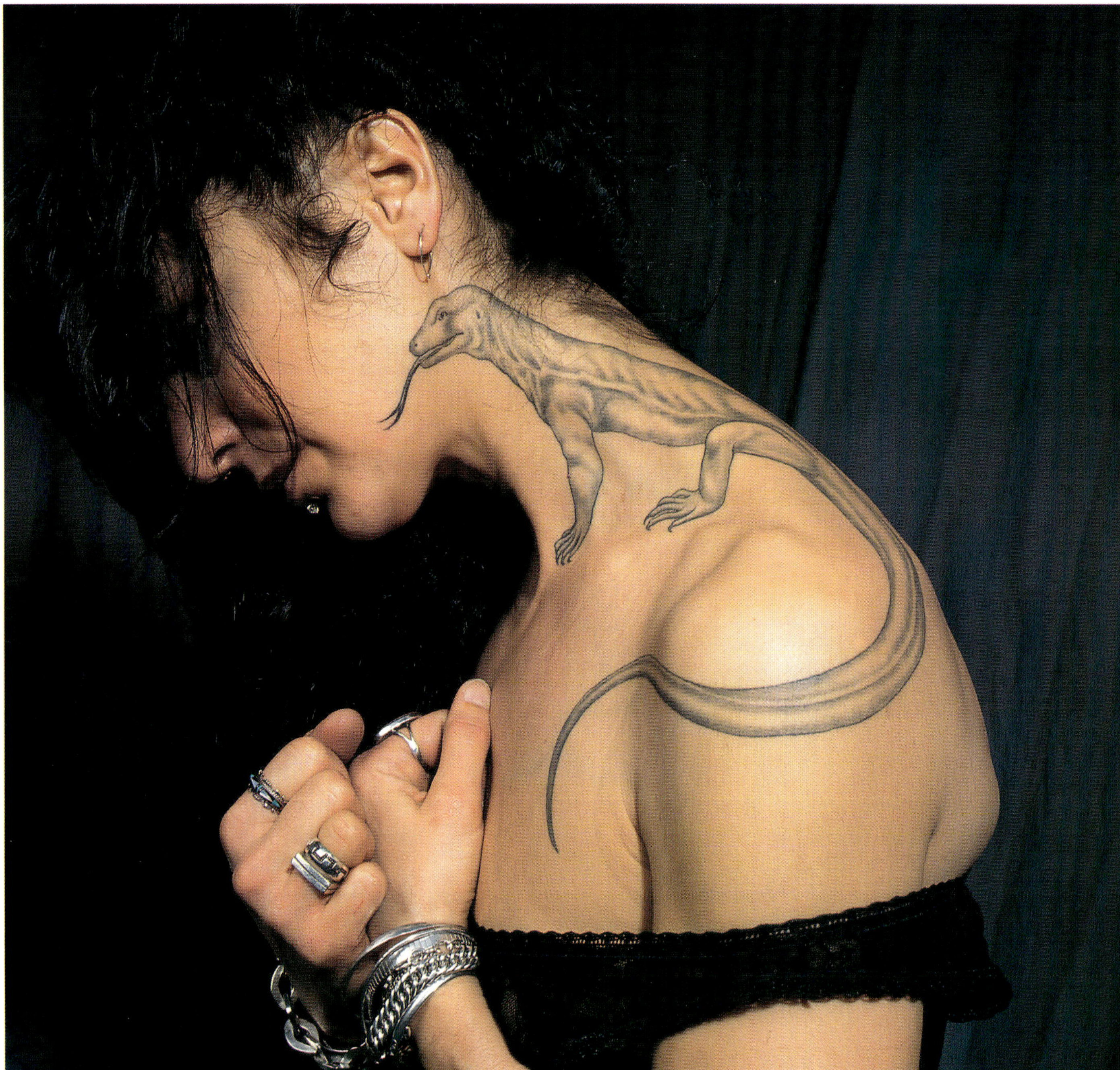

Oben: Tattoo von Delphine, ausgeführt von Juli Moon. Tiermotive, wie dieser Waran, sprechen oftmals Gefühle an, die schwer zu bestimmen sind (fotografiert in Maine).

JAN SEEGER

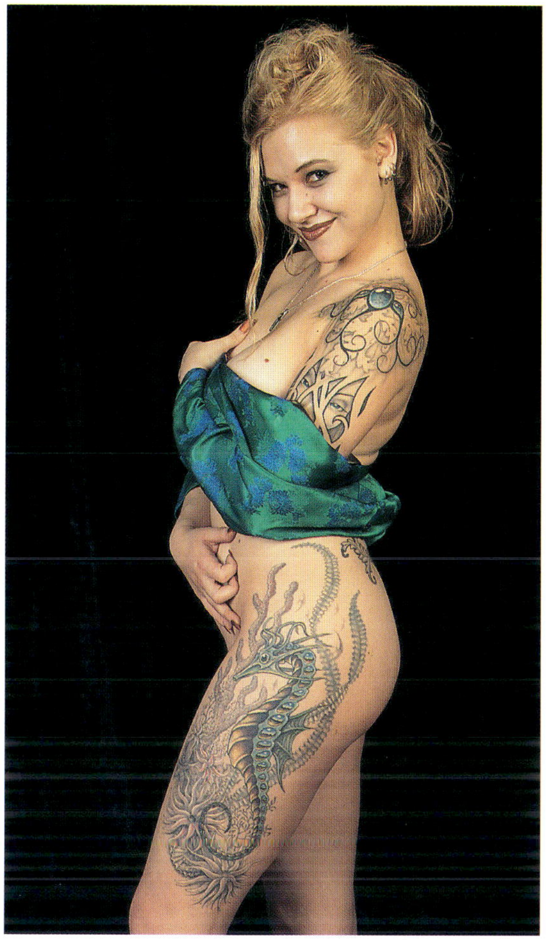

Links: Seepferdchen wie dieses auf dem Oberschenkel von Jennifer wirken schön, zerbrechlich und geheimnisvoll (ausgeführt von Victor Whitmit und fotografiert in Kalifornien).

JAN SEEGER

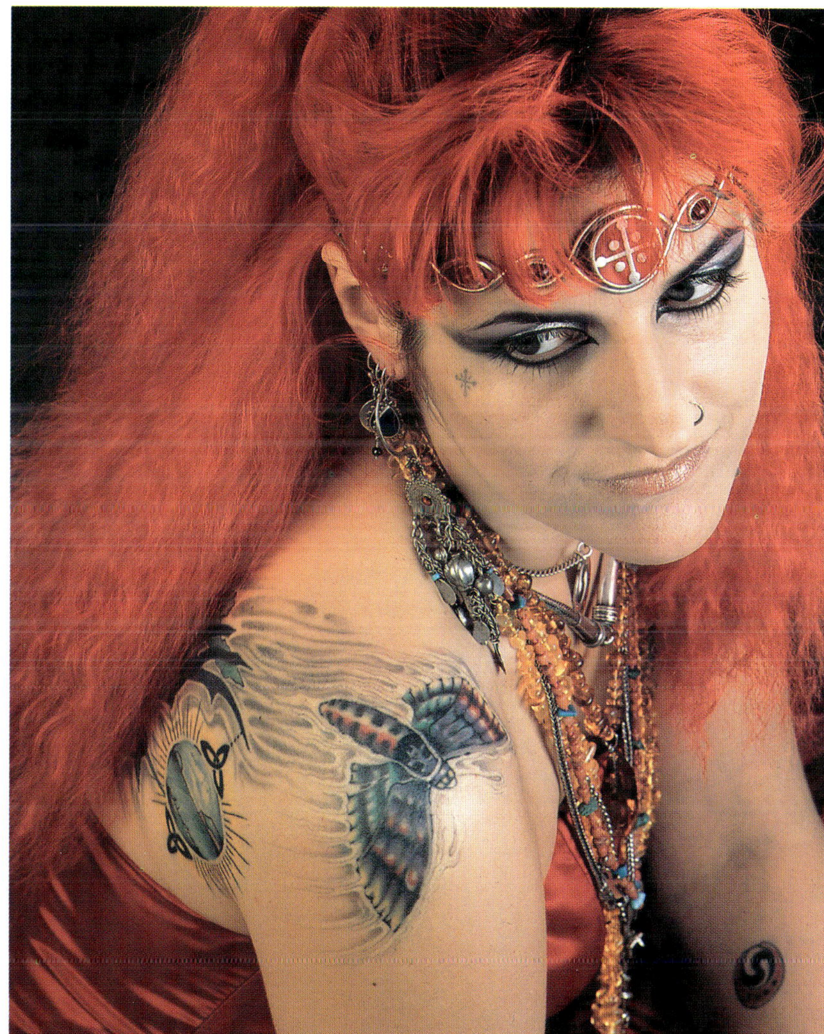

Oben: Diese Motte auf der Schulter von Joolz soll die Freiheit des Geistes symbolisieren. Die Tattoos hat Micky Sharpz ausgeführt.

HENRY FERGUSON

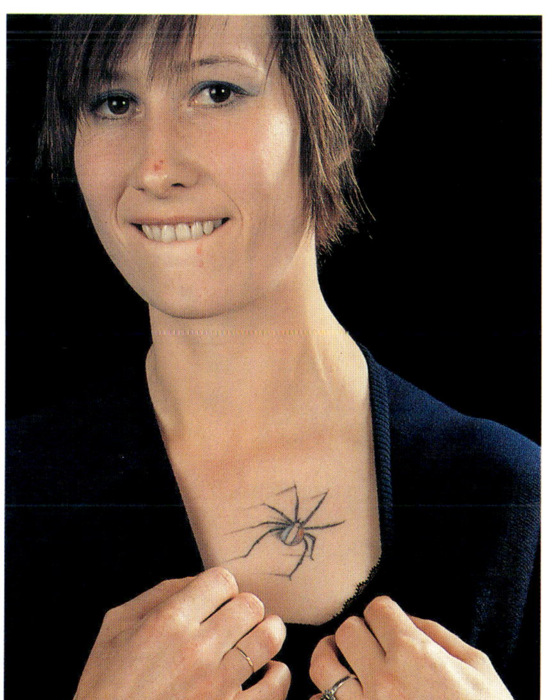

Links: Tattoo von Angelique Zucconi, ausgeführt von Bugsy aus London. Dieses Spinnenmotiv soll provozieren; es wirkt auf den ersten Blick häßlich und überhaupt nicht feminin.

JAMES DRURY

Abstrakte Kunst

Die verschiedenen neuen Kunstströmungen haben auf die Tattoo-Szene in der westlichen Welt einen enormen Einfluß ausgeübt. Viel Neues stürmte in jüngster Zeit auf uns ein und hat unsere Vorstellungen darüber erschüttert, was Tattoos eigentlich bedeuten und was man mit ihnen alles ausdrücken kann.

In der Vergangenheit wurde das Tätowieren nicht nur in der Öffentlichkeit, sondern auch von den Künstlern selbst als ein Handwerk, und nicht als Kunst angesehen. Die Tätowierer verbrachten ihre Lehrzeit in einem Studio, wo sie lernten, mit den Instrumenten umzugehen und die Motive anderer zu kopieren. Viele der alten Meister wußten, daß sie sehr begabt waren. Trotzdem wäre es ihnen kaum in den Sinn gekommen, sich auch tatsächlich „Künstler" zu nennen.

Natürlich hatte ein Könner früherer Tage durchaus das Gespür, daß in seiner Arbeit (wie in der vieler anderer vor ihm) Kunst stecke. Besonders der legendäre Don Ed Hardy kämpfte unablässig um eine Aufwertung des Metiers – darum, daß das Tätowieren als die lebendige und kreative Kunstform anerkannt wird, die sie freilich auch ist.

Die heute wieder zunehmende Beliebtheit der Tattoos hat gleichzeitig eine neue Generation von Tätowierern hervorgebracht, die in künstlerischen Kategorien zu denken gewohnt sind und so auch ihr Schaffen bewerten. Nicht wenige dieser neuen Generation haben auch eine künstlerische Ausbildung hinter sich. Sie kennen den Kubismus, den Surrealismus, die Arbeiten von Miró, Picasso und den vielen anderen. Auch sind sie bereit und interessiert, sich dem Urteil der Öffentlichkeit zu stellen, und sie erklären, daß sie Tätowierer, also Künstler sind.

Ein bißchen befreit von den Fesseln der Tradition, die bei allem Bemühen doch den Blick bannte, scheint heute mehr denn je dieser Blick frei zu sein, um radikaler auf die Dinge „hinter den Bildern" zu sehen, auch um das Geheimnis der Ideen und Traditionen in fremden Kulturkreisen zu lüften, handele es sich dabei um den japanischen Stil oder den Tribal-Stil der Maori, Samoaner, Tahitianer etc. Der neue Ansatz will Neues kreieren. Was aber ist dieses Neue? Auf diese Frage kann es nur eine Antwort geben: „Es ist ein Tattoo, das nichts anderes zum Sprechen bringen will als sich selbst!"

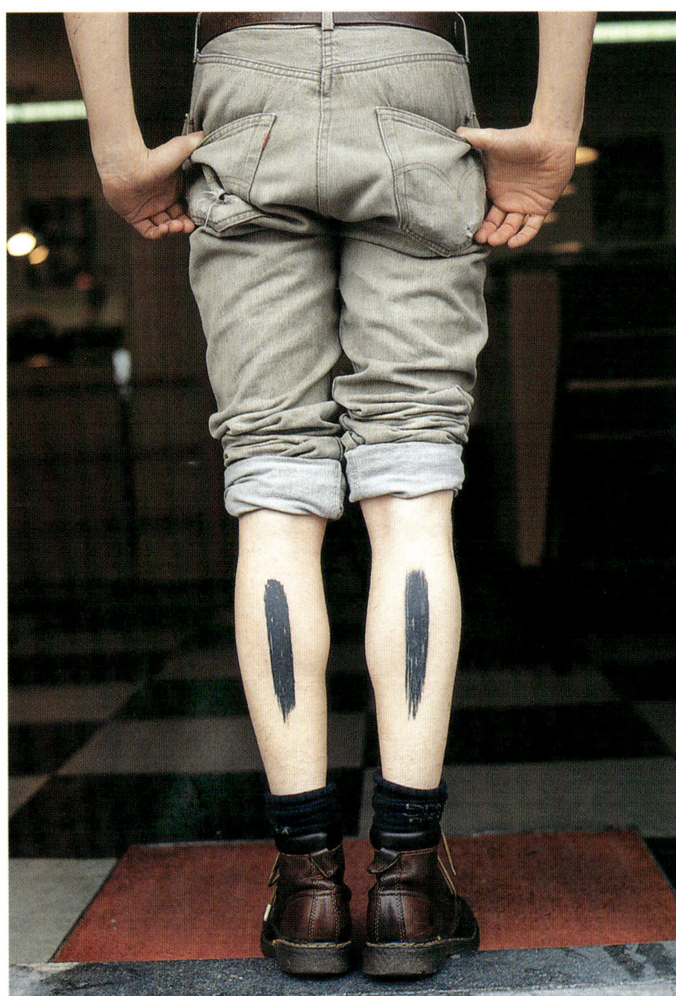

Rechts: Darko, fotografiert in den Niederlanden. Das Tattoo auf dem rechten Bein stammt von Greg Orie, das auf dem linken von Jimmy Hendrix.

JAN SEEGER

Gegenüber: Peter und Margaret Keelan aus County Durham (England). Magarets abstraktes Schulter-Tattoo hat Alex Binnie ausgeführt. Peters aus Borneo inspiriertes Schulter-Tattoo stammt aus dem Studio Northside Tattooz (Whitley Bay, England).

HENRY FERGUSON

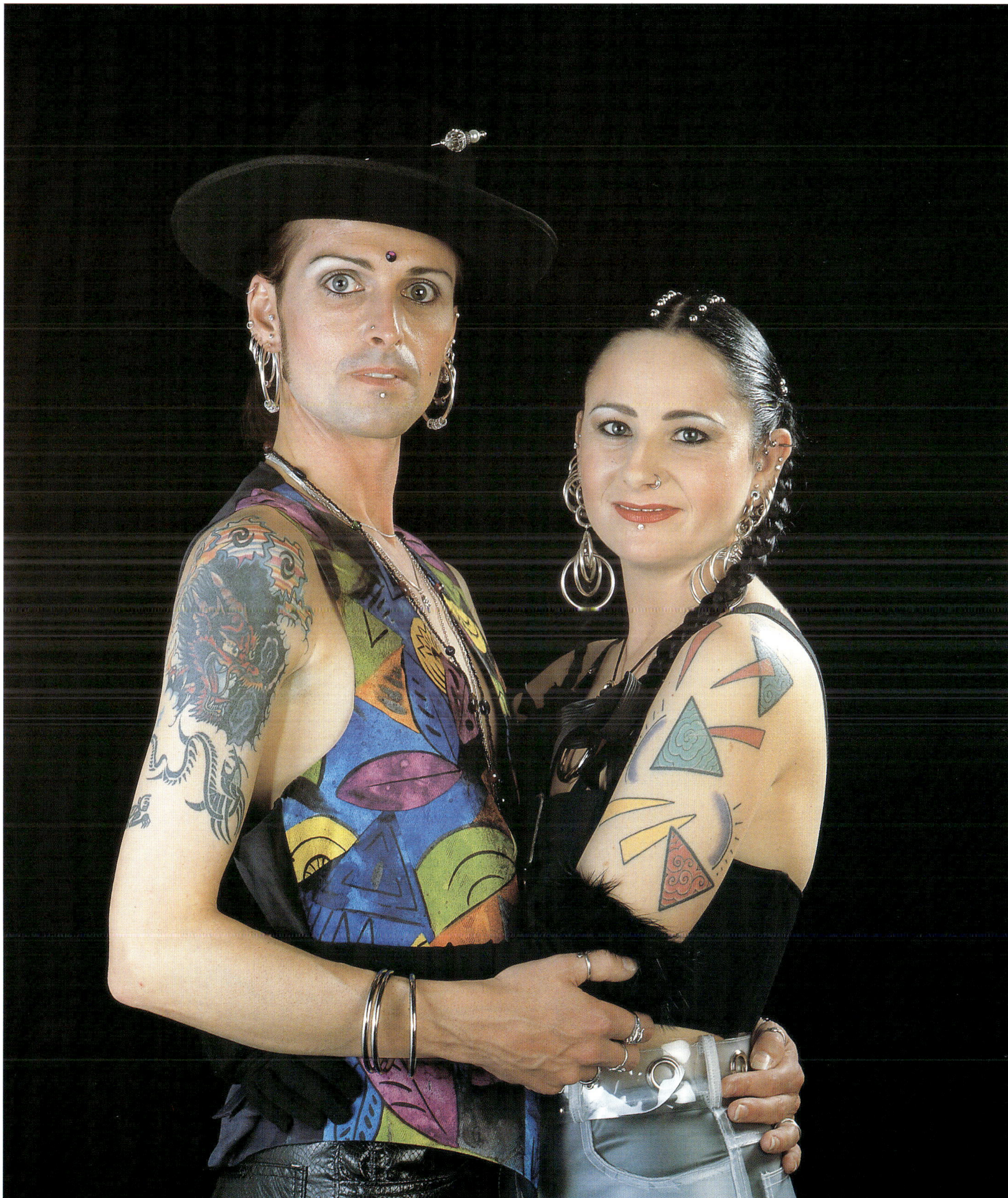

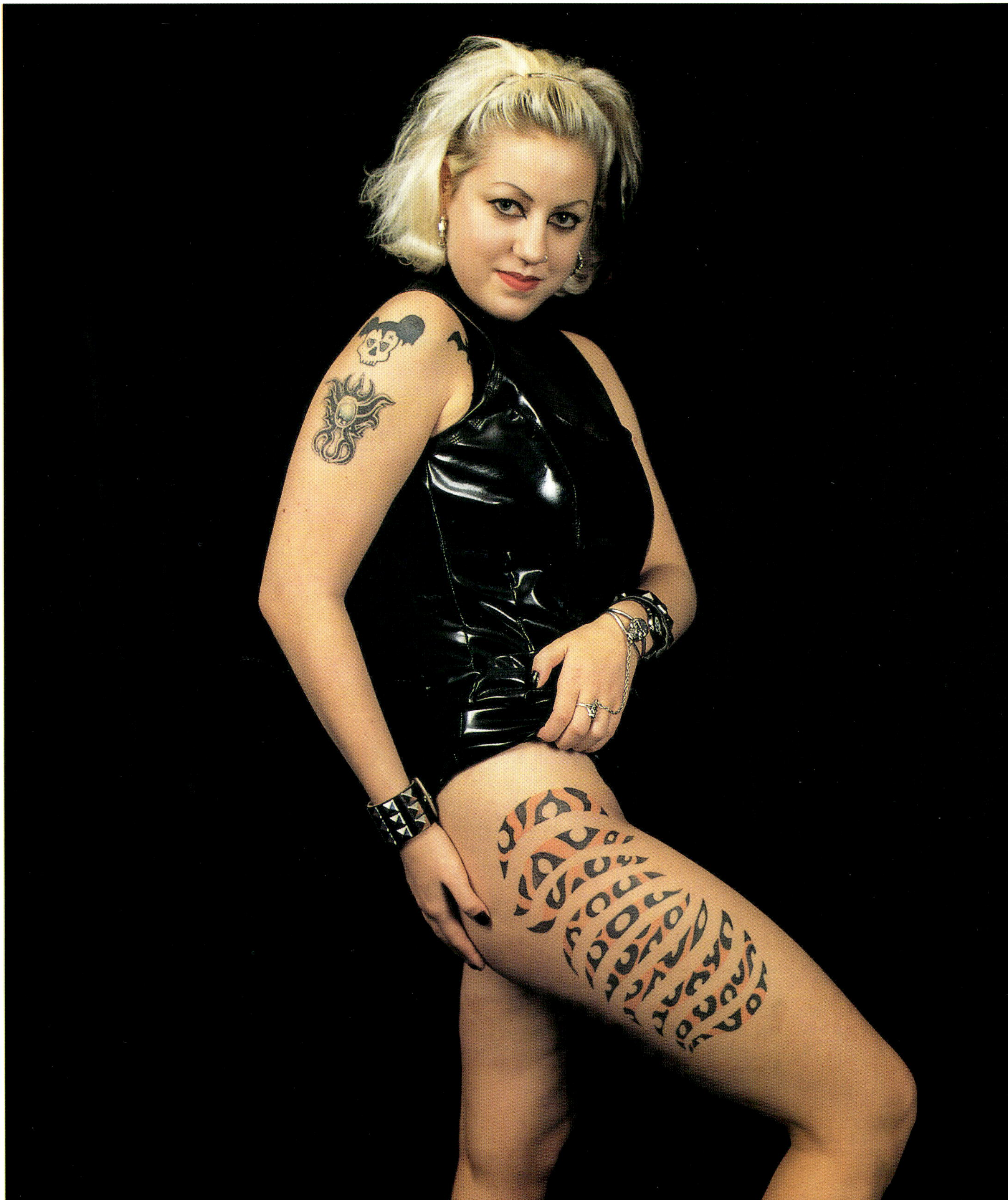

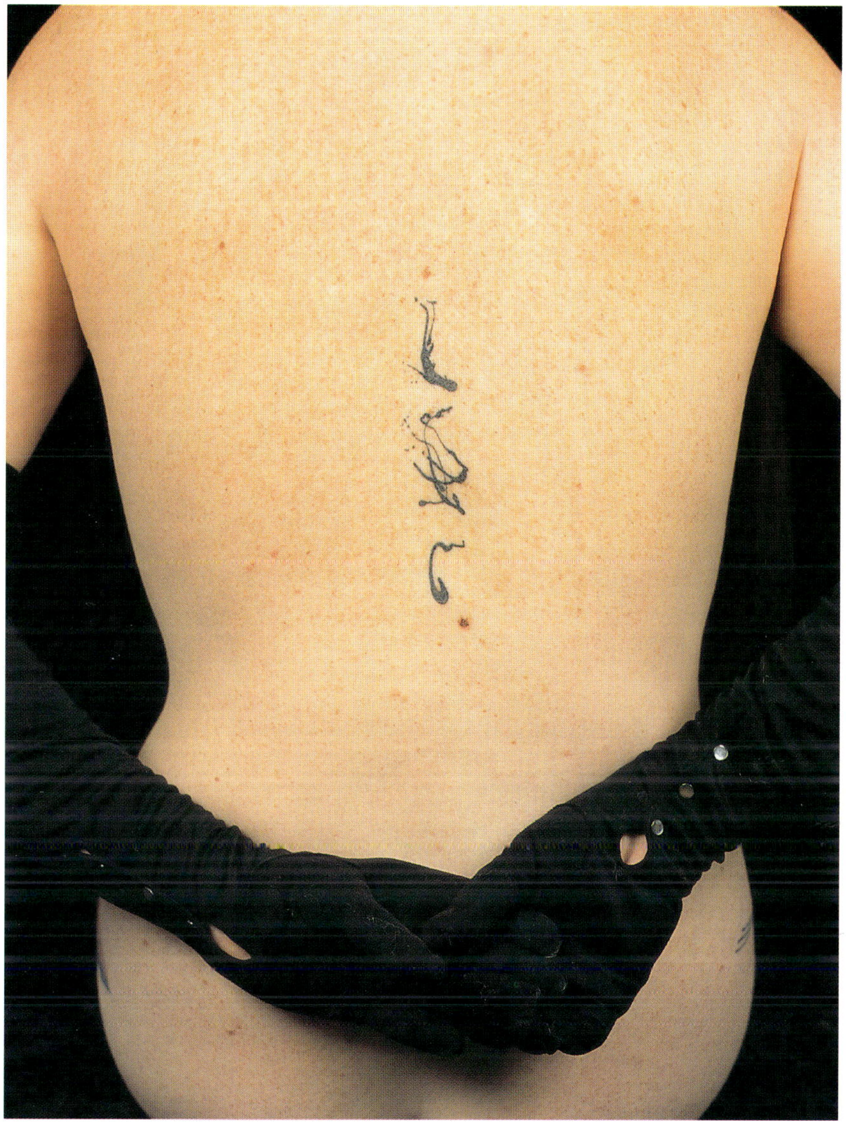

Links: Rücken-Tattoo von Michelle; Kari Barbas Version eines Werks von Jackson Pollock. Diese hieroglyphisch anmutende Zeichenfolge wirkt überaus ausdrucksstark und macht deutlich, warum die Künstlerin als eine der namhaftesten Vertreterinnen des „neuen Stils“ gilt (fotografiert in Kalifornien).

JAN SEEGER

Unten: Rücken-Tattoo von Wendy; traditionelles Blackwork-Design, ausgeführt von Trevor Marshall. Mit diesem korsettartigen Muster ist dem Künstler eine sehr moderne Formgebung gelungen (fotografiert in Kalifornien).

JAN SEEGER

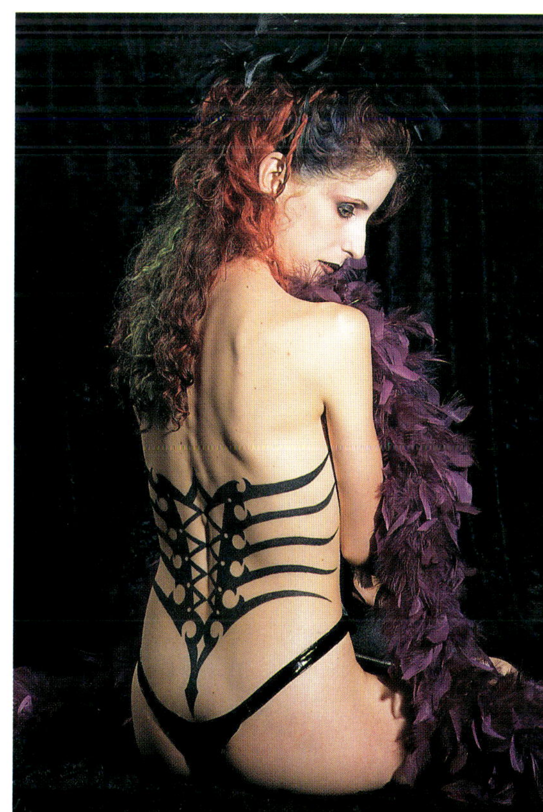

Gegenüber: Tattoo auf Lisas Oberschenkel, ausgeführt von Bob Paulin und fotografiert in Kanada. Dieses Muster aus leopardenfellähnlichen Streifen stellt ein faszinierendes abstraktes Design dar (die anderen Tattoos stammen von Justin Woodstanley).

JAN SEEGER

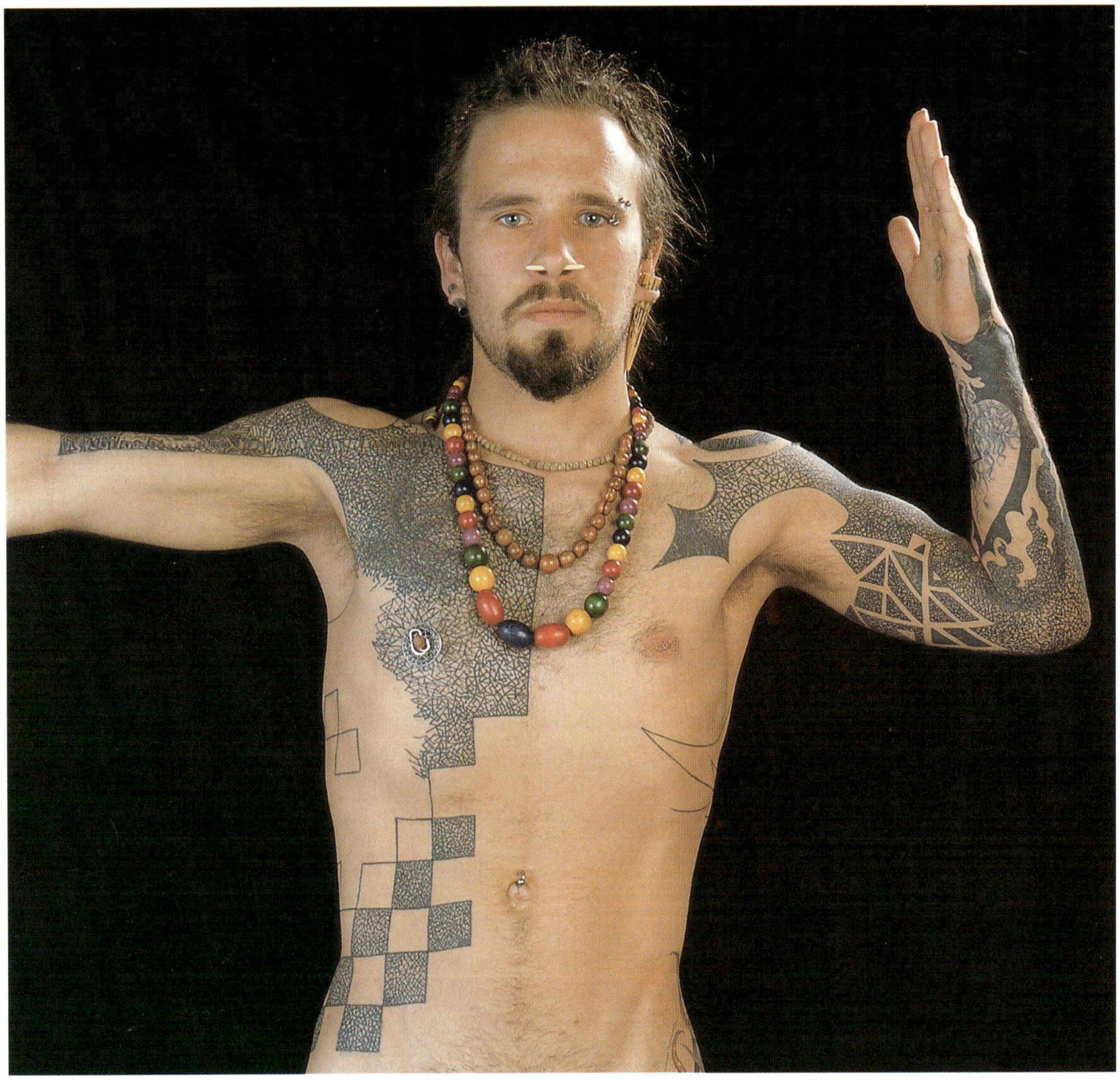

Links: Xed Le Head zeigt seine abstrakten Tattoos, die von ihm selbst sowie von Alex Binnie und von Andy Short ausgeführt worden sind. Der Tattoo-Kunst ist inzwischen eine neue Klientel zugewachsen. Es handelt sich dabei um Kunden, die nicht daran interessiert sind, viele Tattoos auf ihrem Körper zu versammeln, sondern darauf zielen, sich selbst zu einem ganz eigenen Gesamtkunstwerk zu machen.

HENRY FERGUSON

„Das außerhalb der gesellschaftlichen 'Normalität' liegende eines Tattoos ist in der Öffentlichkeit durchaus auf Neugier und eine gewisse Aufgeschlossenheit gestoßen. Dennoch gelten Tattoos heute noch lange nicht als allgemein akzeptiert. Aber es scheint, daß ihre Beliebtheit größer ist, als die konventionelle Moral vermuten läßt."

Donald McCallum (30)

Rechts: Arm-Tattoo von David, ausgeführt von Alex Binnie. Das Motiv zeigt eine kunstvolle Bandornamentik, der zwei Flügel entwachsen (fotografiert in Tennessee).

JAN SEEGER

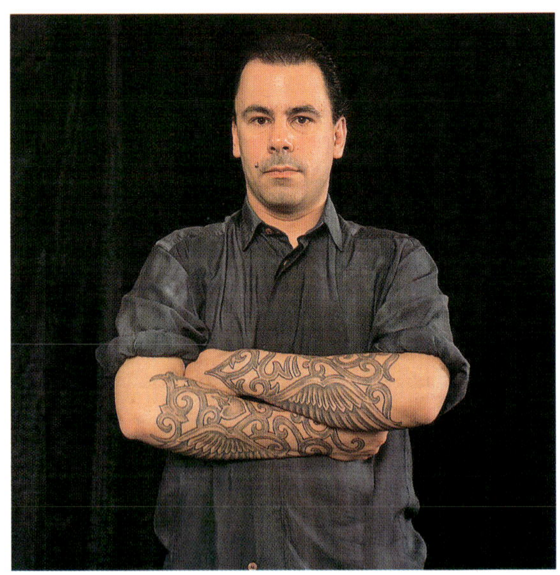

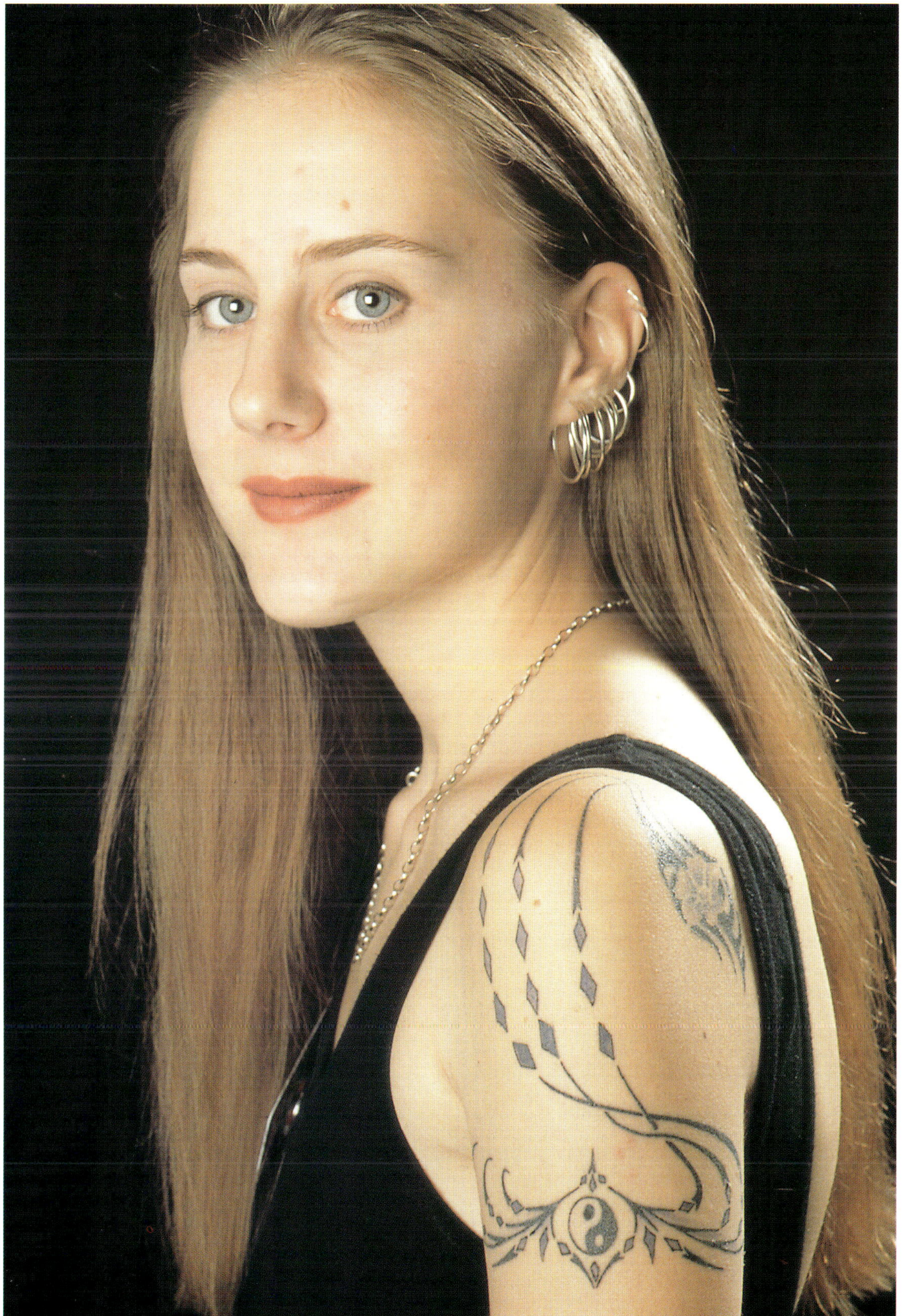

Links: Lisa aus Bromley (England) zeigt auf ihrer Schulter ein wirklich feines und qualitätsvolles Tattoo (ausgeführt von Lisa aus dem Studio Art In The Skin). Arbeiten dieser Art hatte Don Ed Hardy im Sinn, als er schrieb:

Die Entwicklung der „Tattoo-Boutiquen" und die Ausweitung des Interesses in breitere Schichten der Gesellschaft hinein hatte ihren Preis ... Viele Tattoo-Künstler der älteren Generation blicken nun mit Argwohn auf die neuen Muster und Techniken, weil sie ihnen das Geschäft kaputt gemacht haben. Denn ungeachtet einer größer gewordenen Klientel hat jeder einzelne Tätowierer heute deshalb schwer zu kämpfen, weil neue Studios wie Pilze aus dem Boden schießen. Für die meisten bedeutet die Ausweitung dieser Kunstform darum, sich von den „guten alten Tagen" endgültig zu verabschieden. Die Zahl der professionellen Tattoo-Künstler hat sich beispielsweise in den USA von etwa 500 in den 1960er Jahren auf derzeit etwa 10 000 erhöht. (31)

HENRY FERGUSON

Unten: Oberschenkel-Tattoo von Michelle; ein hübsches abstraktes Design, ausgeführt von Kari Barba. Es läßt die alte Tattoo-Tradition weit hinter sich und würde in einem Museum Moderner Kunst ebenso passend sein.

JAN SEEGER

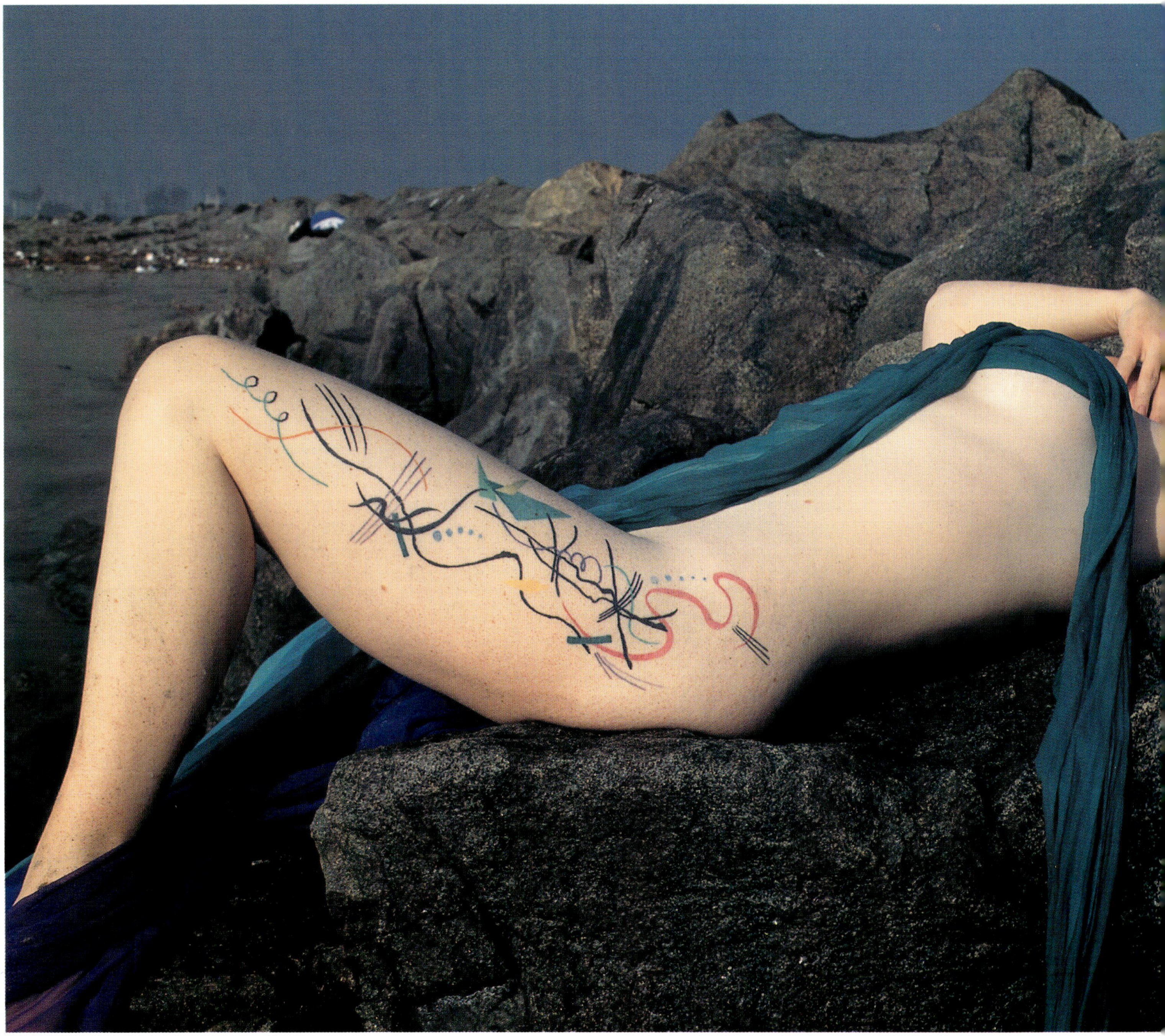

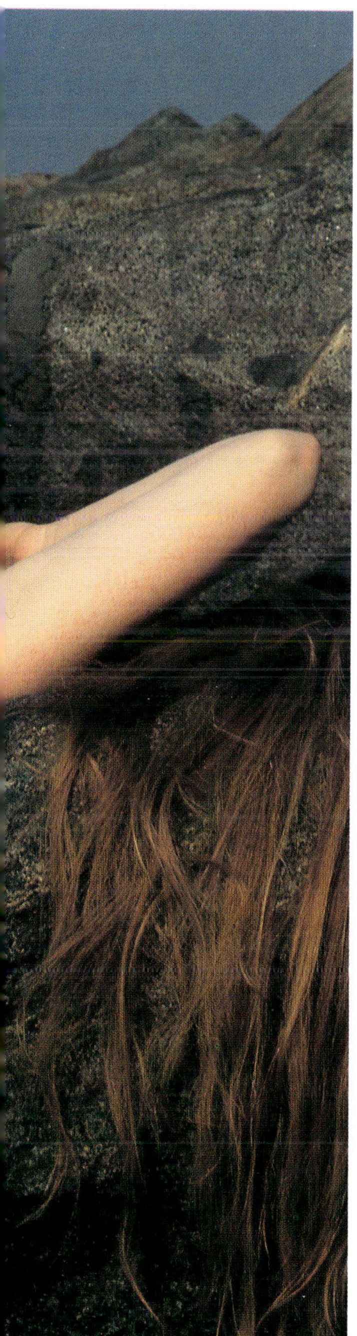

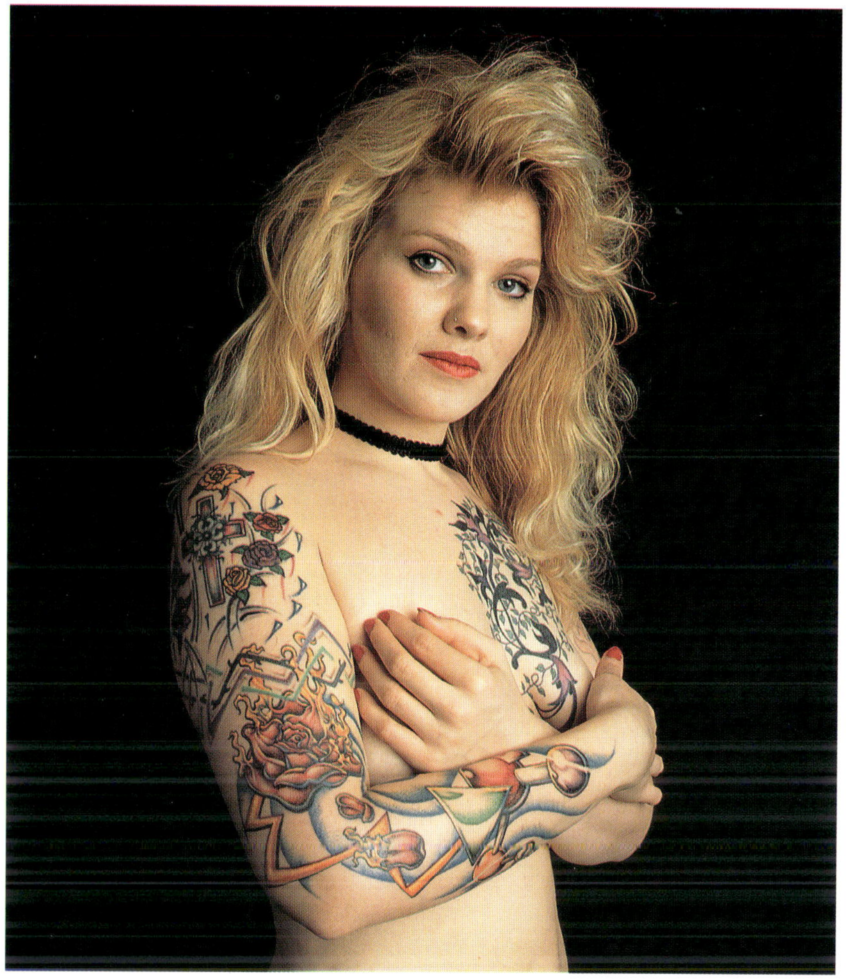

Oben: Tattoos von Justine aus Rochester (USA), ausgeführt von Tom S. Herman (rechter Arm) und Joe T. (Brust). In den letzten Jahren ist die Tattoo-Kunst von vielen Stilrichtungen und Modeerscheinungen beeinflußt worden. Die Tätowierer unterliegen heute kaum noch dem Zwang, nur in einem Stil arbeiten zu müssen. Sie können ihre Tätowierungen ausführen, wie immer sie es wollen. Denn es herrscht ein regelrechter „Stil-Pluralismus". Beispielsweise lassen sich traditionelle Motive wie das Kreuz oder das blutende Herz mit Schattierungen in Airbrush-Technik kombinieren, mit abstrakter Kunst oder mit geometrischen Formen, und dabei können Farben eingesetzt werden, von deren Vielfalt und Qualität die Tätowierer vergangener Zeiten nur träumen konnten.

WILLIAM DEMICHELE

Quellen

GESCHICHTE des TÄTOWIERENS

1. Polhemus, Ted, und Housk Randall. *The Customized Body*. Serpent's Tail, London, 1996, S. 7.
2. Scutt, R. W. G., und C. Gotch. *Art, Sex and Symbol.* Cornwall Books, Cranbury, NJ, 1974 & 1986, S. 21.
3. Going, Chris. „Scythian Man". *body art*, Ausgabe 1, 1987, S. 27.
4. Bianchi, Robert S. „Tattoo in Ancient Egypt". Hrsg. von Arnold Rubin. *Marks of Civilization.* University of California, Los Angeles, 1988, S. 21–23.
5. Bianchi, Robert S. „Tattoo in Ancient Egypt". Hrsg. von Arnold Rubin. *Marks of Civilization.* University of California, Los Angeles, 1988, S. 28.
6. Berchon, E. *Histoire Médicale du Tatouage*. Paris, 1869. Zitiert in: Scutt, R. W. G., und C. Gotch. *Art, Sex and Symbol.* Cornwall Books, Cranbury, NJ, 1974 & 1986, S. 26.
7. Richie, Donald, und Ian Buruma. *The Japanese Tattoo*. Weatherhill, New York & Tokio, 1980, 1989, 1991, S. 26.
8. Te Awekotuku, Ngahuia. „Maori: People and Culture". *Maori: Art and Culture*, British Museum Press, London, 1996, S. 41–42.
9. Peter, Hanns. „Marks of Prestige, Mourning and Obligation". Hrsg. von Karl Groning. *Decorated Skin: A World Survey of Body Art*. Thames and Hudson, London, 1997, S. 94.
10. Kaeppler, Adrienne. „Hawaiian Tattoo: A Conjunction of Genealogy and Aesthetics". Hrsg. von Arnold Rubin. *Marks of Civilization.* University of California, Los Angeles, 1988, S. 168–169.
11. Kaeppler, Adrienne. „Hawaiian Tattoo: A Conjunction of Genealogy and Aesthetics". Hrsg. von Arnold Rubin. *Marks of Civilization.* University of California, Los Angeles, 1988, S. 169.
12. Wroblewski, Chris. *Skin Shows IV*. Virgin, London, 1995, S. 110.
13. Teilhet-Fisk, Jehanne. „The Spiritual Significance of Newar Tattoos". Hrsg. von Arnold Rubin. *Marks of Civilization.* University of California, Los Angeles, 1988, S. 139.
14. Rubin, Arnold. „Native America". Hrsg. von Arnold Rubin. *Marks of Civilization.* University of California, Los Angeles, 1988, S. 179.
15. & 16. Coleman, Tim. „The Last Picture Show". *body art*, Ausgabe 19, 1993, S. 33.
17. Bulwer Lytton, E. G. *Harold, the Last of the Saxon Kings.* G. J. Howell, London, 1848 &1907, S. 522.
18. Scutt, R. W. G., und C. Gotch. *Art, Sex and Symbol.* Cornwall Books, Cranbury, NJ, 1974 & 1986, S. 27; Zitat aus W. Lithgow. *The Totall discourse of the rare adventures and painefull perigrinations of William Lithgow 1632.* Glasgow, 1906, S. 253.
19. Scutt, R. W. G., und C. Gotch. *Art, Sex and Symbol.* Cornwall Books, Cranbury, NJ, 1974 & 1986, S. 27.
20. Scutt, R. W. G., und C. Gotch. *Art, Sex and Symbol.* Cornwall Books, Cranbury, NJ, 1974 & 1986, S. 165; Zitat aus G. Burchett. *Memoirs of a Tattooist.* Pan Books, London, 1960, S.48.
21. Scutt, R. W. G., und C. Gotch. *Art, Sex and Symbol.* Cornwall Books, Cranbury, NJ, 1974 & 1986, S. 89.
22. Scutt, R. W. G., und C. Gotch. *Art, Sex and Symbol.* Cornwall Books, Cranbury, NJ, 1974 & 1986, S. 90.
23. Webb, Doc. „Sailors 'n Tattoos". Hrsg. von D.E. Hardy. *Tattootime No.3: Music & Sea Tattoos*. Hardy Marks Publications, Honolulu, 1988, S. 10.
24. Scutt, R. W. G., und C. Gotch. *Art, Sex and Symbol.* Cornwall Books, Cranbury, NJ, 1974 & 1986, S. 152.
25. Gilbert, Steve. „Totally Tattooed: Self-Made Freaks of the Circus and Sideshow". Hrsg. von Randy Johnson, Jim Secreto und Teddy Varndell. *Freaks, Geeks & Strange Girls*. Hardy Marks Publications, Honolulu, 1996, S. 102.
26. Parry, A. *Tattoo: Secrets of a Strange Art as Practised by the Natives of the United States*. Simon & Schuster, New York, 1933, S. 60–63.
27. Scutt, R. W. G., und C. Gotch. *Art, Sex and Symbol.* Cornwall Books, Cranbury, NJ, 1974 & 1986, S. 154.
28. Hardy, Don Ed. „The Name Game". *Tattootime No. 1: New Tribalism.* Hardy Marks Publications, Honolulu, 1982 & 1988, S. 51.
29. Hardy, Don Ed. „Tattooing as a Medium". *Pierced Hearts and True Love: A Century of Drawings for Tattoos*. The Drawing Center, New York, und Hardy Marks Publications, Honolulu, 1995, S.16.
30. Hardy, Don Ed. „Tattooing as a Medium". *Pierced Hearts and True Love: A Century of Drawings for Tattoos*. The Drawing Center, New York, und Hardy Marks Publications, Honolulu, 1995, S.19.

STILRICHTUNGEN und EINFLÜSSE

1. Aus einem Interview mit Suzi. *body art*, Ausgabe 1, 1987, S. 27.
2. Fellman, Sandi. *The Japanese Tattoo*, Abbeville Press, New York, 1986, S. 43.
3. Richie, Donald, und Ian Buruma. *The Japanese Tattoo*. Weatherhill, New York & Tokio, 1980, 1989 & 1991, S. 89.
4. Hardy, Don Ed. „In Japanese Waters". *Tattootime No.3: Music & Sea Tattoos*, Hardy Marks Publications, Honolulu, 1988, S. 48.
5. Hardy, Don Ed. *Tattootime No. 1: New Tribalism*. Hardy Marks Publications, Honolulu, 1988.
6. Binnie, Alex. „Binnie: Pop Tribal". *body art*, Ausgabe 15, 1991, S. 28.
7. Raven, Cliff. „Thoughts on Pre-Technological Tattooing". Hrsg. von D. E. Hardy. *Tattootime No.1: New Tribalism*. Hardy Marks Publications, Honolulu, 1982 & 1988, S. 11.
8. Binnie, Alex. „Reducer". *body art*, Ausgabe 13, 1991, S. 28.
9. Taylor, M. C. *Pierced Hearts and True Love: A Century of Drawings for Tattoos*. The Drawing Center, New York, und Hardy Marks Publications, Honolulu, 1995, S. 39.
10. Dave Nelson, interviewt von Marcus Podilchuk, *body art,* Ausgabe 6, 1989, S. 9–10.
11. Anton, Ferdinand. „Ancient America: Art for Gods, Men and Spirits". Hrsg. von Karl Groning. *Decorated Skin: A World Survey of Body Art*. Thames and Hudson, London, 1997, S. 27.
12. Gallagher, Karl. „Painted Britons". *body art*, Ausgabe 20, 1994, S. 34.
13. Gallagher, Karl. „Painted Britons". *body art*, Ausgabe 20, 1994, S. 31.
14. & 15. Micky „Sharpz" Lewis, interviewt von Marcus Podilchuk. *body art*, Ausgabe 6, 1989, S. 14.
16. Binnie, Alex. „Binnie: Pop Tribal". *body art*, Ausgabe 15, 1991, S. 28.
17. Schefold, Reimar. „Mentawai: Beauty is the Soul's Delight". Hrsg. von Karl Groning. *Decorated Skin: A World Survey of Body Art*. Thames and Hudson, London, 1997, S. 195.
18. Taylor, M. C. „Skinscapes". *Pierced Hearts and True Love: A Century of Drawings for Tattoos*. The Drawing Center, New York, und Hardy Marks Publications, Honolulu, 1995, S. 39.
19. Halley, Hamish. *body art*, Ausgabe 20, 1994, S. 21–22.
20. Sperry, Kris. „A Pathologist's Perspective". Hrsg. von D. E. Hardy. *Tattootime Vol. 4: Life & Death Tattoos*. Hardy Marks Publications, Honolulu, 1987, S. 71.
21. Peters, Megan J. „Expo '91 Revisited". *body art*, Ausgabe 17, 1992, S. 21.
22. Sperry, Kris. „A Pathologist's Perspective". Hrsg. von D. E. Hardy. *Tattootime Vol. 4: Life & Death Tattoos*. Hardy Marks Publications, Honolulu, 1987, S. 70.
23. Cooper, J. C. *An Illustrated Encyclopedia of Traditional Symbols*. Thames and Hudson, London, 1978 & 1995, S. 146–147.
24. Hardy, D. E. „The Dragon". *Tattootime No. 2: Tattoo Magic*. Hardy Marks Publications, Honolulu, 1988, S. 30–31.
25. Nellie. *body art*, Ausg. 20, 1994, S. 18.
26. Taylor, Dick. „Mind, Body and Soul". *body art*, Ausgabe 1, 1987, S. 39.
27. Lisa Bland & Martha Shaw, interviewt von Lynn Procter. *body art*, Ausgabe 9, 1990, S. 22.
28. Paul O'Connor, interviewt von Marcus Podilchuk. *body art*, Ausg. 7, 1989, S. 28.
29. Terry Scott, interviewt von Lynn Procter. *body art*, Ausgabe 8, 1989, S. 24–26.
30. McCallum, Donald. „Historical and Cultural Dimensions to the Tattoo in Japan". Hrsg. von Arnold Rubin. *Marks of Civilization.* University of California, Los Angeles, 1988, S. 133.
31. Hardy, Don Ed. „Tattooing as a Medium". *Pierced Hearts and True Love: A Century of Drawings for Tattoos*. The Drawing Center, New York, und Hardy Marks Publications, Honolulu, 1995, S. 22.

Fotografen

Tim Coleman: Der Fernseh-, Radio- und Zeitungsjournalist Tim lebte in London, Ägypten und gegenwärtig in den Vereinigten Staaten (Kalifornien). Er ist weitgereist und hat ein besonderes Interesse an Tätowierungen sowie anderen Formen des Körperschmucks entwickelt.

William DeMichele: Ein aus dem Bundesstaat New York stammender Tattoo-Enthusiast und Fotograf, der sich auf Porträtaufnahmen tätowierter Frauen spezialisiert hat. Bill ist viel unterwegs; auch nimmt er an verschiedenen großen Tattoo-Conventions teil. Er hat in zahlreichen Tattoo-Magazinen Beiträge veröffentlicht und ist Autor des Buches *The Illustrated Women*.

James Drury: Der Fotograf und Designer James mit Wohnsitz in Colchester (England) hat mehrere Jahre lang sehr erfolgreich für Henry Fergusons Magazin *body art* gearbeitet.

Henry Ferguson: Britischer Fotograf, der sich vor allem auf Architektur und Körperkunst spezialisiert hat. Da Henry enttäuscht war über die geringen Möglichkeiten, seine Tattoo-Fotografien zu veröffentlichen, gründete er 1987 das Magazin *body art* und ist seither in einer Person Herausgeber, Verleger und wichtigster Fotograf dieses vielgelesenen Periodikums.

Dick Parsons: Freiberuflicher Fotograf mit Wohnsitz in Clacton-on-Sea (England), der sich auf Abbildungen lokaler Persönlichkeiten seiner Region und auf Lifestyle-Motive der verschiedensten Art spezialisiert hat.

Jan Seeger: Jan ist die wohl bekannteste Tattoo-Fotografin der Welt. Ursprünglich an der Ostküste der Vereinigten Staaten zu Hause, hat sie heute ihren Wohnsitz in Los Angeles. Sie bereist regelmäßig Länder und Kontinente (besonders häufig ist sie in Neuseeland), um Tattoos aufzunehmen und der interessierten Öffentlichkeit so zeigen zu können. Ihre Fotos sind in verschiedenen Monographien und in den führenden Tattoo-Magazinen veröffentlicht worden, was ihr Renomee begründet hat.

Chris Wroblewski: Chris, den man zu Recht als einen der Pioniere der Tattoo-Fotografie bezeichnen kann, hat Ende der 1970er Jahre damit begonnen, Tattoos aufzunehmen, auszustellen und zu publizieren. Seine aufsehenerregenden Arbeiten bester Qualität zeigen stets die neuesten Kreationen. Die Hingabe, mit der er sich seinem Beruf widmet, hat sich als eine äußerst wertvolle Hilfe erwiesen für die Anerkennung des Tätowierens als eigenständige Kunstform. Chris hat zahlreiche Bildbände über die Tattoo-Fotografie veröffentlicht. Heute wohnt er teils in London, teils in Frankreich, teils auch in Deutschland. Der Künstler ist sehr viel unterwegs, um traditionelle Tattoo-Motive aufzunehmen. Seine Bilder veröffentlicht er in seinem eigenen Magazin *Skin Show*.

The Skuse Collection: In den 1950er und 1960er Jahren gehörte Les Skuse zu den bekanntesten Tattoo-Künstlern in Großbritannien. Was ihn umtrieb, war, mehr über diese Kunstform in Erfahrung zu bringen und sie in der Öffentlichkeit bekannt zu machen. Er leitete den Bristol Tattoo Club (der zu jener Zeit übrigens einer der größten war), korrespondierte mit vielen anderen Tattoo-Künstlern und -Enthusiasten auf der ganzen Welt und tauschte mit diesen Fotografien aus. Auch sein Sohn Bill ergriff den Beruf des Tätowierers, ebenso dessen Frau Rusty (die zu Beginn der 1970er Jahre als meisttätowierte Frau der Welt Berühmtheit erlangte). Auch Bill war ein großer Sammler von Tattoo-Fotografien; nach seinem Tod gingen viele Stücke aus seiner bemerkenswerten Sammlung an Fans, Künstler und Tattoo-Museen in der ganzen Welt über.

Literatur

body art magazine. Publications Limited, Norfolk, England.

Bonge, Steve. *Tattoo'd With Attitude.* Virgin Books, London, 1995.

Delio, Michelle. *Tattoo. Tätowierung, der wiederentdeckte Kult.* Bassermann, Niedernhausen, 1994.

DeMichele, William. *The Illustrated Woman.* Proteus Press, New York, 1992.

The Drawing Center. *Pierced Hearts and True Love: A Century of Drawings for Tattoos.* The Drawing Center, New York und Hardy Marks Publications, Honolulu, 1995.

Fellman, Sandi. *The Japanese Tattoo.* Abbeville Press, New York, 1986.

Friedrich, Matthias. *Tätowierungen in Deutschland. Eine kultursoziologische Untersuchung. Diss. (=Quellen und Forschungen zur europäischen Ethnologie).* Königshausen & Neumann, Würzburg, 1993.

Groning, Karl. *Decorated Skin: A World Survey of Body Art.* Thames and Hudson, London, 1997.

Jaguer, Jeff. *The Tattoo: A Pictorial History.* Milestone Publications, Horndean, England, 1990.

Johnson, Randy, Jim Secreto und Teddy Varndell (Hrsg.) *Freaks, Geeks & Strange Girls.* Hardy Marks Publications, Honolulu, 1996.

Lautman, Victoria. *The New Tattoo.* Abbeville Press, New York, 1994.

Meehan, Bernard. *The Book of Kells: An illustrated introduction to the manuscript in Trinity College Dublin.* Thames and Hudson, London, 1994.

Nicholas, Anne. *The Art of the New Zealand Tattoo.* Citadel Press, New York, 1994.

Oettermann, Stephan. *Zeichen auf der Haut. Die Geschichte der Tätowierung in Europa.* Europäische Verlagsanstalt, Hamburg, 1994

Polhemus, Ted, und Housk Randall. *The Customized Body.* Serpent's Tail, London, 1996.

Richie, Donald, und Ian Buruma. *The Japanese Tattoo.* Weatherhill, New York & Tokio, 1980, 1989, 1991.

Scheuss, Christian. *Erotic Bodystyling. Muskeln, Tattoos, Piercings und andere Fetische.* Gmünder, Berlin, 1996.

Schiffmacher, Henk. *1 000 Tattoos.* Taschen, Köln, 1996.

Scutt, R. W. G., und C. Gotch. *Art, Sex and Symbol.* Cornwall Books, Cranbury, NJ, 1974 & 1986.

Spamer, Adolf. *Die Tätowierung in den deutschen Hafenstädten. Ein Versuch zur Erfassung ihrer Formen und ihres Bildgutes.* Trickster, München, 1993.

Tätowiermagazin. Huber, Mannheim.

Tattoo Revue + Galerie. Special Interest, Dietzenbach.

Vale, V., und Andrea Juno (Hrsg). *Re/Search #12: Modern Primitives.* Re/Search Publications, San Francisco, 1989.

Warlich, Christian. *Tätowierungen. Vorlagealbum der Kings der Tätowierer.* Harenberg, Dortmund.

Wilson, Eva. *Ornamente. Das Handbuch einer 8 000jährigen Geschichte.* Haupt, Bern, 1996.

Wood, Sam. *Motive, die unter die Haut gehen. Tätowierkunst heute.* Carussell, Parsdorf, 1994.

Wroblewski, Chris. *Classic Skin Shows.* Spaulding Rogers, New York, 1995.

Wroblewski, Chris. *Tattoo, Kunst auf nackter Haut.* Moewig, Rastatt, 1996.

Wroblewski, Chris. *Skin Shows I: The Art of Tattoo.* Virgin Books, London, 1989.

Wroblewski, Chris. *Skin Shows II: The Art of Tattoo.* Virgin Books, London, 1991.

Wroblewski, Chris. *Skin Shows III: The Art of Tattoo.* Virgin Books, London, 1993.

Wroblewski, Chris. *Skin Shows IV.* Virgin Books, London, 1995.

Wroblewski, Chris. *Tattooed Women.* Virgin Books, London, 1992.

Wroblewski, Chris, und Heide Heim. *Skin Shows V.* Chris Wroblewski Skin Shows Publishing, London, 1997.

Danksagung der Autoren

Die Autoren möchten folgenden Personen ihren Dank aussprechen: Christopher Gotch, Don Ed Hardy, Donald Richie; Dank auch allen anderen, deren Veröffentlichungen uns wertvolle und interessante Informationen gegeben haben: an alle unsere Fotografen (besonders an Jan Seeger für ihr großes Engagement, ihren Enthusiasmus und ihren Sinn für Humor während unserer transatlantischen Telefonate spät in der Nacht); an Paul Sayce, der geholfen hat, die Texte und Überschriften auf sachliche Fehler hin zu überprüfen, auch ansonsten uns mit Rat und Tat zur Seite stand (und überhaupt ein netter Mensch ist); schließlich an unsere Herausgeber Will Steeds und Roz Cocks für ihre Unterstützung und das Vertrauen, das sie in das Projekt gesetzt haben.

Besonderer Dank gilt auch den vielen tätowierten Menschen und Tattoo-Künstlern, deren Arbeiten in diesem Buch zu bewundern sind – ohne sie wäre das Projekt nicht realisierbar gewesen. Wir hoffen, daß dieses Buch ihnen ebensoviel Freude bereitet wie nun den Lesern.

body art magazine

Mehr über das body art magazine....
Dieses Buch entstand in Zusammenarbeit mit dem body art magazine.
Das Magazin ist erhältlich bei:
Publications Limited, PO Box 32, Great Yarmouth, Norfolk, NR29 5RD, England.

Fotografie auf Seite 9:
Ein traditionelles samoanisches Tattoo von Pio Faaofontuu. Steve wurde in Neuseeland fotografiert.

Fotografie auf Seite 29:
Juliette aus Massachusetts mit neotraditionellen Tattoos von Marcus Pacheo.

BEIDE FOTOGRAFIEN VON JAN SEEGER